云南省哲学社会科学学术著作出版专项经费资助

中央高校基本科研业务费资助项目（JBKYZYJY2024-3）

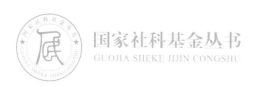
国家社科基金丛书
GUOJIA SHEKE JIJIN CONGSHU

城镇化与医疗资源配置

——中国欠发达地区实证研究

Urbanization and Medical Resource Allocation

Empirical Study on Underdeveloped Areas in China

郑继承　著

人民出版社

目　录

导　论

人民健康是社会文明进步的基础,是民族昌盛和国家富强的重要标志。深入系统研究医疗卫生事业的历史变迁与医疗资源的问题,既是建立中国特色基本医疗制度和优质高效医疗服务体系的理论需要,也是实现共同富裕和人的全面发展的现实需求,进而为中华民族伟大复兴的中国梦筑牢健康根基。

一、缘起与背景

健康是促进人的全面发展的必然要求,医疗卫生事业的改革发展事关人民群众生命安全和身体健康,其本质在于维护、改善和提高国民健康水平。《中共中央关于全面深化改革若干重大问题的决定》中明确提出,要"推进城乡要素平等交换和公共资源均衡配置","推进基本公共服务均等化,加快形成科学有效的社会治理体制,确保社会既充满活力又和谐有序"。① 资源配置的均衡化是公共服务均等化的前提和基础,构建科学、合理、公平、公正、高效的配置模式,是满足公众对健康需求的基础性保证。

我国已进入高质量发展阶段,人民对美好生活的要求不断提高,对健康的关注也越来越高,医疗资源的配置、医疗服务的质量、医患关系的矛盾逐步成

---

① 《中共中央关于全面深化改革若干重大问题的决定》,人民出版社 2013 年版,第23、4 页。

为社会关注的焦点。2009—2021 年人民网发布的百姓最关注"十大热点话题"调查结果显示,涉及"医疗卫生"的话题一直稳居前十位:2009 年居第三位、2010 年居第八位、2011 年居第六位、2012 年居第三位、2013 年居第五位、2014 年居第七位、2015 年居第四位、2016 年居第三位、2017 年居第三位、2018 年居第六位、2019 年居第五位、2020 年居第八位、2021 年居第六位。

然而,随着新型城镇化的快速推进,医疗资源(特别是人力资源)的稀缺性对传统的经济社会发展模式和公共服务均等化路径构成了强约束,医疗资源在城市和乡村、民族杂居区和民族聚居区、平原地区与多山地区分配很难达到绝对的均衡,这一现实对于建立中国特色基本医疗制度、医疗保障制度和优质高效的医疗服务体系形成一定的制约。

(一) 新时代社会需求发生深刻变化

中华人民共和国成立以来,经济总体规模不断扩大、综合竞争力稳步提升、国际影响力日益增强,中国对全球经济增长的影响和贡献也越来越明显。

经济社会快速发展、人民生活质量显著提高、居民收入大幅增长,必然要求全社会的需求结构向更加合理化的状态调整。具体表现为城乡居民对医疗、教育、社会保障等方面的公共需求在量上有了更大的增长、在质上有了更高的要求。

党的十九大将"习近平新时代中国特色社会主义思想"确立为中国共产党必须长期坚持的指导思想,并指出"中国社会主要矛盾已经转化为人民日益增长的美好生活需要和不平衡不充分的发展之间的矛盾"。对于医疗卫生事业发展而言,人民对医疗服务日益增长的需要和当前医疗服务呈现出的不平衡不充分是中国现阶段医疗卫生事业发展的主要矛盾。"深化医药卫生体制改革,全面建立中国特色基本医疗制度、医疗保障制度和优质高效的医疗服务体系"的改革发展思路,成为新时代中国医疗卫生事业发展的总纲领。

（二）新型城镇化对医疗卫生体制改革提出更高要求

随着经济社会的快速发展,我国城镇化进程也在不断加快,城镇化对医疗卫生事业的发展有着深刻的影响,旧城区改造和新城区建设导致的医疗资源供需矛盾突出;城镇人口的剧增致使公共医疗服务压力增大,本地常住居民与外来流动人口在公共服务上的矛盾日益凸显。这就要求在新的发展阶段形成与城镇化发展相适应的医疗卫生制度,推动医疗卫生事业向更加公平、可持续的方向前行。

（三）医疗服务均等化成为高质量发展的重要保障

医疗资源作为公共服务的重要组成部分,医疗服务领域的非均等化集中反映了基本医疗服务在公平性与可及性维度的不平衡。这种不平衡不仅有损社会公平、公正,由其产生的资源配置失衡问题对经济社会的健康发展构成了潜在威胁。

中国特色社会主义进入新时代,居民对基本医疗服务均等化的期待比以往任何时期都要强烈。推进基本医疗服务均等化,能够缩小区域发展差距、促进发展公平、化解社会矛盾,为中国经济的高质量发展、资源的高效配置,以及基本公共服务的均等化提供基础性保障。

（四）医疗资源配置成为实现健康中国的核心因素

中华人民共和国成立以来,医疗卫生事业在经济的快速发展中取得了显著成就,人民群众健康水平得到大幅提高。然而,目前医疗服务体系建设与人民群众日益增长的健康需求的结构性矛盾还十分突出,医疗资源在区域之间、城乡之间、群体之间配置的失衡问题也十分显著,不同区域、不同群体所享受的医疗服务的差异性也十分明显。

越来越多的理论成果表明,居民健康水平与医疗资源的可获得性密切相关,影响居民健康水平的最直接因素就是医疗资源的配置。新中国成立之初,医疗资源严重匮乏,我国将医疗卫生服务确定为服务人民的福利事业,通过农村"赤脚医生"、私人办医和师徒式"传帮带"等顶层制度安排,形成了基本满足全体居民基本医疗服务需求的制度体系。改革开放以后,我国尝试在医疗服务领域引入市场机制,通过政府的行政干预、财政激励、技术引进等方式推动医疗卫生体制改革,与此同时,区域之间、城乡之间、群体之间所享受的医疗资源卫生服务差距开始显现,优质医疗资源逐渐集中于大城市和发达地区,而农村地区、贫困地区和偏远地区医疗资源相对匮乏。

面对这一现实,新时代中国提出以"共建共享、全民健康"为导向的健康中国战略,强调通过医疗资源均衡配置推进基本公共卫生服务均等化,为城乡居民提供公平可及、系统连续的健康服务,实现更高水平的全民健康。

二、概念与内涵

(一) 城镇化

城镇化是经济社会发展到一定阶段的产物,表现为人类生产活动从农业向非农产业转换、生产要素向城镇流动集聚的过程。当一个国家(地区)经济发展到一定水平,工业化规模的扩张对劳动力表现出较为强劲的需求,大量的农村居民进入城镇工作,并逐渐在城镇稳定安居,致使国家(地区)城镇人口增加、农村人口减少。

城镇化是衡量一个国家(地区)经济社会发展水平的重要指标。城镇化水平越高的国家(地区),经济社会发展程度也就越高。一般而言,发达国家的城镇化率均高于70%,发展中国家的城镇化率在50%以下。关于城镇化发展水平的衡量标准,国际公认的是采用"城镇化率"这一指标。城镇化率是从人口城镇化的角度来衡量地区城镇化的程度,根据区域内城镇人口数占人口总数的比重来测算。城镇化率根据人口的归属性可以划分为常住人口城镇化率和户籍人口城镇化率。

1.常住人口城镇化率

常住人口城镇化率是城镇化最为常用的指标。从地域和区位的角度出发来区分定居的人群，主要是指城镇区域内长期居住人口数占人口总数的比重，常住人口城镇化率较为客观地反映了常住人口在城乡之间的空间分布。常住人口城镇化率通常用百分比表示，其计算公式为：

$$U_R = \frac{P_C}{P_C + P_R} \times 100\% \tag{0-1}$$

其中，U_R 表示某一时间点（一般指某一个年度）该区域的城镇化率，P_C 表示某一时间点（一般指某一个年度）该区域内常住城市人口数量，P_R 表示某一时间点（一般指某一个年度）该区域内农村人口数量。

2.户籍人口城镇化率

城镇化发展的健康状况和健康程度，一般采用户籍人口城镇化率来进行测算。户籍人口城镇化率反映的是一个国家（地区）在一定时期具有城镇户籍的人口数占人口总数的比重。户籍人口城镇化率通常用百分比表示，其计算公式为：

$$U_R = \frac{P_C}{P_C + P_R} \times 100\% \tag{0-2}$$

其中，U_R 表示某一时间点（一般指某一个年度）该区域的城镇化率；P_C 表示某一时间点（一般指某一个年度）该区域内具有城镇户籍的人口数量，P_R 表示某一时间点（一般指某一个年度）该区域内具有非城镇户籍的人口数量。

（二）医疗资源

通常所说的"医疗资源"是各类医疗服务所使用的投入要素的总和，包含医疗机构、人力资源、物力资源、财力资源以及医疗管理资源。

经济学意义上的"医疗资源"与传统意义上的"医疗资源"略有不同。经济学中的"医疗资源"指医疗服务领域的一切稀缺资源,广义上可以理解为人类开展医疗活动所使用的所有资源,狭义上可以理解为社会在提供医疗服务过程中占用(或消耗)的各种生产要素(人力资源、财力投入、物力实体、专业技术、信息资源)的总称。[①] 经济学研究范式下的医疗资源,可划分为医疗物力资源、医疗人力资源、医疗财力资源、医疗技术资源、医疗信息资源五种具体形式,这五种形式涵盖了医疗设施装备、医疗技术人员、医疗费用、医疗信息、医药物品、医学知识等具体内容。

根据医疗资源的具体形态,还可区分为有形的医疗资源和无形的医疗资源。有形的医疗资源是可见的医疗资源,如医疗机构、医疗费用、医疗设备、医疗设施和医药物品;无形的医疗资源是不可见的医疗资源,如医学科技、医疗知识、医疗信息、医疗制度、医疗规范。

1. 医疗资源的属性

按照公共经济学理论,社会产品可分为公共物品和私人物品两大类。一般而言,公共物品是由政府利用一般税收收入直接组织提供的物品(也就是说,即使政府对某一部分公共服务不承担供给的责任,但也必须直接承担资金和组织管理的责任);私人物品是归属个体独自拥有的物品,具有排他性地拥有、使用、享用的特征。美国著名经济学家保罗·萨缪尔森(Paul A. Samuelson)在《公共支出的纯理论》中,将公共物品的定义为"纯粹的公共产品,每个人消费这种物品都不会导致别人对该种物品消费的减少"。经济学理论言简意赅地阐明公共物品所具有的消费的非竞争性、效用的不可分割性、受益的非排他性三大基本属性。

根据公共物品特性,基本医疗服务应属于公共物品范畴。在古巴、英国、瑞典、丹麦、瑞士等国家,医疗服务归属于纯粹的公共物品和服务。世界绝大部分国家的医疗服务归属于准公共物品,针对传染性疾病防控与治疗过程中

---

① 王谦:《医疗卫生资源配置的经济学分析》,《经济体制改革》2006年第2期。

所消费的医药物品和享受的医疗服务属于公共物品,针对非传染性疾病的预防和治疗过程中所消费的医药物品和享受的医疗服务属于私人物品。

2. 本书中医疗资源界定

在综合以上对医疗资源的分析之后,本书将"医疗资源"界定为直接用于生产医疗服务的生产要素和间接投入到医疗服务的所有要素。

基于这一界定,本书将医疗资源划分为医疗物力资源、医疗人力资源、医疗财力资源三部分。医疗物力资源包含医疗机构的基础性建设、医疗设备、医药物品等内容;医疗人力资源指具有医疗专业知识、专业技能的人员,包含执业医师、注册护士和技术人员;医疗财力资源指以货币形式用于医疗卫生事业发展的经济资源,经济资源主要来源于国家财政投入、社会经济投入、国际直接投资。

（三）医疗资源配置

经济学原理的假设之一:任何社会可用来生产的资源无论是在质上还是在量上都具有稀缺性,诸如自然资源、劳动力和资本。这些资源需要用来满足人类社会发展的多样性需求,由此产生"资源配置"的概念。

资源配置强调三方面内容:(1)如何利用有限的生产要素生产出尽可能多的产品;(2)生产什么样的产品更符合消费者的偏好;(3)在消费者收入既定条件下,这些产品应该如何在消费者之间进行交换才能使他们获得最大限度的满足。

资源配置考虑初始生产要素在生产产品之间的分配问题,以及在所消费产品中的分配问题。当在一个连续运转的经济系统中讨论资源配置时,除了要注重"效率"之外,还要注重"公平"问题。"效率"和"公平"是经济学在研究资源配置中无法回避的两个重大问题。

医疗资源配置其实是一种对医疗资源筹集、组织、消耗的决策过程,这种决策是在不同区域、不同群体、不同机构的分配和流动的行为,即一个国家

（地区）如何将所筹集到的医疗资源分配到不同领域、不同地区、不同部门和不同人群。

医疗保障是社会保障的重要组成部分，公平有效地配置医疗资源，可以实现医疗保障的正义性，确保人民健康权利被平等获得，从而达到社会正义的目标。

第一，医疗资源配置的公平性。所谓"公平"，指不同的人群能同质地享有基本医疗服务。在医疗资源配置过程中，不考虑受益群体的经济收入、地域分布、民族特点、职业属性等因素，医疗资源是根据受益群体的实际需求在区域范围内进行资源的整体配置，而不是根据受益群体的实际支付能力在区域范围内进行的配置。医疗资源配置的公平性确保了人民享受平等的就医权，是为人民提供均等化、同质化医疗服务的基础性保障。

第二，医疗资源配置的效率。所谓"效率"，指能否利用相同质量和相同数量的医疗资源投入产生更大的健康效果。医疗卫生事业的公共物品属性，决定了效率是衡量医疗服务配置的一个重要维度。如何高效地配置医疗资源，满足国民对医疗服务的基本需求，已成为当下国家亟待解决的重大难题。

第三，医疗资源配置公平与效率的内在关系。从公平维度来看，医疗资源配置公平性这一指标是衡量医疗卫生系统完善和发达程度的重要尺度，医疗资源配置遵循的"公平优先、兼顾效率"原则就是医疗资源配置公平性的基本内涵。医疗服务的供给方和需求方存在信息不对称现象，需求方（患者）缺乏专业经验和技术来评价医疗服务供给的质量与价格的匹配性。虽然，这个问题可以通过保险来适当加以解决，但是保险制度本身会带来新的问题。从投保需求方来看，存在逆向选择问题，即健康风险高的群体驱逐健康风险低的群体；从保险供给方来看，存在风险选择问题，即努力排除潜在的高风险群体。

市场失灵为政府干预提供了理由，政府行动来源于三个维度的递进关系：首先，医疗资源分配的权重不应取决于财富的多寡，"没有人可以在道德上宣称,如果富人和穷人处于同样的疾病中,应该挽救富人而应当让穷人死去"①。其次,即使已经达到收入的公平分配,但由于每个人对医疗卫生产品和服务的需求不同(诸如,有的人由于基因遗传而体弱多病,有的人由于职业问题引起职业病频发),医疗资源方面的实际分配结果仍然是不公平的,那么医疗资源分配的公平标准是什么? 应当在什么样基础上考虑健康需求? 最后,如果政府将公众健康纳入自己的职责范围,将可能减弱自愿性保险的利益驱动,并可能诱导一部分人在日常生活中忽视健康(诸如,吸烟、酗酒),这为政府建立强制性医疗保险计划提供了依据。

事实上,医疗资源配置的公平与效率只是一种理想状态。世界各国努力向这种理想状态不断靠近过程中,更关心的是现实选择,即寻找一个既能保证医疗资源配置效率又不损害医疗资源使用公平的途径。

三、范围与逻辑

(一)　时间范围

诺贝尔经济学奖获得者斯蒂格利茨(Joseph Eugene Stiglitz)曾经预言,美国的新技术革命和中国的城镇化是引领 21 世纪世界经济发展的"两大引擎"。城镇化是发展中国家走向发达国家的必经道路,城镇化也是衡量一个国家(地区)工业化和现代化的重要标志。党的十八大鲜明地提出"积极稳妥地推进城镇化发展",党的十九大确立"推动新型工业化、信息化、城镇化、农业现代化同步发展"的发展战略,新型城镇化已成为中国经济高质量发展的动力源泉和"四化同步"战略的核心要素。因此,本书以"城镇化"为切入点,针对中国医疗资源配置的均衡性研究,明确研究对象的时间范围显得尤为重要。

---

① 科尔纳、翁笙和:《转轨中的福利、选择和一致性:东欧国家卫生部门改革》,罗树锦译,中信出版社 2003 年版,第 41—42 页。

改革开放四十多年是中国城镇化发展的关键时期,从东部沿海城市的崛起到中西部省会城市的快速提升,中国人口也在这个阶段逐步由农村向城市高度集聚,城镇化率从 1978 年的 17.9%上升到 2022 年的 65.22%。尤其是2007—2016 年,城镇化率从 44.94%快速上升到 57.35%,年均增加 1.24 个百分点。

故而,本书主要分析中国城镇化高速推进阶段(2007—2016 年)的医疗资源配置问题。

(二) 区域范围

从整体来考量中国医疗资源的配置问题,本书选取中国宏观全域性样本数据展开实证分析。具体选取能够从宏观维度反映中国医疗资源配置的指标来进行实证分析。

从局部来考量中国医疗资源的配置问题,发达地区的医疗资源配置市场化程度相对较高,且现代性特征比较显著,因而失衡范围也相对较小;欠发达地区由于历史因素、地缘因素、政治因素、民族因素而导致发展相对缓慢滞后,作为公共物品的医疗卫生事业发展相对不平衡。因此,局部范围主要针对中国欠发达地区进行实证研究。

然而,对于"欠发达地区",无论是政府部门还是学术界都没有明确的划分。考虑到政府部门、学术研究、社会均能认可的"欠发达地区"经济单位,本书采用以行政区划为主导的"欠发达地区"经济单元,具体涵盖内蒙古自治区、重庆市、广西壮族自治区、四川省、贵州省、云南省、西藏自治区、陕西省、甘肃省、青海省、宁夏回族自治区、新疆维吾尔自治区,共 12 个省(自治区、直辖市)。根据实际需求,在研究过程中选取中国西部 12 个省(自治区、直辖市)作为特定的"欠发达地区"经济单位主要有两方面的考虑:(1)这些特定的"欠发达地区"经济单元能够被公众所认可。(2)这些特定的"欠发达地区"经济单元基本能够代表中国"欠发达地区"的整体概貌。

（三）逻辑思维

理论界关于医疗资源的研究有着丰硕的研究成果，大部分研究采用社会学和管理学分析范式，鲜有研究者采用经济学的逻辑思维和研究方法。

资源的优化配置不仅仅是社会问题，更是经济问题。医疗资源配置的科学性、合理性将直接影响到中国经济高质量发展的效率与效益。

本书主要基于经济学理论对中国医疗资源配置问题进行实证分析，采用的研究方法、逻辑思维、分析框架均以经济学理论为基础，其研究范式也属于经济学范式。

第一章　研究综述

　　城镇化是优化资源配置、调整经济结构、促进经济与社会协调发展的重要选择,城镇化过程是一个人口、物质、经济、社会、文化、生态、空间的多维综合过程。长期以来,随着经济的快速发展,城市建设的步伐也在加快,与之相对应的是城市人口扩张,导致公共资源供给面临巨大压力。21世纪以来,全球爆发了多起大型突发性公共卫生危机事件,引起了公众与理论界的担忧及关注,如何构建完善的公共卫生体系及合理配置医疗资源以应对突发性公共危机事件,成为各国政府亟待解决的问题。在人口老龄化、健康需求及疾病风险等长期因素的持续作用下,医疗资源及服务的需求会不断上升,有限医疗资源的合理配置成为医疗保健制度能否延续的关键,这使医疗资源的均等化及公平性配置问题成为国内外学者研究的重点课题。在医疗资源配置的空间差异化探究视角下,理论界主要聚焦于医疗资源配置格局及医疗设施的可达性分析。在医疗资源空间配置的影响因素视角下,经济发展水平、政策及财政投入、医疗人力资源管理体制等因素受到较多关注。此外,人口分布与结构、地形及空间可达性也被认为是影响医疗资源空间配置重要的区域性因素。城镇化水平的持续提升,伴随着医疗资源空间布局不合理、空间调整不充分以及空间效率亟待提升等问题,理论界围绕医疗资源的供给能否与新型城镇化的发展相适配问题展开了深入探讨。

第一节 国外研究综述

国外理论界关于城镇化发展与医疗资源配置的研究,一般通过研究城镇化水平对居民收入的影响,进而延展到居民对医疗服务需求产生的变化,表现为居民对健康水平产生的连锁反应。

一、关于城镇化与医疗资源配置的理论研究

2007 年,美国城镇化数据与居民健康水平调查数据表明,城镇化发展对居民健康有着正向促进作用。随着人口逐步向城市集聚,城镇化水平得到了一定幅度的提升,区域内居民可支配收入也随之提高,居民对生活条件、居住环境、工作性质的要求和健康的重视程度均有很大提高,促使居民对医疗服务有了更高的需求,个人的健康水平也就得到了提升,从而推动了区域内医疗资源配置合理化。[①]

医疗资源与新型城镇化空间适配是一个动态耦合的过程,多种因素在其中发挥作用。西蒙(Simon,1995)基于居民收入差距的视角展开对公共物品的研究,研究成果显示:在城镇化初期,鉴于城乡居民之间会产生收入差距这一现实,政府部门可以通过加大财政支出的力度来保障低收入群体能够享有基本公共品服务(包含医疗服务);一旦城镇化由中期过渡到后期,医疗资源就可以通过市场机制来进行合理调配,医疗资源配置的均衡性实现起来就不会太难。[②] 海恩(Haine,2003)的研究成果显示,城镇化发展加剧了对环境的破坏,在一定程度上改变了健康生活的状态,导致疾病的传播范围有所扩大,

---

① United Nations, *World Population Prospects*: *The 2007 Revision*, Population Division of the Department of Economics and Social Affairs of the United Nations Secretariat, 2007.

② Simon Kuznets, "Economic Growth and Income Inequality", *The American Economic Review*, Vol. 311, No. 1, 1955, pp. 1–28.

从而导致居民健康水平的降低,居民花费在健康上的成本升高。[1] 刘(Liu, 2003)采用数量经济学的分析方法对中国城镇化发展与健康水平进行实证分析,认为城镇化水平的提高能够使居民获得更可观的可支配收入、更高质量的医疗保障,当收入提高到一定程度之后,居民可以通过购买与收入相适配的商业医疗保险来提高健康水平。[2] 亨德森(Henderson, 2009)在研究城镇化发展的制度设计与模式选择时发现,财政政策在公共产品投入方面对大城市(特别是特大型城市、一线城市)具有更高的倾向性,而对中小城市(二、三线城市)往往会因财力投入相对不足,导致医疗市场发展不充分。[3] 范德(Vande, 2012)通过对中国居民的营养与健康状况进行调查,采用双倍差分法对调查数据进行分析,认为中国城镇化率越高的地区,居民对自己的健康越担忧,居民为健康而作出的储备也就越多(诸如购买保险、高频率体检等)。其背后的潜在因素,主要是城镇化快速推进对当地居民传统生活方式产生冲击(诸如,汽车尾气排放量增加、吸烟率提高、脂肪类食物消费增加),这些与健康生活相悖的方式在城市的植入,必然对居民的健康产生不利影响。[4] 什米(Treme, 2013)认为,城镇化快速推进并不总能改善人们的健康状况。基于19世纪经济社会发展效益和健康成本数据研究发现,虽然人均 GDP 的增长对西方人口的地位产生了积极影响,但城镇化推进却产生了较为强烈的负面影响。[5] 世界卫生组织的研究报告也表明,随着城镇化的深入推进,城市外来人口大幅增

① Haines M.R., "The Short and the Dead: Nutrition, Mortality and the 'Antebellum Puzzle' in the United States", *Journal of Economic History*, Vol. 32, No.63, 2003, pp. 382-413.

② Liu G., "Urbanization and Health Care in Rural China", *Contemporary Economic Policy*, Vol. 46, No.1, 2003, pp. 11-24.

③ Vernon Henderson, "Urbanization in China Policy Issue Sand Options", *China Economic Research and Advisory Programme*, Vol. 311, No.1, 2009, pp. 6-22.

④ Vande Poel, "The Health Penalty of China's Rapid Urbanization", *Health Economics*, Vol. 97, No.4, 2012, pp. 367-385.

⑤ Treme J., Craig L. , "Urbanization, Health and Human Stature", *Bulletin of Economic Research*, Vol. 34, No. S1, 2013, pp.130-141.

加,但受制于城市容量、吸附能力的限制,必然会加剧区域内大气、水资源、噪声污染,导致区域内居民医疗服务费用支出增加,造成区域内医疗资源配置出现失衡状态。

整体而言,快速发展的城镇化在推动城市文明、社会巨变的同时,往往也会伴随环境污染、卫生状况恶化、传染病暴发、医疗服务滞后等卫生问题,严重影响着居民的健康。为了应对解决这些问题,世界各国采取了一系列的干预措施。强化政府责任,加强公共卫生管理,借助民间力量发展医疗卫生事业,已经成为医疗体制改革、完善医疗服务体系的共识。

二、关于城镇化与医疗资源配置的实践研究

按照提供主体和提供模式的不同,国外医疗卫生服务体系主要有以英国为代表的国家福利型、以美国为代表的市场主导型、以日本为代表的社会参与型三种模式。

1.英国:国家福利型医疗卫生服务体系

英国是世界上第一个实现工业化和城镇化的国家,城镇化进程主要分为四个阶段:(1)起步阶段(1760—1800 年)。18 世纪中叶,英国开始了声势浩大的工业革命。1760 年,英国的城市人口所占比重已经超过 10%,但由于工业革命刚刚开始,技术革新的力度不大,工业化水平较低,城市人口比重上升速度缓慢。(2)加速发展阶段(1801—1850 年)。随着蒸汽机的普及,生产规模不断扩大,英国涌现出了许多新兴城镇。大量人口聚集城市,城市人口出现了大幅度增长。1850 年,英国城市人口占总人口的比例上升到 54%,成为世界上第一个实现城镇化的国家。(3)完善发展阶段(1851—1880 年)。从 1851 年到 1880 年,英国的城市人口比例由 54%上升到 70%,城镇化逐步进入稳定阶段。(4)逆城镇化阶段(1880 年至今)。19 世纪末 20 世纪初,英国城市网络已经形成,城市人口接近饱和,一部分城里人向农村转移,导致了“逆城镇化”的产生。

工业化、城镇化推动了英国社会生产力的发展,大量农村人口向城市迁

移,工商业城市人口骤增。但城市住房、公共卫生设施建设、医疗服务水平远远跟不上人口的快速增长,并带来一系列的社会问题。人口拥挤、环境污染、卫生状况恶化、医疗服务滞后等,严重影响着居民的健康。[①] 1831—1832 年的霍乱大流行,1838—1839 年的疾病肆虐,引起了社会各界的关注。政府开始改善卫生状况,加强医疗服务体系建设。[②]

就具体实践而言,英国国家福利型措施包括三个方面:(1)加强卫生状况调查,开展公共卫生运动。英国议会和政府在贫民救济、公共卫生、教育等方面成立 16 个中央级的委员会,协助政府调查了解社会问题。济贫法委员会专门调查了伦敦的疾病流行原因和预防疾病方法、英格兰和威尔士的卫生状况。[③] 1842 年,埃德温·查德威克(Edwin Chadwick)在《大不列颠劳动人口卫生状况调查报告》中指出,发生在工人阶级中的疾病与缺乏供水、排污和垃圾清除的恶劣居住环境有关,公共卫生问题在更大程度上是环境问题而非医疗问题。这份报告在英国的公共卫生运动史上具有重要意义,为解决卫生问题和促进国家立法提供了参考依据。[④] (2)通过立法加强医疗卫生管理。1846 年,英国制定《滋扰清除和疾病预防法案》;1848 年,英国政府颁布第一部《公共卫生法案》,这是世界公共卫生历史上的一个巨大里程碑,国家政府第一次成为卫生标准的保证人;1855 年,英国政府出台《滋扰清除法案》和《疾病预防法案》,旨在解决农村地区公共卫生问题;1866 年,英国政府颁布《卫生法案》,这是第一部强制性条款占主要地位的卫生法案;《公共卫生法案》(1872 年版)规定在农村实施城市的卫生管理规则;《公共卫生法案》(1875 年版)将整

---

① Borsay P., *The Eighteenth-Century Town: A Reader in English Urban History* 1688–1820, Routledge, 2014.

② 高德步:《英国工业革命时期的"城市病"及其初步治理》,《学术研究》2001 年第 1 期。

③ Powell M., Duberley J., Exworthy M., et al., "Has the British National Health Service (NHS) got Talent? A Process Evaluation of the NHS Talent Management Strategy?", *Policy Studies*, Vol. 34, No. 3, 2013, pp. 291–309.

④ 〔英〕约翰·哈罗德·克拉潘:《现代英国经济史》,姚曾澳译,商务印书馆 1986 年版。

个国家划分为农村卫生区和城市卫生区,同步推进医疗卫生工作。(3)强化中央和地方职能,改革医疗卫生管理体制。19 世纪之前,英国的公共卫生事业管理一直归属地方管理,中央政府不会过多干涉地方政府对公共卫生事业的管理。[①] 致使整个英国公共卫生事业管理相对杂乱,公共卫生事件频发,基本公共卫生服务需求得不到保障。于是,建立统一的公共卫生体系的呼声高涨。1848 年,英国成立第一个中央卫生机构——中央卫生理事会,专门从事全国公共卫生事业的服务和管理。

2. 美国:市场主导型医疗卫生服务体系

美国城市发展始于 1609 年的欧洲移民,而城镇化发展开始于 19 世纪初的工业革命,城镇化进程主要分为三个阶段:(1)酝酿阶段(1690—1830 年)。这一时期,美国还未开始真正意义上的城镇化,但城市数量、规模以及产业、就业结构等对后期的城镇化进程有着重要影响。农业在国民经济中占据主导地位,运输方式停留在传统运输方式状态。(2)起步阶段(1830—1920 年)。南北战争之前(1830—1865 年),工业化进程的加快和欧洲移民涌入美国,推动城镇化快速发展,城市人口比例由 1820 年的不到 10%上升到 1860 年的 19.8%;南北战争之后(1865—1920 年),制造业带逐步形成,农业社会转变为工业社会,到 1920 年美国城市人口比例上升至 51.2%。(3)郊区化阶段(1920 年至今)。商业利益和消费偏好推动了美国的郊区化,缩小了城郊差别,促进了大都市区的形成,第三产业蓬勃发展。

城市文明的迅猛发展和社会巨变在加速美国崛起步伐的同时,也带来了很多社会问题,以公共卫生问题尤为突出。城镇化快速发展阶段,交通运输发生重大变革,人口密集流动,增加了传染源在不同城市流动的可能性,也就导致了

---

① 阎照样:《英国政治制度史》,人民出版社 1999 年版。

天花、黄热病、霍乱等疫病在美国的接连暴发。① 由此,美国建立了专门负责城市居民健康的公共卫生机构,港口城市成立了专职性的卫生机构。② 各大城市也涌现出一批致力于疫病防控的民间志愿团体,与政府在公共卫生领域开展了广泛协作。③ 1796 年,纽约州颁布了综合性的卫生法,检疫与环境治理成为当时开展卫生管理的主要内容。1798 年,美国联邦政府成立海军医院服务部,负责管理港口城市的检疫医院。1878 年,美国颁布《国家防疫法》,进一步扩大了海军医院服务部在海事检疫方面的权力;④20 世纪 20 年代,美国开始在全国建设卫生中心,推广卫生教育和疾病预防,到 1930 年美国建成的卫生中心高达 1500 个,美国医疗卫生开始由预防医学向更宽泛的大众卫生保健转变。第二次世界大战之后,美国医疗保险改革和医疗补助计划成为医疗卫生工作的主要内容。可以看出,美国公共卫生体制的深化改革,标志着美国在城镇化过程中初步具备了突破"卫生"困局的能力,对缩小城乡医疗卫生差距具有重要作用。⑤

现阶段,美国建立了以市场为主导的医疗卫生服务体系。一方面,医疗机构以私立为主,医疗消费以个人为主,医生以家庭医生为主,保险以私人保险为主;另一方面,政府为老年、病残、穷困或失业人口等弱势群体提供部分医疗保障资金,医疗保障资金直接由保险公司管理和运行。高度的医疗市场化使政府更侧重履行管理和服务职责。

---

① Simeone C. A., Gulland F. M., Norris T., et al., "A Systematic Review of Changes in Marine Mammal Health in North America, 1972-2012: The Need for a Novel Integrated Approach", *PLoS One*, Vol. 10, No.11, 2015, pp.102-105.

② Kavaler F., Wainfeld B., "A History of the Public Health Sociation of New York City", *Journal of State Medican*, Vol. 89, No.8, 1989, pp.467-472.

③ Weinstein I., "Eighty Years of Public Health in New York City", *Urban Health*, Vol. 77, No.1, 2010, pp.121-136.

④ 李晶:《城镇化下的"卫生"困境与突破——论 19 世纪后半期美国城市公共卫生改革》,《安徽史学》2015 年第 3 期。

⑤ Anderson L. A., Goodman R. A., Holtzman D., et al., "Aging in the United States: Opportunities and Challenges for Public Health", *Journal of American Public Health*, Vol. 102, No.3, 2012, pp. 393-395.

3. 日本：社会参与型医疗卫生服务体系

日本是亚洲地区率先实现工业化的国家,城镇化进程大致可划分为四个阶段:(1)起步阶段(19世纪末—20世纪20年代)。明治维新开启了日本现代化和城镇化的进程,废藩置县和实行市町村制为日本城镇化发展奠定了基础,产业革命和机器大工业的发展,带来了人口的集聚和经济的繁荣,日本城镇化率由1895年的5%快速上升到1920年的18%。(2)过渡阶段(20世纪30—40年代)。第二次世界大战的爆发,中断了日本城镇化进程,大量的城市居民避居乡下;战后初期,遭到破坏的城市工业使劳动力过剩,城市人口向农村转移,城镇化率有所下降。(3)加速阶段(20世纪50—70年代)。第二次世界大战结束之后,日本加强经济建设,城市基础设施恢复重建工作,工业生产得到扩大,劳动力需求增加,农村人口快速向城市转移,1965年日本城镇化率达到67.2%。(4)完善阶段(20世纪80年代至今)。1975年城镇化率达到75.9%,实现了高度城镇化,同时出现了许多现代化的"城市病"。随之,一些劳动密集型产业向周边的农业区或海外转移,经济增长速度放慢,城镇化进程明显放缓。20世纪90年代后期,第三产业不断壮大,人口又开始向大都市集中,形成了太平洋沿岸大都市圈。

日本城镇化同样带来了一系列社会问题,诸如,城市贫民数量扩大、产业公害问题突出、交通拥挤、环境污染等。日本政府为解决这些问题,不断完善医疗卫生服务体系,加强卫生资源配置。[①] 1897年,日本政府制定《传染病预防法》,加强以预防急性传染病为重点的公共卫生工作。1919年,日本政府制定《结核病预防法》和《精神病医院法》,开始重视慢性疾病预防工作。1948年,制定《医疗法》,把加强各级公立医疗卫生机构建设摆上重要位置,首次在医疗行业引入"自由开业制"。到1955年,日本政府基本建立了医疗卫生服务体系。20世纪50年代中期至70年代,日本医疗卫生管理开始从传统的疾

---

① 夏挺松、卢祖洵、彭绩:《国外医疗卫生体系模式对我国的启示》,《中国卫生事业管理》2011年第7期。

病预防向防治环境污染、应对自然灾害、促进国民健康等领域延伸。[①] 1960年,颁布《医疗金融公库法》,由政府提供专项基金,向民间医疗机构提供低息医疗贷款业务,极大地促进了日本民间医疗机构的迅速发展。1964年,日本政府开始在全国建立急救医疗体系,将急救医疗系统划分为一、二、三级急救医疗机构。1967年,颁布《公害对策基本法》,制定国民健康行动计划,加强健康保健中心建设。[②] 这一时期,日本医疗卫生服务体系在改革中日趋完善。

现阶段,日本形成了医疗服务社会化、医疗费用国家化的医疗服务模式。一方面,医疗卫生机构以民间为主,但通过行业组织进行管理,保证医生和医院的合法合规;[③]另一方面,政府购买医疗服务提供给公民,医疗保险基金由个人、企业和国家共同分担。[④] 日本通过不断完善医疗卫生服务体系,医疗卫生工作得到加强。但随着人口老龄化的加剧,医保基金入不敷出[⑤],患者过度使用医疗资源的问题凸显,由此导致日本医疗资源浪费现象十分严重。[⑥]

第二节　国内研究综述

医疗卫生事业是实际承担国民保健与健康资本投资的主要领域,其基本职能在于维护、改善和提高国民健康水平。资源配置的均衡化是公共服务均

---

① 王晓蓉:《日本公共卫生的发展与存在的问题》,《中国公共卫生》1996年第9期。

② 孟祥生:《国外医疗卫生体制改革及给我们的启示》,《天津市经理学院学报》2012年第3期。

③ 工藤征四郎:《日本的医疗制度》,《中国康复理论与实践》2013年第1期。

④ Iseki K., Asahi K., Moriyama T., et al., "Risk Factor Profiles Based on Estimated Glomerular Filtration Rate and Dipstick Proteinuria Among Participants of the Specific Health Check and Guidance System in Japan 2008", *Clin Exp Nephrol*, Vol.16, No.2, 2012, pp. 244–249.

⑤ Ikegami N., Anderson G. F., "In Japan, All-Payer Rate Setting under Tight Government Control has Proved to be an Effective Approach to Containing Costs", *Health Affairs*, Vol. 31, No. 5, 2012, pp.1049–1056.

⑥ Kondo A., Shigeoka H., "Effects of Universal Health Insurance on Health Care Utilization, and Supply-Side Responses: Evidence from Japan", *Journal of Public Economics*, Vol. 99, No.13, 2013, pp.1–23.

等化的前提和基础,医疗资源配置均衡是公共服务均等化的基础。然而,随着城镇化的加速推进,中国医疗资源(特别是人力资源)的稀缺性对传统的经济社会发展模式和资源配置路径构成了强约束,医疗资源在区域之间、城乡之间、群体之间很难达到绝对的均衡,这一现实对于建立中国特色基本医疗制度、医疗保障制度和优质高效的医疗服务体系形成一定的制约。

一、关于城镇化与公共卫生服务的研究

基本医疗卫生服务是国家基本公共服务的重要组成部分,实现医疗资源均衡配置是保障公民获得基本健康权的重要手段。随着中国医疗卫生体制改革的深入和城镇化步伐的加快,关于城镇化与公共卫生服务二者关系的研究逐渐成为理论界的重要议题。

国内学者借鉴西方发展经济学成熟理论对城镇化与公共卫生服务的关系展开系统研究,许多成果直接或间接影响着政府决策与实际操作,不断推动着中国医疗资源均衡化配置。程鑫(2000)认为,工业化快速发展的同时伴随着环境污染、生态环境破坏问题,大量农村人口流入城市工作和生活,城市卫生设施容纳的限度必然引发一些传染病的流行和慢性非传染性疾病危险因素增加。[①] 邹文杰等(2015)认为,中国城镇化与医疗卫生均等化具有长期因果关系,二者之间相互交织、相互影响,医疗卫生服务滞后于城镇化进程。[②] 吴志澄(2003)通过对中国城乡居民家庭人均可支配收入、消费性支出与医疗保健费用支出关系进行实证研究,认为中国城镇化发展过程中城乡居民医疗需求在不断增加。[③] 代宝珍、毛宗福(2010)认为,中国现行的城镇居民基本医疗保

---

① 程鑫:《城市化的迅速发展对我国卫生事业的挑战及对策》,《中国卫生事业管理》2000年第4期。

② 邹文杰、蔡鹏鸿:《我国城镇化对公共服务均等化的提升效应研究——以重庆户籍人口为例》,《天津财经大学学报》2015年第5期。

③ 吴志澄:《中国城镇化进程中的居民医疗保健需求研究》,《数量经济技术经济研究》2003年第11期。

险制度,使许多进入城镇工作生活的农村居民因无法在城镇落户而不能进入保障范围,进而弱化了农村居民进入城镇工作生活后的基础性保障。[①] 郑贵森(2013)认为,城镇化发展过程中,公共卫生事业的发展应该更加突出预防重大传染性疾病的发生、保护居民生活生存环境、促进全民健康等职能。[②] 邢小玉(2016)从流动人口与政府两个角度,分析流动人口基本公共卫生服务未能实现均等化的问题所在,提出政府需要对流动人口的基本公共卫生服务财政投入进行结构优化,改善流动人口基本公共卫生服务相关部门的管理模式。[③] 曹雁文、丁国武(2022)通过对中国农村城镇化转型过程中新冠疫情防控现状进行分析,认为农村城镇化进程中突发公共卫生事件应急管理需要在明确政府主导地位、加强应急体制机制建设、增强人才队伍建设、加大应急宣传教育力度、发挥网络应急管理作用、推进城镇户籍制度改革方面,我国突发公共卫生事件应急管理能力。[④]

二、关于城镇化与基层医疗服务体系的研究

城乡二元结构的体制约束,致使城市医疗卫生设施与服务水平显著优于农村,且特大城市和大城市的医疗卫生服务水平要显著高于中小城市,这一现象在一定程度上有利于公共服务设施发挥集聚效应,吸引人口向城市集中,并使各类健康投资的效益更高。中国与西方城市中心贫困化不同,中国大部分城市中心在医疗卫生服务资源配置的绝对水平上远高于农村地区,导致城乡医疗资源配置的失衡现象十分严重。

---

① 代宝珍、毛宗福:《城镇化进程中城镇居民基本医疗保险可持续发展策略研究》,《中国卫生经济》2010年第2期。
② 郑贵森:《加速城镇化发展与公共卫生的任务与使命》,《发展论坛》2013年第6期。
③ 邢小玉:《新型城镇化背景下流动人口基本公共卫生服务均等化研究》,《现代商贸工业》2021年第7期。
④ 曹雁文、丁国武:《农村城镇化进程中突发公共卫生事件应急管理问题及对策研究——以新冠肺炎疫情防控为例》,《产业与科技论坛》2022年第13期。

国内理论界围绕城镇化与基层卫生服务体系的关系展开了深入研究,形成了较为丰富的理论成果。刘彩等(2009)认为,加强立法建设、加大政府投入、发展社区卫生服务、建立多种类的医疗保险机制和推动不同制度之间的衔接,能够提高中国农民工的医疗保障水平。① 舒展等(2013)认为,农村医疗保险制度需要与城镇化发展同步改革,逐步形成以农村合作医疗制度为主且涵盖各类社会商业保障的多层次保障机制。② 吴辉等(2015)认为,中国基层医疗机构的基本公共卫生服务能力普遍不足,在新型城镇化推进过程中,既要重视基本公共卫生服务,也要重视基本医疗卫生服务,乡镇卫生院不能简单地改制成社区卫生服务中心,需要遵循"大卫生"的思路推进基层医疗卫生机构的全面发展。③ 张海波、申俊龙、王忠成(2017)认为,中国新一轮城镇化发展有利于提高基层医疗卫生机构的服务效率,能够更好地推动基层医疗卫生资源的优化配置。④

三、关于城镇化与医疗卫生服务需求的研究

基本医疗卫生服务是国家应对医疗卫生需求、维护民众基本健康权利的现实基础。随着《"十四五"优质高效医疗卫生服务体系建设实施方案》《中华人民共和国基本医疗卫生与健康促进法》等一系列政策法规的制定和实施,政府在医疗卫生服务管理中的主导作用不断提升,促进了中国基本医疗卫生服务体系的发展。然而,由于地区间城镇化发展进程、公共支出偏好差异等因素的差异,基本医疗卫生服务供给的空间非均衡性特征依然凸显,这种非均衡

① 刘彩、王健:《国外农民工医疗保障经验及其启示》,《中国卫生事业管理》2009 年第 8 期。

② 舒展、姚岚、陈迎春等:《城镇化进程对农民卫生服务需求的影响》,《中国卫生经济》2004 年第 8 期。

③ 吴辉、丁宇、石如玲:《新型城镇化背景下河南省乡镇卫生院综合服务能力评价及分析》,《中国全科医学》2015 年第 7 期。

④ 张海波、申俊龙、王忠成:《城镇化背景下我国基层医疗卫生机构服务效率的实证研究——以江苏省为例》,《中国卫生事业管理》2017 年第 1 期。

性不仅影响医疗卫生资源的有效配置和政府应对突发性公共卫生事件的能力,而且有悖于维护公平正义、建设"全民健康"社会的目标。基于此,国内理论界围绕城镇化与医疗卫生服务需求展开深入研究。

针对城镇化稳步推进前提下的医疗卫生服务需求问题,国内学者展开深入系统的研究。周启良(2014)基于283个城市非平衡面板数据对城镇化发展与医疗卫生服务需求进行分析,发现城镇化主要通过影响居民收入、教育程度和生活环境对医疗卫生服务需求产生间接影响。[①] 高博等(2013)分析了半城镇化地区、城市和农村三类不同地域居民的卫生服务需要和利用情况,结果表明半城镇化农民两周患病率和住院率较高,城市居民慢性病患病率较高,年龄、就业状况和城乡因素是主要影响因素。[②]

四、关于城镇化与医疗资源配置的研究

基本医疗卫生制度的本质在于通过政府制度设计消除造成不平等的障碍性因素,将均等同质地获得基本医疗卫生服务作为公民的基本权利,从而满足自由平等的公民健康需要。党的十八届三中全会提出,"坚持走中国特色新型城镇化道路"和"推进城乡要素平等交换和公共资源均衡配置",以人为核心的城镇化成为公共服务均等化的前提和基础,为中国医疗资源配置均衡化创造了契机。

城镇化与医疗资源配置问题是国家长期关注的重点,中国城镇化推进过程中医疗资源配置出现结构性失衡,在一定程度上阻碍了中国医疗卫生事业的发展。基于城镇化与医疗资源配置之间的动态关系,国内学者展开了深入研究。李郁芳、王宇(2015)运用数据包络分析方法测算中国31个省级政府

[①] 周启良:《城市化对城市居民卫生服务需求的影响:基于我国283个地级及以上城市的经验证据》,《中国卫生经济》2014年第12期。

[②] 高博、赵娜、任晓晖:《城市化发展对居民卫生服务需要及利用的影响分析》,《四川大学学报(医学版)》2013年第2期。

医疗卫生支出的综合技术效率、纯技术效率和规模效率,发现综合技术效率平均值、纯技术效率平均值和规模效率平均值都经历了大致相同的变化过程,只有医疗卫生支出效率存在明显的地区差异。① 辛歆(2015)通过对城镇化进程中农村医疗资源供给效能进行研究,发现城镇化建设致使城乡医疗资源配置不平衡,农村卫生资源供给增长速度低于城镇供给增长速度。② 王晓园、王静雅(2015)认为,公共卫生资源均衡配置是指在政府财政制度下公共卫生资源在社会各阶层之间分配和转移的一种相对平衡的状态,"均衡"是公共财政"公共性"的重要体现,也是财政均衡的继续延伸和最终目的。城乡公共卫生资源均衡配置是公共财政的基本目标之一,不仅涉及民生问题,还是实现社会公平的重要途径之一。③ 程明梅、杨朦子(2015)运用计量经济学实证研究方法探讨城镇化对居民健康状况的影响,发现随着城镇化快速发展,居民人均预期寿命得到了提高,新生儿死亡率得到相应的降低。④ 徐长生、张泽栋(2015)通过多元线性回归实证方法研究医疗卫生配置,发现经济发展水平、老龄化、城镇化三个因素对中国医疗卫生支出费用增长均具有显著影响,城镇化对中国医疗卫生支出费用增长的影响最大,经济发展水平次之,老龄化最小。⑤ 薛宇等(2016)认为,在城镇化水平不断提高的情况下,医疗卫生体制改革需要与城镇化改革同步,公立医院改革要适应城镇化发展的要求,医疗保障体系建

---

① 李郁芳、王宇:《中国地方政府医疗卫生支出效率及影响因素研究》,《海南大学学报(人文社会科学版)》2015 年第 3 期。

② 辛歆:《城镇化进程中农村公共医疗卫生资源供给现状及困境分析》,《社会视点》2015 年第 12 期。

③ 王晓园、王静雅:《在新型城镇化进程中如何优化配置医疗资源》,《企业导报》2015 年第 2 期。

④ 程明梅、杨朦子:《城镇化对中国居民健康状况的影响——基于省级面板数据的实证分析》,《中国人口·资源与环境》2015 年第 7 期。

⑤ 徐长生、张泽栋:《城镇化、老龄化及经济发展对我国医疗费用影响回归分析》,《中国卫生经济》2015 年第 6 期。

设需要跟上城镇化建设的步伐,医疗人才的配置需要平衡城乡医疗需求。[1]郑继承(2020)研究发现,中国城镇化发展与医疗资源配置呈双向正相关关系,城镇化发展与城乡医疗资源变化之间存在着长期均衡关系,城镇化发展与城乡医疗资源变化之间存在一定的因果关系。[2]

第三节　总结性述评

人民健康是民族昌盛和国家富强的重要标志。在中国共产党领导下,中国城镇化发展迅速,城乡医疗卫生事业也取得长足发展,有力地保障和改善了民生,促进了经济发展和社会公平。立足于医疗卫生体制改革这一世界性难题,中国逐步探索出了具有中国特色的医疗卫生发展模式。

理论上规范分析医疗卫生体制,可追溯到肯尼斯·约瑟夫·阿罗(Kenneth J. Arrow,1963)发表的《不确定性和福利经济学》,这是现代卫生经济学确立的标志。医疗卫生市场因具有不确定性、信息不对称性和外部性等特征,难以实现一般市场均衡和效率最大化目标。非市场的安排同样面临信息问题,政府直接提供医疗卫生服务也存在效率损失。哈特(Hart,1997)在不完全契约框架下讨论了政府与市场的最佳边界,艾德·格莱泽(Ed Glaeser,2001)利用不完全契约模型讨论了非营利性组织的作用优势。根据政府与市场边界的不同,可将世界上主要医疗模式划分为四种:以英国为代表的国家医疗保障模式、以德国为代表的社会医疗保障模式、以美国为代表的商业医疗保障模式和以新加坡为代表的储蓄医疗保障模式(顾昕,2006;李和森,2005)。最优的医疗保障制度应该是由病人与政府来共同付费,并设立免赔额或自付比例,以此来约束病人的道德风险行为(Pauly,1968)。理想的医疗卫生服务

---

① 薛宇、吴凤平、王长青、林振平:《医疗卫生资源配置改革与城镇化协整分析》,《河南社会科学》2016年第2期。

② 郑继承:《城镇化进程与医疗资源配置动态关系研究》,《中国卫生经济》2020年第1期。

体系是能够及时满足患者需求的灵活性制度安排(Philip,2008)。

中华人民共和国成立以来,医疗卫生政策的总体逻辑是从低水平覆盖,到提高效率,再到健康导向(颜昌武,2019)。政府对卫生的投入策略,体现了卫生经济学成本收益的资源配置原则(李华等,2013)。计划经济时期形成的医疗卫生体制与当时的外部环境和主要需求相适应。改革开放之后,中国在向市场经济转轨过程中,外部环境发生了重大变化。民众的健康意识显著增强,医疗卫生需求大幅提高,医疗资源供需矛盾和成本负担矛盾日益成为社会关注焦点。面对新情况、新问题,需要逐步完善医疗卫生体制(杜创等,2016)。在医疗卫生事业发展中,政府和市场的关系是矛盾的焦点。坚持市场化趋向的学者认为,应该充分发挥市场竞争优势,只有这样才能有效缓解看病难、看病贵的问题(周其仁,2008);发达国家对医疗服务部门进行政府干预也造成了不利后果,以医疗的公共性为理由来要求政府干预医疗部门没有理论依据,因为公共卫生之外的医疗服务并不具备公共物品特征(汪德华等,2008)。医疗卫生体制改革需要考虑医疗卫生的特殊性,特别是医疗领域的市场失灵问题。由于信息不对称、诱导需求、行业垄断等因素造成市场失灵,市场机制在医疗卫生领域发挥的作用有限。由国家主导的医疗卫生体制比由市场主导的体制在公平和效率的平衡上会更好(李玲,2006)。

现阶段,中国基本建立了较为全面的医疗服务保障体系。2009年,中共中央、国务院颁布《关于深化医药卫生体制改革的意见》之后,根据经济社会发展实际,优化制度设计、完善内部治理、增强模式可持续性,实现医疗卫生资源科学合理再分配(刘军强等,2015)。近几年,理论界围绕医疗卫生事业改革发展进行了深入系统研究,涉及减少低收入人群的医疗成本负担(李永友,2017)、优化控费机制解决公立医院"看病难、看病贵"的问题(姚宇,2014)、完善激励机制(费太安,2013)等领域,以及地方政府在委托代理模式下的行为选择(朱恒鹏等,2020)。在健康中国建设过程中,健康经济学理论体系正在加快发展,从传统卫生经济学的行业部门分析,逐渐扩展到更加宏大和全面的研究范畴(毛振华等,2020)。参考全球基本卫生保健发展大趋势,实现健康中国建设目标,更需要从完善国家治理体系的维度健全相关制度(顾昕,2019)。

医疗卫生服务供给水平在很大程度上取决于经济发展水平,通过政府干预提高医疗服务覆盖面、提升医疗服务水平,科学合理的成本投入是基本要求。反过来,医疗卫生的改善以及对健康的投资,在一定阶段也是促进经济发展的重要因素。2007年诺贝尔经济学奖获得者埃里克·马斯金(Eric Maskin)在《把健康作为一种投资》论著中,将人力资本引入卫生经济学,实现医疗市场的研究与经济发展理论的紧密结合。健康的生产需要物质投资与时间成本,健康的生产同样存在一个最优边界问题。健康状况与经济发展不是简单的线性关系,健康对经济增长的影响在不同经济发展阶段的作用机制、影响程度不同。

党的二十大为全面建设社会主义现代化国家绘就了宏伟蓝图,到2035年基本实现社会主义现代化,到本世纪中叶建成富强民主文明和谐美丽的社会主义现代化强国。在社会主义现代化国家建设的新征程中,城镇化是重要载体,健康事业是重要保障。当前,医疗卫生事业发展还面临多重因素影响,工业化、城镇化、人口老龄化不断加快,疾病谱、生态环境、生活方式不断变化,这些都成为经济社会发展的潜在阻碍因素。随着人民群众高质量、多层次、多样化的健康需求不断释放,必然对健康服务提出更高要求。现实情况是,财政收支相对趋紧,各地财力差距较大,地区间卫生健康发展不平衡、不充分问题也较为突出。这些新情况、新问题客观上给中国医疗卫生事业发展带来更加严峻的新挑战。立足新发展阶段,全面建设社会主义现代化国家新征程中推进健康中国建设,更需要在中国共产党的领导下以人民健康为中心,将健康中国建设与现代化国家建设协同推进。

第二章　理论基础

第一节　马克思主义再生产理论

马克思主义再生产理论是马克思主义政治经济学的重要内容,是全面系统理解医疗卫生事业发展本质特征的基础。按照马克思主义再生产理论的基本原理,社会再生产不仅是物质资料再生产和人类自身再生产的统一,还是生产、分配、交换、消费四个环节的有机统一,社会再生产的前提条件就是社会保障制度的确立。

一、马克思主义两种生产理论

(一) 两种生产理论的基本表述

马克思主义认为,社会生产可以分为物质资料生产和人类自身生产。物质资料生产是人类为征服自然、改造自然、创造物质财富而进行的生产活动;人类自身生产是人类为自身生存和延续后代而进行的生产活动。物质资料生产和人类自身生产这两类生产都要受社会生产方式、社会发展的制约和支配。这种相互关系,主要体现在两个方面:一方面,物质资料生产作用于人类自身生产,物质资料生产对人类自身生产起着决定性作用;另一方面,人类自身生产又反作用于物质资料生产,人类自身生产对物质资料生产起着加速或延缓的作用。

19 世纪 40 年代中期,马克思在《德意志意识形态》中就明确地指出,人类历史活动中的"三大因素"主要是物质资料的生产、人自身的生产和由此形成的人与人之间的关系,这"三大因素"并不是所谓的"三个阶段",而是"从历史的最初时期起,从第一批人出现以来,这三个方面就同时存在着"①。由此,可以理解,物质资料的生产和人自身的生产是人类存在和发展的基础要件,它们同人类历史活动不可分割,在人类历史进程中共同发挥作用。

1.物质资料的生产

物质资料的生产,主要涵盖对人作为自然存在物的定义和作用于物的生产两方面的内容。一方面,物质资料的生产是满足人生存过程中最基本生活资料的生产,这是人作为一个自然的存在物,为了维持自身的生命活动所必需的存在;另一方面,物质资料的生产是由最基本的生存需要的满足而产生的在新的需要的基础上进行的生产。

物质资料的生产,本身也就是人自身的生产,它不仅仅再生产人的自然生命,而且还会现实地创造人的精神世界,促使人作为一个现实的、全面的人而客观存在。诚如马克思所说:"在再生产的行为本身中,不但客观条件改变着,例如乡村变为城市,荒野变为开垦地等等,而且生产者也改变着,他炼出新的品质,通过生产而发展和改造着自身,造成新的力量和新的观念,造成新的交往方式,新的需要和新的语言。"②

2.人自身的生产

人自身的生产,涵盖的内容主要有两方面。一方面,人自身的生产是自己生命的生产,通过对物质产品的消费使人的智力和体力得到提升,维持生命的存在;另一方面,人自身的生产还涵盖了对他人生命的生产。马克思在《德意

---

① 《马克思恩格斯选集》第 1 卷,人民出版社 2012 年版,第 160 页。
② 《马克思恩格斯选集》第 2 卷,人民出版社 2012 年版,第 747 页。

志意识形态》中就这一命题展开深入论述:"一开始就进入历史发展过程的第三种关系是:每日都在重新生产自己生命的人们开始生产另外一些人,即繁殖。"①

理论界关于人自身的生产的研究文献中,大部分研究成果是将这种生产视为单纯的人类物种繁衍,几乎没有相关研究成果去揭示第二层含义,即他人生命的生产。实质上,对"他人生命的生产"的理解,不仅仅应该从生产人类的生命个体这个层面理解,更重要的是认识到"使人作为一个现实的、在一定社会关系中的人再生产出来"这个层面。简而言之,再生产出人的全面的社会关系,促使人类社会得以延续。

1884 年,恩格斯在《家庭、私有制和国家的起源》一书中,对物质资料的生产和人自身的生产这两种生产理论进行了系统的阐述:"根据唯物主义观点,历史中的决定性因素,归根结底是直接生活的生产和再生产。但是,生产本身又有两种。一方面是生活资料即食物、衣服、住房以及为此所必需的工具的生产;另一方面是人自身的生产,即种的繁衍。一定历史时代和一定地区内的人们生活于其下的社会制度,受着两种生产的制约:一方面受劳动的发展阶段的制约,另一方面受家庭的发展阶段的制约。劳动越不发展,劳动产品的数量,从而社会的财富越受限制,社会制度就越在较大程度上受血族关系的支配。"②

现阶段,我国社会主要矛盾已经转变为人民日益增长的美好生活需要和不平衡不充分的发展之间的矛盾。"发展生产力"是社会主义的根本任务,这一根本任务既包括了物质资料的生产,又涵盖了人类自身的生产,两者统一于以经济建设为中心的实践之中,贯穿于新时代中国特色社会主义全过程。

(二) 医疗卫生事业是人类自身再生产的重要领域

按照马克思主义再生产理论,医疗卫生事业是人类自身再生产的重要领

---

① 《马克思恩格斯选集》第 1 卷,人民出版社 2012 年版,第 159 页。
② 《马克思恩格斯选集》第 4 卷,人民出版社 2012 年版,第 13 页。

域,与物质资料生产、经济增长有着十分密切的联系。在马克思主义经典著作中,虽然关于医疗卫生问题和健康问题的直接论述并不多,但马克思主义再生产理论对医疗卫生事业发展仍具有指导意义。

1848 年,马克思和恩格斯在《共产党宣言》中基于儿童健康的视角,提出了"取消现在这种形式的儿童的工厂劳动"①。1891 年,马克思和恩格斯在《哥达纲领批判》中进一步对社会主义社会中的"保健经费"作出了预判,在社会主义社会中用于保健方面的经费比资本主义社会中用于保健方面的经费"将会立即显著增加"②。马克思和恩格斯还对社会主义制度下医疗卫生事业的发展提出了"大力发展医学教育,培养自己的医生"的初步设想,并进一步明确了医生的神圣职责是"保护健康,保持一切价值的源泉即劳动能力本身"③。根据这些论述可以看出,马克思和恩格斯关于医疗卫生事业的发展的思想是在人类自身的再生产与物质资料的生产有机统一的基础上展开论述的,进而从生产者劳动能力的视角提出"增加未来社会主义社会医疗卫生支出"的预判。

生命权和健康权是人权的两大基本权利,健康是人类生存与发展最基本的需求。马克思和恩格斯在科学社会主义理论阐释中,把人类的健康权利摆在极其重要的位置,"我们首先应当确定一切人类生存的第一个前提,也就是一切历史的第一个前提,这个前提是:人们为了能够'创造历史',必须能够生活。但是为了生活,首先就需要吃喝住穿以及其他一些东西。因此第一个历史活动就是生产满足这些需要的资料,即生产物质生活本身,而且,这也是人们从几千年前直到今天单是为了维持生活就必须每日每时从事的历史活动,是一切历史的基本条件"④。在国际上,健康作为每个人的基本权利之一,被

① 《马克思恩格斯选集》第 1 卷,人民出版社 2012 年版,第 422 页。
② 《马克思恩格斯选集》第 3 卷,人民出版社 1972 年版,第 10 页。
③ 《马克思恩格斯全集》第 33 卷,人民出版社 2004 年版,第 153 页。
④ 《马克思恩格斯文集》第 1 卷,人民出版社 2009 年版,第 531 页。

写进世界卫生组织章程。早在 1998 年第 51 届世界卫生大会上,世界卫生组织就提出了"21 世纪人人享有卫生保健"的全球卫生战略,"健康是人的第一权利,享有健康是基本的人权之一"的观点得到世界各国的认可。

二、马克思主义社会保障理论

(一)马克思主义社会保障理论的基本内容

社会保障是人类自身再生产乃至社会再生产的必要条件。在马克思主义社会再生产理论中,关于社会保障的论述也是医疗资源配置的重要理论基础。

生活在资本主义时代的马克思和恩格斯,目睹了无产阶级的痛苦生活,呼吁建立社会保障。恩格斯立足于阶级之间的利益冲突,在总结和研究工业革命初期贫困现象之后,批驳了英国著名政治经济学家托马斯·罗伯特·马尔萨斯(Thomas Robert Malthus)关于"慈善事业和救济金实在是毫无意义的存在"的论述。恩格斯认为,英国《旧济贫法》规定的"照顾穷人的生活是教区的责任"是天真幼稚的。1833 年,恩格斯强调,在现阶段社会关系下,贫困的人自然不能不成为自私自利的人,如果工作与否对其生活条件没有根本性影响,那么在工作与不工作两者之间,必然的选择就是不工作。于是,恩格斯严厉批评了马尔萨斯主义所坚持的"贫穷就是犯罪,应当用威胁的手段来对付它"[1]的观点,旗帜鲜明地反对马尔萨斯关于慈善和救济无用论的观点。在马克思和恩格斯看来,资本主义社会要实现发展,就必须对赤贫阶层进行救济,采取一系列完善的社会保障措施。对资本家而言,虽然用于社会保障的费用短期得不到任何效益,但对于资本家和资本主义的长期发展非常有益。因为,表面上是由资本家支付社会保障费用,但实际上资本家则将这笔保障费用转嫁到劳动工人身上,归根到底,这笔保障费用还是由劳动工人所付出的劳动创造出来的。

---

① 《马克思恩格斯全集》第 2 卷,人民出版社 1957 年版,第 575 页。

马克思在社会再生产理论中明确提出"劳动力再生产过程需要社会保障"的论述,并指出"如果我们再把剩余劳动和剩余产品缩小到社会现有生产条件下一方面为了形成保险基金和准备金,另一方面为了按照社会需要所决定的程度来不断扩大再生产所要求的限度;最后,如果我们把有劳动能力的人必须总是为社会中还不能劳动或已经不能劳动的成员而进行的劳动的量,包括到1.必要劳动和2.剩余劳动中去,也就是说,如果我们把工资和剩余价值,必要劳动和剩余劳动的独特的资本主义性质去掉,——那么,剩下的就不再是这几种形式,而只是它们的为一切社会生产方式所共有的基础"①。其主旨就是,在社会再生产过程中,劳动者的劳动不仅仅是为其自身生存条件(诸如养老、疾病预防、生活品质提升)做储备,还是为社会中那部分丧失劳动能力的人群(诸如残疾人、精神病人)做储备,进而为整个人类社会发展过程中人与人之间的相互依存创造条件,最终为社会再生产过程中劳动力的再生产创造条件。

马克思围绕"保险基金"也做了深入思考,对保险基金所具有的"特殊功能"进行了深刻阐述,其特殊性体现在保险基金既不能直接用于生产生活消费,也不能直接用于资本积累,其主要作用是用于风险的防范,一旦风险来临它可以在一定程度上补偿风险造成的损失。马克思在《资本论》中指出:"这个不变资本(从整个再生产过程来看,……从物质方面来看,总是处在各种会使它遭到损失的意外和危险中。(此外,从价值方面来看,由于劳动生产力的变化,这个不变资本也可能贬值;但这种情况只与单个资本家有关。)因此,利润的一部分,即剩余价值的一部分,从而只体现新追加劳动的剩余产品(从价值方面来看)的一部分,必须充当保险基金。在这里,这个保险基金是不是由保险公司作为一种单独的业务来管理,这丝毫也不会改变问题的实质。这种基金是收入中既不作为收入来消费也不必用作积累基金的唯一部分。"②

---

① 《马克思恩格斯全集》第 46 卷,人民出版社 2003 年版,第 992 页。
② 《马克思恩格斯文集》第 7 卷,人民出版社 2009 年版,第 959—960 页。

马克思围绕"社会保障"的涵盖内容、经费筹措、运行机制也进行了深入的思考。马克思在《哥达纲领批判》中指出:"如果我们把'劳动所得'这个用语首先理解为劳动的产品,那么集体的劳动所得就是社会总产品。现在从它里面应该扣除:第一,用来补偿消费掉的生产资料的部分。第二,用来扩大生产的追加部分。第三,用来应付不幸事故、自然灾害等的后备基金或保险基金。"①扣除完用以维持生产和扩大再生产的总产品后,剩下的总产品在作为消费资料分配前还要进行三项扣除:第一,同生产没有直接关系的一般管理费用。第二,用来满足共同需求的部分,如学校、保健设施等。第三,为丧失劳动能力的人等等设立的基金。总之,就是现在属于所谓官办济贫事业的部分。② 这里对"社会保障"的概括,体现出马克思将社会保障制度化的思维。

19 世纪 80 年代,恩格斯也对社会保障基金提出相关论断。恩格斯在《反杜林论》中指出:"劳动产品超出维持劳动的费用而形成剩余,以及社会的生产基金和后备基金靠这种剩余而形成和积累,过去和现在都是一切社会的、政治的和智力的发展的基础。"③恩格斯关于社会保障的论述,不仅指出了社会保障的经费来源,还阐明了社会保障经费对社会的稳定、政治的安定、国民素质的提升有着基础性作用,同时提出社会再生产过程中建立社会保障后备基金的必要性。

综合马克思、恩格斯关于社会保障的论述可以发现,社会保障作为一种特殊的分配形式客观存在,在整个社会再生产过程中都具有不可或缺的功能,也是社会再生产链条的重要环节。完善的社会保障体系,依靠的是高效运转的社会保障后备基金。因此,社会保障体系为劳动力再生产过程提供了基础性保障,社会保障后备基金为社会保障体系运行提供了现实可行条件。

---

① 《马克思恩格斯选集》第 3 卷,人民出版社 2012 年版,第 361—362 页。
② 参见《马克思恩格斯选集》第 3 卷,人民出版社 2012 年版,第 362 页。
③ 《马克思恩格斯选集》第 3 卷,人民出版社 2012 年版,第 574 页。

（二）马克思主义社会保障理论对医疗保障的启示

马克思、恩格斯对社会保障的论述为中国社会保障事业发展奠定了理论基础，为中国构建系统的社会保障理论提供了基本导向。马克思主义关于社会保障的导向性思维，主要体现在四个方面：（1）马克思主义提出在资本主义社会和社会主义社会中提取社会保障基金的思路，强调建立社会保障制度的重要性，明确将社会保障纳入社会再生产和物质资料生产总过程的各个环节。（2）马克思主义认为构建社会保障制度的实质就是对国民收入进行再分配，无论社会保障基金是来源于社会必要劳动还是来源于社会剩余价值，都是由劳动者通过劳动创造出来的价值，这无不体现其对人的劳动重要性的充分肯定。（3）马克思主义明确将社会保障的责任主体认定为国家，这一论述为列宁提出社会保障国际责任主体学说奠定了理论基础。（4）马克思主义运用经济学思维方式提出社会保障理论，具有追求公平、正义的本质特征。

社会保障对市场经济条件下的社会生产运动具有促进作用，社会保障能够满足市场经济条件下物质资料再生产运动对劳动力的连续需求。市场经济条件下的物质资料生产和再生产是一个循环往复和永无止境的运动过程，连续不断地在社会生产过程中投入劳动力是社会再生产运动所必须具备的条件。

根据劳动力生产和再生产理论，可以将劳动力的生产和再生产划分为劳动力养育阶段、劳动力使用阶段、劳动力丧失阶段三个必须经历的阶段。由于缺乏必要劳动供给，劳动力养育阶段和劳动力丧失阶段没有直接参与物质资料的生产经营活动，也没有从生产经营中获得劳动报酬。然而，劳动力养育阶段和劳动力丧失阶段又是劳动力生产和再生产过程必须经历的阶段。于是，这两个阶段的物质资料再生产运动就产生了矛盾。

社会保障的出现，有效地化解了劳动力养育阶段、劳动力丧失阶段与物质资料再生产运动所产生的尖锐矛盾。养老保险、医疗保险、生育保险、社会救助等社会保障制度为劳动力在劳动力养育阶段和劳动力丧失阶段提供基本生活保障,使劳动力生产和再生产过程在这两个阶段正常运行,进一步保障整个社会运行和发展所必需的物质生产生活资料的数量。可以说,社会保障为劳动力连续生产和再生产的顺利进行提供了基础性条件。

三、马克思关于再生产四个环节的理论

(一) 生产、分配、交换、消费的一般关系

根据马克思主义政治经济学理论,经济是由生产、分配、交换、消费四个环节构成的社会再生产过程。无论生产过程的社会形式如何变化,生产、分配、交换、消费四个环节必须是连续不断的(也就是说,生产、分配、交换、消费四个环节必须周而复始交替运行)。对一个完整的社会而言,不能停止生产,也不能停止消费,分配和交换是由生产和消费存在而诞生的两个重要环节,它们使已经生产出来的产品能够以一种相对合理的方式被消费,进而促使新一轮生产与消费持续推进。经济活动总是围绕生产、分配、交换、消费四个环节进行周而复始的运动,形成社会再生产活动。由此可见,社会再生产活动中的各个环节共同构成了一种相互联系、相互依存、相互制约的内在关系。

马克思在《政治经济学批判》中,系统地阐述了生产、分配、交换、消费四个环节的内在关系。马克思在《政治经济学批判》的"导言"中提出:"在生产中,社会成员占有(开发、改造)自然产品供人类需要;分配决定个人分取这些产品的比例;交换给个人带来他想用分配给他的一份去换取的那些特殊产品;最后,在消费中,产品变成享受的对象,个人占有的对象。生产制造出适合需要的对象;分配依照社会规律把它们分配;交换依照个人需要把已经分配的东西再分配;最后,在消费中,产品脱离这种社会运动,直接变成个人需要的对象和仆役,供个人享受而满足个人需要。"①马克思的这一简要概述,生动地阐述了生产、分配、交换、消费四个环节的阶段特征。经济活动中的起点为生产,经

---

① 《马克思恩格斯选集》第2卷,人民出版社2012年版,第688—689页。

济活动中的终点为消费,分配和交换在经济活动中表现为中间环节。由于分配被规定为从社会出发的要素,交换被规定为从个人出发的要素,使分配和交换这两个中间环节具有二重性。在经济活动中,生产体现了人的客体化,消费体现了物的主体化,分配决定产品归属个人的比例,交换决定个人需求产品的选择。

(二) 医疗卫生再生产的四个环节

医疗卫生事业作为实现人类再生产功能的一个重要行业,在社会再生产过程中有着举足轻重的作用。从社会再生产过程来看,医疗卫生事业也具有生产、分配、交换、消费四个环节的运行特征,医疗机构是其生产环节的供给主体,医疗保障制度反映了其分配领域的规定性,医药流通是其交换领域的关键,消费乃是从患者角度体现其医疗服务需求的满足。因此,可以把医疗卫生体制进行经济理论化:医疗机构代表生产,医药保障制度代表分配,医药流通代表流通,患者代表消费者,政府代表竞争激励。医疗卫生体制的高效运行不仅是生产、分配、流通三个环节的相互配合,更不能忽视消费者(患者)的理性消费和政府激励机制。医疗卫生领域的资源配置,归根到底是寻求生产、分配、交换、消费四个环节的有机统一。

第二节　公共物品理论

一、公共物品理论的产生与发展

(一) 不同经济学流派对公共物品的研究

早期经济学理论中,公共物品理论并没有被作为经济学的分支学科,而是在政治经济学的相关理论中被论及。17世纪中期,英国哲学家托马斯·霍布斯(Thomas Hobbes)在其著作《利维坦》中提出了"社会契约论"和"利益赋税论"的思想,由此构建出的"利维坦国家模型"是早期政府干预思想的理论渊

源,也是最早关于公共物品的理论概述。随后,威廉·配第(William Petty)在
《赋税论》中深入讨论了公共经费、公共支出等相关问题。

直到20世纪初,理论界才开始系统研究公共物品,经济学各个流派开始
从不同视角讨论公共物品。

1.社会政策学派对公共物品的研究

社会政策学派兴起于19世纪40年代的德国,持续流行了半个多世纪。
与当时主流的古典经济学派风格迥异,社会政策学派是第一个反对西方主流
经济学(古典经济学)的理论学派。社会政策学派强调统一的语言、民族、习
俗、宗教信仰等因素在经济生活中的重要性,进一步突出了国家作为一个整体
所拥有的至高地位。当时,资本主义经济正处于社会矛盾叠加时期,经济出现
了剧烈的周期性波动,一些经济学家(沙夫勒,1876;史泰因,1882)认为国家
介入经济活动是比较可行的举措。

谈到社会政策学派对公共产品的研究,不得不提为公共物品理论发展作
出开创性贡献的经济学家阿道夫·瓦格纳(Adolf Wagner)。瓦格纳作为资产
阶级近代财政学的创始人,通过比较公共经济与私人经济之间的异同,在重点
考察19世纪的德国、美国、日本三个国家的公共支出增长情况之后,开创性地
提出"公共支出不断增长法则"和"公共经济"的概念,这是首次在经济学领域
内对"公共物品理论"概念内涵进行界定。

2.边际学派对公共物品的研究

19世纪70年代,边际学派开始形成。到19世纪80年代,意大利经济学
家帕塔罗尼(M. Pantaleoni)、奥地利经济学家萨克斯(E.Sax)开始尝试运用边
际革命所产生的经济理论来研究公共财政学,并系统研究了公共需求的性质
与特征、公共物品的内涵与外延等问题。帕塔罗尼在《公共支出的分配原则》
中提出:在确定财政预算时,可以将边际效用理论运用到财政各项支出的分配
中,根据边际效用理论中的效用最大化原则来确定各类项目的支出分配比例,
从而能够更好地满足公众对公共物品的实际需要。萨克斯将边际效用理论引

入对公共物品的研究中,提出两类纯公共需求的基本框架。

3.瑞典学派对公共物品的研究

瑞典学派起源于19世纪末和20世纪初,围绕克努特·维克塞尔(Knut Wicksell)的累积过程理论,将宏观经济变动的决定因素集中于资本边际利润率和利息率,以此提出通过控制利息率来调控宏观经济。累积过程理论和宏观经济政策主张,开创了国家(政府)干预经济的先河,成为最初的货币政策思想的理论基石,为凯恩斯主义经济学奠定了理论基础。

瑞典学派关于公共物品的思想主要集中在维克塞尔于1896年发表的理论文章《财政理论研究》,将边际效用理论和研究方法运用于对公共部门的研究,并进行公平税制的设计,提出边际成本定价。这种全新的定价方法为纯公共物品、不完全的公共物品、公用事业服务、寡头产品、卡特尔产品价格制定提供了理论依据,由此形成了著名的"维克塞尔—林达尔—马斯格雷夫—萨缪尔森—维克里纯公共物品理论"。

瑞典学派的另一名经济学家里克·罗伯特·林达尔(Erik Robert Lindahl)对公共物品理论研究也作出了巨大贡献,"林达尔均衡"也是早期公共物品研究的重要理论。"林达尔均衡"的内涵表现为:公共物品价格并不是完全取决于政治选择和税收制度,当所有人都可以根据自己的意愿来确定价格,并可以按照这种意愿价格来购买公共物品总量,达到均衡状态时这种意愿价格会使居民对公共物品的需求量和政府对公共物品供给量保持一致。"林达尔均衡"立足于一般均衡理论,论证了公共物品与私人物品在市场均衡价格原理上的差异,为公共物品价格研究提供了理论依据。

4.新古典综合学派对公共物品的研究

20世纪30年代的"大萧条"和第二次世界大战之后,凯恩斯主义关于国家(政府)干预经济的主张在经济理论领域占据了主导地位,宏观经济学成了经济学主流学派。在这一背景下,围绕"市场失灵"现象,"公共支出理论"推动公共经济学发展走向高潮。新古典综合学派继承了凯恩斯主义的传统,对公共物品进行了深入研究。

保罗·萨缪尔森(Paul A. Samuelson)是新古典综合学派的代表性人物，其关于公共支出理论的两篇经典论文《公共支出理论的图式探讨》和《公共支出的纯理论》，解决了集体消费品的定义、公共物品生产最优化、公共物品最优配置等一系列公共物品理论的核心问题。

（二）公共物品理论在中国的发展与运用

公共物品理论在经历概念启蒙、学派争论、理论融合、发展成熟四个阶段之后，现已成为指导和解决现实公共经济问题的有效工具。

改革开放四十多年来，中国建立了相对完善的社会主义市场经济制度，政府的宏观调控作用也相对稳健，政府的角色定位随经济发展改革的深入也在发生变化，这些变化直接推动了以公共物品理论为基础的公共经济学在当代中国的兴起。

公共经济学作为舶来的经济学理论，正在积极地融入中国经济学理论范畴，其研究也正在为适应中国经济发展(特别是公共事业发展)进行创新。公共经济学在政府部门、理论界、产业界得到高度的关注，并由此形成一系列关于公共物品理论的创新成果，有力推动了中国公共物品供求机制和行业管理体制的改革发展。

公共物品理论在中国经济学研究领域的快速发展，让全社会对公共物品的认识更加客观。对公共物品供给模式的选择上，中国也在逐步与国际接轨。近年来，国家出台的涉及公共交通、自来水、电力、保障性住房、医疗卫生、生态环境等领域的政策，都体现出对公共物品、公共服务功能定位的科学认识。

二、公共物品的内涵特征

（一）公共物品的分类

由于人类社会的生活习惯，对于物品归属权总会进行公与私的划分。通过系统了解物品的归属特性,按照一定的标准对物品进行属性归类,以便更加科学地为物品供给主体提供科学合理的制度安排。正如美国纽约城市大学巴鲁克学院教授萨瓦斯(E. S. Savas)在其著作《民营化与公司部门的伙伴关系》中论述的一样:"物品的特性——个人、收费、共用资源和集体——决定了消费者的支付意愿,也不可避免地决定了生产者的提供意愿。因此,物品的性质决定了,为提供满意的质量和数量的物品,集体干预是否必要。"①关于公共物品的分类虽然没有统一的标准,但全社会达成了一定的共识,主要是以理查德·阿贝尔·马斯格雷夫(Richard Abel Musgrave)和保罗·萨缪尔森的公共物品分类为主导。

理查德·阿贝尔·马斯格雷夫将产品分为纯公共产品、纯私人产品、混合产品、有益产品四类。② 保罗·萨缪尔森在《公共支出的纯理论》中提出公共物品"二分法"的思想。《公共支出的纯理论》中对消费物品定义认为:在不同的个体之间,私人消费品可以被分割成若干个小部分,即全社会对该物品的消费总量等于所有个体对该物品的消费量之和。其表达式为:

$$X_i = \sum_{j=1}^{m} X_i^j, i = 1, 2, \cdots, n; j = 1, 2, \cdots, m \tag{2-1}$$

式2-1中,i 表示不同类的消费品,j 表示消费个体。对于公共消费品来说,任何个体消费的公共消费品都等于公共消费品的总量,即公共消费品对任何个体消费都具有均等、同质的特性。其表达式为:

$$X_{n+k} = X_{n+k}^j, k = 1, 2, \cdots, t \tag{2-2}$$

式2-2中,k 表示不同类的公共消费品,社会中公共消费品的总量有 t 种。简而言之,公共消费品具有非排他性,不同的消费者对公共物品的消费是

---

① 萨瓦斯:《民营化与公私部门的伙伴关系》,周志忍等译,中国人民大学出版社2002年版,第52—53页。

② Bohanon C.E., Horowitz J.B., Mc Clure J.E., "Saying too Little to Late Public Finance Textbooks and the Excess Urdens of Taxation", *Economytics Journal Watch*, Vol. 261, No. 3, 2014, pp. 277-296.

同质共享的。

（二）公共物品的三大特征

运用经济学研究范式来探讨公共物品的基本属性,需要建立一定的假设条件。然而现实社会中,几乎没有纯公共物品,也没有近似于纯公共物品的商品,更多的是介于纯公共物品和私人物品之间的准公共物品(如国防、义务教育、基本医疗等)。

1. 公共物品的非排他性

非排他性,是排他性衍生出来的一个经济学概念。由于私人物品的所有者对其具有绝对所有权,也就意味着私人物品拥有者不仅可以独立享受私人物品所带来的全部效用(或收益),还能够直接排斥其他主体占有(或享用)该私人物品所带来的一切效用(或收益),私人物品的这种特性即为排他性。排他性是私人物品的特有属性。

对产权清晰、收益明确的私人物品而言,由国家(或政府、公共组织)提供的公共物品,主要是用于满足公共需求、追求公共价值、实现公共利益、提高社会福利水平,所以公共物品的产权很难得到界定。可以这样理解,公共物品的主体(所有权归属)应该是全体纳税人,任何人对公共物品都具有等价同质的消费权利,甚至允许出现"搭便车"现象。也就是说,对于公共物品而言,所有人都可以分享其带来的收益(或效用),任何单独个人都不可能排除其他人而单独对公共物品进行消费。公共物品的这种与私人物品对立的特征即为非排他性。

2. 公共物品的非竞争性

所谓非竞争性,也是由竞争性衍生出来的概念。竞争性是经济学理论对商品分析的一个重要概念。对商品的分析,基于经济学的假设,大部分集中于私人物品的分析。就私人物品而言,当私人物品拥有的主体对其所属的私人物品进行消费,那么其他主体就无法同时消费该私人物品,随着消费主体(消费者)数量的增加,私人物品的生产成本呈现出递增的趋势,于是就导致了私人物品的消费具有竞争性。

非竞争性是与竞争性相对应的概念。非竞争性指的是任何一个人在消费公共物品时不会影响其他人对该公共物品的消费,不会因为某一个人对公共物品的消费导致其他人对该公共物品消费数量的减少,也不会因为某一个人对公共物品消费获得效用(或利益)导致其他人对该公共物品消费效用(或利益)的减少。换句话说,就是随着公共物品消费的主体(消费者)数量的增加,不会导致公共物品生产成本增加。边际学派将这一现象称为"公共物品的边际成本为零"。通信信号、广播电视是典型的公共物品,通信信号、广播电视的运营设施一旦搭建好,随着使用人群数量的增加,其生产成本并不会增加。由于公共物品的这一特殊性,一旦对公共物品进行投资很难得到收益,私人投资很少涉足公共物品(公益性投资除外),就会导致公共物品很难由市场机制来供给的局面。

3.公共物品的外部效应

经济学中的外部效应,指的是单个消费者(或生产者)的经济行为对其他人的福利所产生的影响。这种影响可以是正面的,也可以是负面的。当单个消费者(或生产者)的经济行为所产生的影响是正面影响(也就是带来了好处,增加了全社会的福利),那么这种经济行为就具有正的外部效应(也称为"外部经济");当单个消费者(或生产者)的经济行为所产生的影响是负面影响(也就是带来了坏处,减少了全社会的福利),那么这种经济行为就具有负的外部效应(也称为"外部不经济")。

公共物品本来就属于大家同质共享的物品,具有非排他性的属性,因此公共物品的供给方也很难限制(或制止)其他人对公共物品的消费,使公共物品具有外部经济的特征。并且,与私人物品不同的是,公共物品消费(生产)所带来的社会收益(或社会成本)要远远大于公共物品供给者所获得(付出)的收益(或成本)。

三、公共物品的政府供给

随着经济社会的快速发展,居民对纯公共物品的需求会越来越大,基于公共物品所具有的非竞争属性,市场很难解决纯公共物品的有效供给。在市场竞争中,企业(或个人)的行为准则是追求利润最大化,政府部门的行为准则是实现效益最大化。对公共物品的供给而言,公共物品的社会总收益可能会高于社会总成本,但公共物品供给者的总收益却可能会低于公共物品的总成本,于是作为追求利润最大化的企业不愿意供给公共物品和公共服务。

公共物品的非排他属性,在公共物品的消费中存在"搭便车"的行为(即不为公共物品买单就能够享受同质的经济效益)决定了公共物品的供给不能完全采用市场化方式。

因此,公共物品的公共属性决定了公共物品的供给只能由国家(政府)直接提供。虽然国家(政府)作为公共物品的供给方,但并不是所有的公共物品都由国家(政府)来生产。除了涉及国家(政府)安全的公共物品(如国防设施)和推动社会进步的公共物品(如尖端科技)完全由国家(政府)生产之外,其他的公共物品(如公共道路、市政设施等)国家(政府)一般以政府购买服务的形式委托企业来生产。另外,随着市场经济的逐步完善,国家(政府)也开始通过采用财政补贴、税收优惠、PPP(企业与社会资本合作)模式等多种形式鼓励企业(或个人)参与公共物品的供给,推动公共物品市场化改革发展。

四、医疗资源公共属性的理论解释

(一) 医疗资源公共属性的理论判断

2003 年,世界银行将医疗服务划分为公共卫生服务、基本临床医疗服务、随意选择的临床医疗服务三类:(1)公共卫生服务。其属性为公共物品,供给方为国家(政府)。公共卫生服务主要是对重大疾病的预防和医治,以及对国家医疗卫生政策的宣传、免疫接种、健康教育的培训等。(2)基本临床医疗服务。其属性为准公共产品,国家(政府)有责任和义务保证所有居民都能够获得基本临床医疗服务。基本临床医疗服务主要是儿童预防保健、孕产妇围产期卫生服务和计划生育服务等项目。(3)随意选择的临床医疗服务。其属性为私人物品,随意选择的临床医疗服务的消费主要由个人承担。

美国著名经济学家约瑟夫·斯蒂格利茨(Joseph Eugene Stiglitz)认为医疗服务主要包括预防、医疗、康复三个类别的服务。其中,预防服务是关键。预防服务主要包括预防科学研究、营养干预、健康教育、免疫计划等,其核心作用在于降低公共健康风险。预防服务与国防一样具有显著的外部特性,可以被视为纯公共产品。美国卫生经济学家查尔斯·温斯洛(Charles E. Winslow)基于卫生经济学理论,将公共医疗卫生定义为疾病防治、延长寿命、改善身体健康、增强人体器官功能的科学实践,并明确公共医疗卫生包含改善医疗卫生环境、普及卫生健康知识和地方性疾病的早期预防三方面的具体项目。

2001年,中国农村医疗服务研究团队(由国家卫生部基层卫生与妇幼保健司组建)将农村医疗服务划定为三类:(1)纯粹公共物品的医疗服务。主要包含医疗卫生的监督、监测、执法、管理及健康教育等方面内容。(2)准公共物品的医疗服务。主要包含妇幼保健、计划免疫、传染病和地方病防治等方面的内容,准公共物品的医疗服务具有较强的外部性。(3)个人医疗诊治服务。主要包含个人医疗诊治和康复、特色化的医疗服务等方面的内容,个人医疗诊治服务具有显著的竞争性、排他性、效用可分割性特征。

国内理论界认为,医疗服务应该具有纯公共产品、准公共产品、私人产品之分。(1)医疗服务的纯公共产品。包括传染病监测、居民健康监测、突发公共卫生事件处理、重大传染病控制和预防、公共卫生理论研究、健康教育等内容。当这类医疗服务产品被消费时,具有非竞争性的特征。(2)医疗服务的准公共产品。包括妇幼保健、计划生育、预防保健、特定人群健康检查等内容,当这类医疗服务产品被消费时,具有一定程度上的竞争性。(3)医疗服务的私人产品。涵盖了多数具有较高要求的健康保健服务、医疗服务、康复服务等内容,当这类医疗服务产品被消费时,具有竞争性的特征。获得医疗服务的层次与个人消费能力直接相关,个人收入水平高则对医疗服务消费能力强,个人收入水平低则对医疗服务消费能力弱。譬如,收入水平高的群体,可以选择更专业的医生、更好的医疗设备、更有效的药品。虽然获得什么层次的医疗服务主要由个人消费能力所决定,但是对一个主权国家而言,公民是否具有高质量、公平性的医疗健康服务是其执政能力和执政水平的象征。

市场经济条件下,如果市场(医疗服务市场)没有国家(政府)的介入,商品(医疗服务产品)按照价格信号的指引决定服务质量和集中方向,商品价格(医疗服务的价格)是进入市场(医疗服务市场)的门槛。显然可见,一旦对个人医疗诊治服务实行完全的市场调节,必然会出现低收入群体由于无力支付高额的医疗服务价格而不能获得足够数量和质量的医疗服务,进而引发低收入人群健康状况越来越差,整个社会健康状况也将呈现不稳定局面(如疾病的增加、传染病的扩散等)。如果这一现象出现在欠发达和低收入群体占主导的国家(或地区),由于长期不能获得基本医疗服务而导致健康状况持续恶化,必然将对国家经济社会的稳定发展造成严重的阻碍。因此,从这个角度来分析,医疗服务在一定程度上具备公共产品的属性,国家(政府)应该是医疗服务的主要供给者。

(二) 中国医疗资源公共属性的解释

2009 年 4 月,国家出台《中共中央 国务院关于深化医药卫生体制改革的意见》,明确提出:"坚持医药卫生事业为人民健康服务的宗旨,以保障人民健康为中心,以人人享有基本医疗服务为根本出发点和落脚点,从改革方案设计、卫生制度建立到服务体系建设都要遵循公益性的原则,把基本医疗制度作为公共产品向全民提供,着力解决群众反映强烈的突出问题,努力实现全体人民病有所医。"这一论述表明,国家正式将基本医疗服务作为公共产品向公众供给,国家(政府)是基本医疗服务产品的供给主体。

2016年11月,国家出台《国务院深化医药卫生体制改革领导小组关于进一步推广深化医药卫生体制改革经验的若干意见》,明确指出:"新一轮医改启动以来,特别是党的十八大以来,各地区各有关部门认真贯彻落实党中央、国务院决策部署,坚持把基本医疗卫生制度作为公共产品向全民提供的核心理念,坚持保基本、强基层、建机制的基本原则,坚持统筹安排、突出重点、循序推进的基本路径,攻坚克难,扎实推进改革各项工作,深化医改取得重大进展和明显成效。"由此说明,自2009年以来以"把基本医疗制度作为公共产品向全民提供"为主线的医疗卫生体制改革取得了阶段性的成效。

2016年12月,国家出台《"十三五"深化医药卫生体制改革规划》,继续提出:"将基本医疗卫生制度作为公共产品向全民提供,推动医疗卫生工作重心下移、医疗卫生资源下沉,提升基层医疗卫生的职业吸引力和服务能力,以问题为导向推动制度创新和攻坚突破。"由此可见,基本医疗制度作为公共产品向全民提供的改革发展思路在未来一段时期内将持续推行。

2022年5月,国务院办公厅发布《"十四五"国民健康规划》,提出"坚持基本医疗卫生事业公益性,破除重点领域关键环节体制机制障碍"。并围绕加快建设分级诊疗体系、推动公立医院高质量发展、深化相关领域联动改革、健全医疗卫生综合监管制度等方面作出战略部署。新发展阶段,国家进一步巩固基本医疗卫生事业的公益性,人民健康优先的制度体系不断完善。

2023年7月,国家卫生健康委、国家发展改革委、财政部、人力资源社会保障部、国家医保局、国家药监局联合印发《深化医药卫生体制改革2023年下半年重点工作任务》,从促进优质医疗资源扩容和区域均衡布局、深化以公益性为导向的公立医院改革、促进多层次医疗保障有序衔接、推进医药领域改革和创新发展、健全公共卫生体系、发展壮大医疗卫生队伍六个方面提出深化医疗卫生改革向纵深推进的思路。可以看出,新时代中国在迈向全面建成社会主义现代化强国、实现第二个百年奋斗目标新征程道路上的医疗卫生改革线路图已经绘就。

由此判定,现阶段中国的医疗卫生服务作为公共产品向全民提供。中国医疗制度主要由公共卫生和医疗服务体系、药品供应保障体系、医疗保障体系、医疗机构管理体制和运行机制构成,医疗制度的公益性十分明确,政府在医疗卫生事业发展中的主导作用也十分显著。

第三节 城镇化理论

一、城镇化的基本内涵

"城镇化"一词最早出现于马克思《政治经济学批判》理论著作中,马克思在谈及城市与乡村的分离发展时,提出"现代的[历史]是乡村城市化,而不像在古代那样,是城市乡村化"[①]。理论界对城镇化的研究,基本是基于马克思关于城镇化理论的论述而展开的。

时至今日,城镇化仍然没有统一的界定标准。整体来看,城镇化表现为农业人口向非农业人口转化并在城市集中的过程。然而,基于所属学科性质和研究领域的不同,不同学者对城镇化的理解也有所差异。从经济学理论维度来看,经济学家侧重于从经济增长与城市发展的内在逻辑出发,研究经济发展速度与城市扩张速度的逻辑关联;从地理学理论维度来看,地理学家通常从城市与乡村的区位出发,强调区位功能与城市首位度的变化引起的区域发展功能区划的变化;从社会学理论维度来看,社会学家通常从人的身份变化出发,强调农村居民与城镇居民身份的转换,重点关注这一转换过程中引发的社会

---

① 《马克思恩格斯选集》第2卷,人民出版社2012年版,第733页。

矛盾;从管理学理论维度来看,管理学家侧重于对城镇和农村在管理体制、管理机制、管理体系和管理归属的考察,提出优化管理流程、提高管理效率、实现管理效率最大化的方法与模式。

二、城镇化过程的一般认识

城镇化是一个复杂的动态过程,美国城市地理学家阿德纳·斐伦·韦伯(Adner Phelan Web)在《十九世纪城市的发展》中阐述:"城镇化是一个人口集聚的过程。其发生方式有两种:集聚点的不断增加和单个集聚点范围的不断扩大,……只要城市存在规模上的扩大或者数量上的扩张,城镇化的过程就在进行之中。城镇化是一个渐进的过程。它意味着,……从集聚性较弱的状态向集聚性较强的状态转移"[①]。城镇化内嵌于经济社会发展动态系统,需要从不同视角系统分析不同类型、不同阶段城镇化发展的动力和阻力,从而对城镇化发展的内在规律作出科学判断和客观评价。

中国经济已由高速增长阶段转向高质量发展阶段,城镇化发展对于中国经济高质量发展意义十分重大。在城镇化快速推进过程中,涉及的一系列重大问题(如土地问题、户籍问题、医疗卫生问题、社会保障问题等)的研究能够为中国城镇化健康推进提供基础性条件。

三、城镇化过程的一般规律

(一) 经典三阶段论

自工业革命到现在,城镇化发展已有 200 多年的历史。工业革命初期,世界平均城镇化率约为 5%;到 2020 年,世界平均城镇化率达到了 55.3%,发达国家的城镇化率均高于 70%。经济发展具有一定的周期性,城镇化发展也呈

---

① 章光日、顾朝林:《快速城市化进程中的被动城市化问题研究》,《城市规划》2006 年第 5 期。

现一定的规律性。城镇化发展经典三阶段论,主要由美国城市地理学家诺瑟姆(Ra y. M. Northam)提出。诺瑟姆通过研究城镇人口数量的相对值(即一个国家的城镇人口占该国家总人口数量的比重),对全球100多个国家城镇人口数量的相对值的数据研究发现,这一指标具有相似的阶段性规律:几乎所有国家的城镇化发展过程均呈现出被拉平的倒"S"形状态,这条倒"S"形趋势线可以划分为三个阶段。

1.城镇化初期阶段

城镇化初期阶段是与工业化初期相对应的阶段,以农村人口居多,城市人口增长相对缓慢。随着城市人口的增加,一旦城市人口占总人口的比重(城镇化率)超过10%,城镇化发展会逐渐加快,直到城镇化率增长到30%。

2.城镇化中期阶段

随着城市人口的继续增加,当城市人口占总人口的比重(城镇化率)超过30%的时候,城镇化率将会出现剧增的趋势,直到城镇化率超过70%。

3.城镇化后期阶段

当城镇化率超过70%的时候,城镇化进程会出现些许停滞或略有下降的趋势,这一阶段就是城镇化后期阶段。

诺瑟姆根据这一规律,将城镇化进程划分为城镇化初期、中期、后期三个阶段,世界大多数国家的城镇化进程基本都符合这三个阶段的特征,呈现出被拉平的倒"S"形状态(见图2-1)。

(二) 城镇化四阶段论

城镇化是经济快速发展和工业化快速推进的产物,经济增长、工业化推进是城镇化发展的两大助推器,经济的增速和工业化水平直接影响城镇化水平。因此,研究城镇化发展阶段应该以经济发展客观规律和工业化发展阶段为基础。

按照经济发展客观规律和工业化发展轨迹,可以将城镇化发展阶段与经

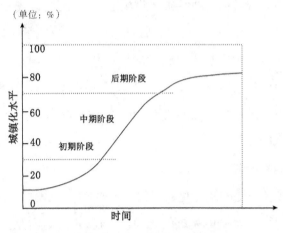

（单位：%）

图2-1　城镇化经典三段论

济发展、工业化推进的各个阶段相对应。经济发展的起步阶段、成长阶段、成熟阶段、顶峰阶段对应城镇化发展的初期阶段、中期阶段、后期阶段、终期阶段，工业化发展的工业化初期、工业化中期、工业化后期、后工业化时期对应城镇化发展的初期阶段、中期阶段、后期阶段、终期阶段。

1. 城镇化初期阶段

城镇化初期阶段对应经济增长的起步阶段和工业化发展的初期阶段，具体表现为城镇化水平相对较低，城镇化推进速度相对较慢，城镇化率在1%—30%，城镇化率的年均增长速度不超过1%。经济结构中，第一产业产值比重高于70%，工业化率低于30%，农业人口占主导地位，农业经济是支持国民经济发展的命脉。在此阶段，虽然推动城镇化发展的动力是工业，但整体效果不理想，城市数量不多，城市的规模也相对较小，城市空间结构呈零星的"点"状结构。

2. 城镇化中期阶段

城镇化中期阶段对应于经济增长的成长阶段和工业化发展的中期阶段，表现为城镇化的快速推进，城镇化率在30%—60%，城镇化率年均增长速度在2%左右。经济结构中，工业化率在30%—70%，城市人口占社会总人口的比重越来越大,工业经济在国民经济中的地位凸显,第三产业迅速崛起。在此阶段,工业发展是城镇化的核心推动力,工业化带动城镇化的整体效果非常明显,城市数量快速增加,城市规模结构呈现出梯度发展状态,开始出现部分大城市,城市空间结构呈连续的面状或带状结构。

3.城镇化后期阶段

城镇化后期阶段对应于经济增长的成熟阶段和工业化发展的后期阶段,表现为城镇化缓慢增长、增速下降的趋势,城镇化水平维持在较高水平,城镇化率在60%—80%,城镇化率年均增长速度在0.5%左右。经济结构中,第一产业产值比重持续降低至20%以下,工业化开始出现回调趋势,工业化率处于30%—40%,第三产业呈现出迅猛发展趋势,第三产业产值占国民经济的比重提高到30%—50%,城市人口成为全社会的主要组成部分,工业经济在国民经济中的地位相对稳定。在此阶段,第三产业发展逐步超过第二产业,工业发展对城镇化的推动作用逐渐减弱,第三产业开始成为城镇化发展的核心推动力,城市数量增加速度有所放缓,大城市的数量逐渐增多,出现部分特大型城市,城市规模结构呈现出特大型城市、大型城市、中型城市、小城镇的"金字塔"型格局,城市空间结构呈现出连续的网状结构。

4.城镇化终期阶段

城镇化终期阶段对应于经济增长的顶峰阶段和后工业化阶段,城镇化水平达到极限值,城镇化率为80%—100%,城市人口增长十分缓慢,城镇化率年均增速几乎为零,甚至出现长期停滞不前状态,城市与农村几乎没有差别。经济结构中,第一产业产值占国民经济的比重持续降低至10%以下,第二产业产值占国民经济的比重处于30%左右,第三产业产值占国民经济的比重上升到60%以上。在此阶段,第三产业发展是城镇化的核心推动力,城市规模结构呈现出特大型城市、大型城市、中型城市、小城镇均衡分布的格局,城市空间结构呈现出均衡网络结构(见图2-2)。

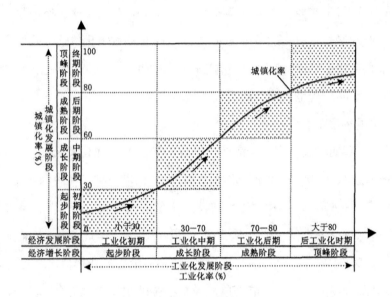

图 2-2　城镇化历程四段论

(三) 城市文明普及论

城镇化发展,其本质是推动农村居民转变为城镇居民的一个动态过程。在这一动态过程中,全社会的生活方式、生产模式、价值观念均发生重大变化,并逐渐演变为社会发展的主流模式,成为促进乡土文明向城市文明转变的桥梁,正如美国哈佛大学教授约翰·罗尔斯(John Bordley Rawls)所说"文明的另一种解释是城镇化"①。

按照城市文明普及论的观念,城镇化发展进程也是城市文明的演进过程,城镇化率与城市文明普及率的发展趋势和轨迹高度一致。具体来看,按照城镇化率的发展趋势,城市文明辐射能力可以划分为四个阶段:(1)当城镇化率低于10%时,城市文明辐射能力相对较弱,城市文明普及率在15%左右。(2)随着城镇化率的提升,当城镇化率达到20%—30%时,城市文明辐射能力逐

---

① 约翰·罗尔斯:《正义论》,何怀宏等译,中国社会科学出版社1998年版,第156页。

渐增强,城市文明的普及范围也得到了扩张,城市文明普及率在 25%—35%。
这个阶段,随着城镇化水平的快速推进,城市文明程度在整个社会的普及速度
也迅速提升,享受到城市文明的人数要大于城市实际人口,城市文明覆盖的区
域要大于城市总区域。(3)随着城镇化水平进一步加速,当城镇化率达到
30%—50%时,城市文明辐射能力显著增强,城市文明普及得到持续性扩张,
城市文明普及率增速明显加快,达到 40%—70%。这个阶段,城市辐射力达
到最强,也是城市文明普及最快的阶段,城市文明程度也达到较高水平。(4)
城镇化发展继续保持上升趋势,但城镇化率的增长速度却呈现出显著下降趋
势,城镇化发展呈现出区域稳定的态势。这一阶段,一旦城镇化率超过 70%,
城市文明普及率将会提高到 90% 以上,城镇和乡村基本没有明显的区别,人
口、经济不再大规模地向城市流动,城市的吸引力也大大减弱,甚至为零或趋
于负向吸引。诸如,1931 年英国的城镇化率为 78%,到 1959 年英国的城镇化
率为 78.5%,28 年的时间英国城镇化率只提高了 0.5 个百分点,这就是城镇
化趋于稳定态势的体现。

(四) 城镇化集聚扩散论

相对于乡村而言,城市被赋予的比较优势促使优质资源、生产活动不断向
其集中,这种生产生活的集聚产生规模效应,使城市逐渐变为经济增长的核心
区。城市规模的扩张主要来自两大效应,即扩散效应和极化效应,这两大效应
共同作用于城市扩张的规模和速度。扩散效应和极化效应的合力越大,城市
扩张的速度就越快,城市规模也就越大;扩散效应和极化效应的合力越小,城
市扩张的速度就越慢(甚至出现收缩的情况),城市规模也就越小(甚至出现
低于原来城市规模的现象)。城镇化的集聚过程,不仅仅是工业和服务业在
区域内的集聚,还包含人口数量的增加、地域面积的扩张、居民整体素质的提
升、区域辐射能力的增强、配套服务的完善、公共服务的健全等多方面的内容。

按照城市经济学的相关理论,城市经济具有经济学中的"规模经济递增"

的特征。具体表现为:当城市人口数量达到一定规模,城市经济就会高度集中,由此产生较高的劳动生产率,增加了城市辐射扩散的外部效应;当城市规模越来越大之后,一系列阻碍城市规模继续扩张的"城市病"将会出现,这些"城市病"形成反向的负聚集效应,阻碍城市的继续扩张;当反向效应超过正向效应时,城市扩张边界就会出现,城市的发展规模也就基本确定。可以看出,城镇化集聚扩散论认为,城市规模不可能无限度扩张,当城市扩张到一定规模之后就不会再继续扩张。

从国际先行城镇化地区(美国、英国、日本等)发展来看,城镇化推进的主导是规模经济效益显著的大城市。通过研究这些先行城镇化地区数据,发现大型城市①的扩散效应和极化效应最明显,大型城市的扩散效应和极化效应的合力也最强,大型城市的城镇化增速也最快。

在城镇化发展的不同时期,扩散效应和极化效应也呈现出不同的特征。城镇化初期阶段,由于区域经济发展水平相对较低,城镇化速度相对较慢,城市的扩散效应和极化效应并未得到充分发挥;城镇化加速阶段,区域经济发展速度加快,工业化水平显著提升,城市超前增长的趋势尤为明显,城市的扩散效应和极化效应在此时得到充分发挥;城镇化后期阶段,经济发展进入相对稳定的状态,城市的扩散效应和极化效应在此时体现得不太明显。

从公共服务的供给视角来看,城市的扩散效应和极化效应也十分明显。尤其是在城镇化的加速阶段,扩散效应和极化效应得到充分发挥,对公共服务产生较大需求,此时需要充分考虑公共服务资源配置的合理性与均衡性。

第四节 福利经济学理论

福利经济学是经济学理论的一个分支体系,主要研究社会福利制度,其本

---

① 大型城市,主要是指城市人口数量在 50 万人以上的城市。

质属于规范经济学的范畴。1920 年,英国经济学家阿瑟·塞西尔·庇古(Arthur Cecil Pigou)开创了福利经济学这门学科,其著作《福利经济学》为福利经济学发展奠定了理论基础。特别是帕累托最优状态和马歇尔"消费者剩余"的提出,推动福利经济学成为主流经济学。

一、庇古的福利经济学理论

福利经济学理论主要研究不同经济状态下社会福利的变动情况,通过社会福利的变化来判断现实经济制度(或经济政策)是否达到预期效果。庇古在《福利经济学》中将"福利"定义为个体通过对资源的占有、消费所获得的效用(或满足),个体全部福利是这些效用(或满足)的总和。在全部福利中,将能够用货币测量的福利定义为经济福利,主要从个体的收入、消费、财富、资源等要素来综合量化。庇古基于福利总量和福利分配两个切入点来研究经济福利最大化,创造性地提出了经济福利最大化的必要条件:假定货币收入满足边际效用递减规律,在收入再分配过程中,贫困人群的效用增加量要大于富裕人群的效用损失量,国民收入的总量越大,社会福利也就越大;国民收入分配越是趋于均等化,社会经济福利也就越大。

基数效用论是庇古研究福利经济学的基本工具。庇古认为最优的经济制度(经济政策)必须围绕社会总效用最大化这个目标来设计。20 世纪 30 年代到 50 年代,基数效用论备受质疑,序数效用论开始盛行,经济学家在批判使用基数效用论研究福利经济学的基础上,提出了以序数效用论为基础的新福利经济学。

新福利经济学采用补偿原则替代了传统福利经济学社会总效用最大化原则。新福利经济学理论认为,判断一项干预政策只需要判断这项政策实施在受益者补偿了受损者之后是否还有剩余。如果还有剩余,则这项政策增加了社会福利;如果剩余为负值,则这项政策降低了社会福利。

二、福利经济学的修正与发展

自 20 世纪 30 年代开始,以尼古拉斯·卡尔多(Nicholas Kaldor)、阿贝·勒纳(A.Lerner)、约翰·希克斯(Hicks,John Richard)、伯格森(Bergson)、保罗·萨缪尔森(Paul A.Samuelson)等为代表的经济学家,开始尝试构建社会福利函数(Social Welfare Function,SWF)。经过多年探索,伯格森和萨缪尔森在 1938 年提出了"伯格森—萨缪尔森社会福利函数",于 1947 年进一步加以说明并进行修正。伯格森—萨缪尔森社会福利函数将社会福利表示成依赖于自变量的福利函数,社会福利函数的具体形式为:

$$W = W[\,u_1(x_1)\,,\cdots,u_n(x_n)\,]\tag{2-3}$$

伯格森—萨缪尔森社会福利函数展示了在公平与效率的权衡下社会福利总水平的分布情况。基于分配维度,伯格森—萨缪尔森社会福利函数认为社会福利由全社会所有个体福利共同组成,个人福利又取决于个体间收入分配的差异,收入分配的差异导致个体所消费的商品束不同,从而社会资源的配置也就不同。因此,伯格森—萨缪尔森社会福利函数认为,福利最大化探讨的是如何让经济社会的资源在各部门之间达到最优化的配置、产品在各个消费者之间达到最适度的分配。伯格森—萨缪尔森社会福利函数中均衡配置的前提是所有人都能够明确地指出自己对公共产品的消费偏好,并且政府拥有消费者的全部信息,了解每个人的效用函数。

修正后的福利经济学认为,最优化的配置(即帕累托最优状态)就是"在现有的配置状态下,进行任何的重新配置,都会在不增加其他人福利的情况下至少使一个人的福利减少"①。因此,帕累托改进其实就是改变了资源配置方式后,在不使任何人境况变坏的情况下,至少可以使其中一个人的境况变得更好。

---

① 厉以宁、吴易风、李懿:《西方福利经济学述评》,商务印书馆 2020 年版,第 157 页。

还有许多经济学家将经济效率与分配正义进行分离,用经济学来解决效率问题,通过政治程序解决分配正义问题。采用更加宽泛的潜在帕累托改进标准来替代经典的帕累托改进标准,从而在经济分析中将分配抽象出来。根据这一理论可以得出,只要所获得的价值高于为获取这部分价值所损失的价值(即资源经过重新配置后,可以使境况变好的那部分人所获得的价值高于境况变差的那部分人损失的价值),从而使整个社会福利增加,这也是一种优化改进。

伯格森—萨缪尔森社会福利函数显示,当社会福利函数达到峰值(最大值)时,整个社会才可能实现福利最大化。然而,社会总福利是个人福利的递增函数,随着个人福利的变化,社会总福利呈现相同的变化趋势,只有当个人实现了福利最大化之后,社会福利最大化才可能实现。伯格森和萨缪尔森提出,政府应该给予个体消费充分自由选择的可能性,不应该对个体消费进行限制,一旦限制了个体消费选择的自由,必然会造成个人福利的损失,进而社会福利总量也会损失。

三、医疗卫生领域中的福利经济学分析

从经济学理论视角来看,医疗服务非纯公共物品市场。医疗服务的受益主体具有高度私人化的特征,这一特征导致医疗服务大部分采用私人付费方式进行消费。即使国家(政府)给予医疗服务配置更多的财政预算资金,也并不一定会获得更高的产出价值。所以,福利分配才是医疗服务领域研究的重点。

1989 年,安东尼·库叶(Anthony Culyer)率先将福利经济学的分配理论引入卫生经济学领域。由于医疗服务具有公共物品的属性、外部不经济的特征,医疗市场的资源配置很难达到帕累托最优状态,在保证社会福利总量不变的前提下,分配必然会导致某类群体的个人福利得到改善,另一类群体的个人福利遭受损失,福利遭受损失的群体是以福利得到改善的群体为前提,于是整

个社会就形成了福利受益群体、福利受损群体、福利不变群体。基于这一理论,库叶对医疗服务资源福利分配的理论研究框架进行了规范:(1)定义相关人群的特征集。(2)测度不同人群之间这些相关特征被剥夺的程度。(3)估算用以消除被剥夺水平的物品(或资源)数量。(4)对比可以消除被剥夺水平的不同资源配置方案。按照以上四个基本步骤,构建出医疗服务资源福利分配研究的基本逻辑,为后期的医疗服务资源福利分配函数奠定了基础。

1998 年,瑞典经济学家博塞·林霍尔姆(Bosse Ringholm)在库叶的医疗服务资源福利分配基础上加入了健康的分配效应,提出了"平等质量调整寿命年"(EQALYs)的概念。随后,亚当·瓦格斯塔夫(Adam Wagstaff)结合"平等质量调整寿命年"和伯格森—萨缪尔森社会福利函数,开创性提出了与健康相关的社会福利函数(Health Related Social Welfare Function, HR-SWF)。之后,卫生经济学家保罗·多兰(Paul Dolan)和土屋雅纪(Aki Tsuchiya)在与健康相关的社会福利函数的基础上以"生命质量调整年"(QALY)作为健康福利的代理变量提出了线性非单调的与健康相关的社会福利函数模型:

$$W^{AT} = (H_i + H_j)^\alpha - c \times |H_i - H_j|^\beta, H_i, H_j > 0 \; ; \; \alpha > 0 \; ; \; \alpha/\beta \geq 1 \; ; \; c \geq 0$$

$$(2-4)$$

式中,$H_i + H_j$ 表示健康总量,$H_i - H_j$ 表示健康差距,c、α、β 表示不平等厌恶系数。

从与健康相关的社会福利函数模型可以看出,社会福利(W)是健康总量($H_i + H_j$)的增函数和健康差距($H_i - H_j$)的减函数,与健康相关的社会福利函数既能体现健康社会福利的公平性,也能体现健康社会福利的效率。不平等厌恶系数 c、α、β 的取值不同,表现出社会政策对公平和效率关注程度的不同,不平等厌恶系数越大则说明社会政策更加关注平等,不平等厌恶系数越小则说明社会政策更加注重效率。根据边际产量递减规律,对健康水平较差的人群、经济收入较低的人群进行健康投资所收获的产出要远远大于等量健康投资在经济富裕人群和健康状况达标人群上所获得的收益。所以说,一项对低收入人群的健康保障政策不仅能够促进社会公平,还对有限资源条件下健康投资收益的效率有着正向的作用。

基于福利经济学的分配理论,医疗保障制度主要通过两个方面实现医疗资源配置的公平与效率:(1)在医疗卫生的筹资上,通过征收累进所得税,将高收入群体的货币收入以社会福利津贴的方式转移给低收入群体,从而实现全社会收入向均等化方向发展。(2)在社会福利的享用上,通过专项补贴的方式,向低收入群体和丧失劳动能力者进行社会救济,促进货币使用效率实现最大化,社会整体福利水平得到提高。在这里,需要特别强调的是,在有限资源条件下,医疗资源的分配无法满足所有个体对医疗服务的需求,也就很难实现绝对的平等,只能最大限度地实现医疗资源配置的相对均衡。

第五节 制度经济学理论

一、制度经济学的内涵

制度经济学(Institutional Economics)是将制度作为研究对象的一门经济学分支。关于"制度"这一概念的经济学含义,不同的经济学派给出的定义也不尽相同。美国经济学家、制度学派的重要代表人物约翰·罗杰斯·康芒斯(John Rogers Commons)认为制度是集体行动控制个人行动的一系列行为准则或者规则。美国著名经济学家西奥多·舒尔茨(Theodore W. Schultz)将制度定义为一种涉及社会、政治及经济行为的行为规则。美国经济学家道格拉斯·诺斯(Douglass C.North)认为,制度是为社会制定出来的行为规则,旨在约束个体的规范准则。中国经济学者柯武刚和史漫飞也对"制度"作出了解释,认为"制度是广为人知的、由人创立的规则,它们的用途是抑制人的机会主义行为,它们总是带有某些针对违规行为的惩罚措施"①。

制度本质上是一种约束机制,用以约束和规范个体的行为。制度是由人(主体)制定的,约束和规范的对象(客体)可以是人,也可以是物、现象等。因此,在制度演进过程中,制度的主体(人)具有主观能动性,不仅能够改变旧制度,还可以制定新制度。纵观中国经济社会发展的历史轨迹,每一次变革起始均是对旧制度的改革和创新。

二、制度经济学的分析工具

从方法论的角度来看,制度经济学是德国历史学派在美国的变种。制度经济学的研究方法与主流经济学(古典经济学、新古典经济学、凯恩斯经济学等)的研究方法有很大的差异,制度经济学研究的工具主要包括制度安排、制度设计、制度结构、制度功能、制度效率、制度变迁、制度配置、制度耦合、制度冲突和制度真空,这对研究制度的演进、评价制度绩效、化解制度障碍具有重要作用。

制度经济学的制度安排、制度设计、制度结构、制度功能、制度效率、制度变迁、制度配置、制度耦合、制度冲突和制度真空十类研究方法在制度经济学研究中都发挥着特定的作用。(1)制度安排,主要功能是管束特定行动和关系的行为规则。(2)制度设计,其功能是在某种程度上克服制度自发演进的路径依赖。(3)制度结构,是某一特定对象中正式的和非正式的制度安排的总和。(4)制度功能,是为了抑制人的机会主义行为,为交易双方提供有效信息,最大程度地减少经济活动中的不确定因素,从而降低交易成本,将经济活动的外部性内部化。(5)制度效率,表现为制度成本与制度收益的比较关系,制度成本由制度变革过程中产生的成本和确保制度顺利运行所产生的成本构成,制度收益是通过降低交易成本、减少外部性和不确定性等给制度主体带来

① 柯武刚、史漫飞:《制度经济学》,商务印书馆 2000 年版,第 116 页。

外部收益。(6)制度变迁,表现为制度的替代、转换和交易过程,效率更高的制度替代效率相对低下的制度。制度变迁主要有三种类型,即提高生产效率的制度变迁、重新分配收入的制度变迁、重新分配经济优势的制度变迁,医疗保障制度应属于重新分配收入的制度变迁。(7)制度配置,其功能是为了使整个制度系统能够发挥最大的功效,系统内各项制度安排之间形成协调格局和匹配模式。具体而言,制度配置重点研究整个制度系统内各个制度的层次结构、层级关系、相互影响、相互协调等问题,促使制度在最佳结构状态下运行。(8)制度耦合,表现为制度结构内的各项制度安排为了实现某一主要功能而有机地结合在一起,从不同角度来激励与约束人的行为。(9)制度冲突,表现为制度结构内部不同制度安排之间由于作用方向的不一致导致行为规范上的矛盾和抵触,使制度总体功能得不到完全发挥。(10)制度真空,由于缺乏制度安排使某些行为得不到有效约束,对他人或社会造成利益损害。

三、制度经济学研究的内容

(一) 制度变迁

制度变迁表现为制度的替代、转换和交易过程,效率较高的新制度替代效率较低的旧制度。从经济学视角来看,制度变迁的主体是个别企业家,制度变迁始于相对价格和偏好的变迁。研究中长期制度变迁,分析的关键是路径依赖。正如美国经济学家道格拉斯·诺斯所言,人们过去作出的选择决定了他们现在可能作出的选择。路径依赖形成的深层次原因是利益,沿着原有制度变迁的路径和既定方向前进总比开创新的制度要方便许多,只要有利益的驱使,初始的制度选择就会被打破。

现代制度经济学将制度变迁细化为诱致性制度变迁和强制性制度变迁两类。诱致性制度变迁表现为单个人(或单个群体)为争取获利机会,通过创造新的制度安排对现行制度安排进行变更;强制性变迁指的是由政府行政手段引起的变迁。强制性制度变迁是运用行政权力、立法制度、执法程序等外在强制力推进制度创新、制度变革、制度更替。

戴维·菲尼(David Feeny)认为,对制度变化的需求产生影响的外生变量有相对产品和要素价格、宪法秩序、技术壁垒、市场规模等;对制度变化的供给产生影响的外生变量有宪法秩序、现存制度安排、制度设计成本、现有知识积累、实施新安排的预期成本、规范性行为准则、公众态度、上层决策者的预期净利益等。

(二) 制度与经济发展

有效率的制度可以促进经济增长,无效率的制度阻碍经济发展。新制度经济学在分析过程中将制度作为一个内生变量来处理,科学先进的制度设计会促进经济增长,陈旧落后的制度会加速经济衰退。具体来看,制度对经济发展的作用可以从宏观与微观两个维度来理解:(1)从宏观维度来看,切实有效的制度环境、制度设计、制度安排能够大大降低交易中的不确定性,进一步降低社会经济活动的交易成本,对经济发展具有正向推动作用。(2)从微观维度来看,适合国情的制度安排能够很好地解决激励和约束两大市场经济中的矛盾问题。

四、医疗资源配置的制度经济学研究

随着制度经济学的快速发展,制度经济学在经济决策中的作用也越来越大,制度经济学基本原理和分析方法在社会公共物品的配置中发挥着重要作用。在医疗资源配置问题上,制度经济学相关理论为构建公平、高效、合理的医疗资源分配制度提供了理论基础。

医疗制度与产权制度、经济体制之间具有显著相关性。这种相关性可以理解为产权制度的安排与变迁决定着经济体制的选择与变迁,进而共同决定了医疗制度和医疗资源配置的选择与变迁。也就是说,医疗制度受制于产权

制度和经济体制的安排与变迁,而且医疗制度必须服从于既定的产权制度和经济制度,并随产权制度和经济制度的变迁而变迁。

有效的医疗制度安排,不仅能够最大限度地化解疾病风险,也有利于推动产权制度和经济体制的改革创新。制定科学合理的医疗制度,需要在对制度变迁过程中制度效率客观评价的基础上,通过系统研究医疗制度变迁的路径依赖,探索有效的医疗制度结构,进一步对医疗制度进行改革创新。

第三章 历史沿革

第一节 中国城镇化发展的历史进程

城镇是伴随人类文明进入高级阶段而发展起来的产物。任何国家的城镇化历程,都是一个相对漫长的历史过程。中国城镇化也不例外,随着历史的更替与变迁,人口不断向中心区域集聚,逐渐演化为城镇、大城市、卫星城市、城市群,由此形成城镇化发展的动态轨迹。

一、1949—1977 年中国城镇化发展

新中国成立初期,生产力低下、经济发展缓慢、工业化尚未起步,城镇化水平远远落后于世界其他国家,城镇化发展淹没在经济发展的大浪潮之下。这一时期,中国城镇化经历了项目带动城镇发展、"大跃进"时期城镇快速发展、城镇逆向发展、"文化大革命"致使城镇停滞发展四个阶段(见表 3-1)。

表 3-1 1949—1977 年中国城镇化率变化情况　　　　　(单位:%)

年份	城镇化率	年份	城镇化率
1949	10.64	1951	11.78
1950	11.18	1952	12.46

年份	城镇化率	年份	城镇化率
1953	13.31	1966	17.86
1954	13.69	1967	17.74
1955	13.48	1968	17.62
1956	14.62	1969	17.50
1957	15.39	1970	17.38
1958	16.25	1971	17.26
1959	18.41	1972	17.13
1960	19.75	1973	17.20
1961	19.29	1974	17.16
1962	17.32	1975	17.34
1963	16.84	1976	17.44
1964	18.37	1977	17.55
1965	17.98	—	—

（一）项目带动城镇发展

新中国成立初期,中国经济基本上是处于"一穷二白"的起步阶段,工业发展也是"零基础"状态。经过三年时间(1949—1952年)的经济恢复,初步具备经济发展的基础。1953年,国家制定并实施《中华人民共和国发展国民经济的第一个五年计划》(以下简称"一五计划"),借鉴苏联"优先发展重工业"的战略,启动了以"156"重点项目为核心的工业化大发展战略。由于各种复杂原因的掣肘,最后实际开展的项目只有150个。

通过历史统计资料研究,国家审批的第一批150个重点项目最后实际完成投资196亿元。具体情况如表3-2所示。

表 3-2 "一五"时期 150 项重点工程分布

分布区域	项目数		实际完成投资	
	数量(个)	比重(%)	投资金额(万元)	比重(%)
辽宁省	24	16.00	508521	25.90
陕西省	24	16.00	171403	8.70
黑龙江省	22	14.67	216483	11.00
山西省	15	10.00	131880	6.70
河南省	10	6.67	159704	8.10
吉林省	10	6.67	145510	7.40
甘肃省	8	5.33	139736	7.10
四川省	6	4.00	22082	1.10
河北省	5	3.33	28264	1.40
内蒙古自治区	5	3.33	159003	8.10
北京市	4	2.67	25194	1.30
江西省	4	2.67	25132	1.30
湖南省	4	2.67	14255	0.70
云南省	4	2.67	55602	2.80
湖北省	3	2.00	154805	7.90
新疆维吾尔自治区	1	0.67	3275	0.20
安徽省	1	0.67	1486	0.10

"一五"计划实施期间,在苏联的技术、资金、项目援助支持下,中国工业技术水平快速发展,初步构建了独立自主的工业体系,以辽宁、陕西、黑龙江等为核心的第一批工业型城市诞生。这一时期,中国的城市数量由 1949 年的132 座上升到 1957 年的 176 座,城市人口占总人口的比重由 1949 年的 10.6%上升到 1957 年的 15.4%。

(二)"大跃进"时期城镇快速发展

1958 年 5 月,中国共产党第八次全国代表大会第二次会议召开,确定"鼓足干劲、力争上游、多快好省地建设社会主义"的总路线,"大跃进"运动开始,发展追求高速度、产值追求高指标,提出"工业化超前发展、农产品产量高倍增长"的目标。"大跃进"三年时间里,中国城市数量增加了32座,城镇人口增加了3055万人,城镇化率由1958年的15.4%提升到1961年的19.75%。

(三) 城镇逆向发展

"城镇逆向发展"指的是人口由城镇向农村流动导致城镇人口减少、农村人口增加的现象,城市规模呈缩小态势。"大跃进"导致国民经济出现长达三年的严重困难局面,全国性粮食和副食品短缺危机,对城镇化发展带严重影响。

1960年,面对国民经济结构严重失调、基础设施建设规模严重超负荷、粮食严重缺乏、通货膨胀难以控制等一系列问题,中共中央在经过充分调研和科学论证之后,提出国民经济发展的"调整、巩固、充实、提高"八字方针。大规模缩减基础设施建设工程,集中力量建设迫切需要的基础设施。经过两年努力,全国基础设施建设工程和工业企业大幅度减少,基础设施项目由1960年的8.2万个下降到1962年的2.5万个,工业企业也从1960年的31.8万个减少到1962年的19.7万个。到1962年年底,中国基本解决了"大跃进"时期遗留下的工业生产战线过长的问题。

1961年6月,中央出台《关于精减职工工作中若干问题的通知》,鼓励动员1958年以来参加工作的工人(主要是来自农村的工人)回到家乡参加农业生产活动。这项政策在全国上下同步实施,一年时间动员了2660万工人回到农村生产生活。与此同时,中央还将部分地级市降为县级市。①

到1965年,全国城市数量只有171座,比1961年减少了36座,减少的比

---

① 这一时期,地级市降为县级市的地区有:河北省的保定市、石家庄市、唐山市、张家口市、承德市,河南省的焦作市、邯郸市、安阳市、鹤壁市,陕西省的咸阳市、宝鸡市,甘肃省的玉门市。

例高达 17.39%。城镇化率由 1960 年的 19.75% 下降到 1964 年的 18.37%,年均下降 0.3 个百分点。这一时期,中国城镇化水平大幅度回落。

(四)"文化大革命"致使城镇停滞发展

"文化大革命"期间,中国城镇化主要是围绕"三线"建设来发展。所谓"三线"建设,指按照当时经济发展状况和国防需求,把位于沿海沿边地区的国防前线向内陆收缩,划分为三道线。一线地区指位于中国沿海、沿边地区的城市,包含北京市、上海市、天津市、辽宁省、黑龙江省、吉林省、广东省、福建省、江苏省、浙江省、山东省、新疆维吾尔自治区、西藏自治区、内蒙古自治区;二线地区指一线地区与京广铁路之间的地区,包含安徽省、江西省两省全部区域及河南省、河北省、湖南省、湖北省四省的部分区域;三线地区指甘肃省乌鞘岭以东、京广铁路以西、长城以南、广东省韶关以北的广大地区,主要包括青海省、陕西省、甘肃省、宁夏回族自治区、四川省(包含今天的重庆市)、云南省、贵州省以及山西省、河北省、河南省、湖南省、湖北省、广西壮族自治区、广东省的部分地区。西南地区的四川省、贵州省、云南省和西北地区的陕西省、甘肃省、青海省、宁夏回族自治区又被称为"大三线",一、二线地区的腹地又被称为"小三线"(见表3-3)。

表 3-3 "三线"建设城市的具体分布

地区	区域板块	城市
一线地区	沿海、沿边地区	北京市、上海市、天津市、辽宁省、黑龙江省、吉林省、广东省、福建省、江苏省、浙江省、山东省、新疆维吾尔自治区、西藏自治区、内蒙古自治区
二线地区	一线地区与京广铁路之间	安徽省、江西省两省全部区域及河南省、河北省、湖南省、湖北省四省的部分地区
三线地区	甘肃省乌鞘岭以东、京广铁路以西、长城以南、广东省韶关以北	青海省、陕西省、甘肃省、宁夏回族自治区、四川省(包含今天的重庆市)、云南省、贵州省以及山西省、河北省、河南省、湖南省、湖北省、广西壮族自治区、广东省的部分地区

　　"三线"建设战略贯穿于中国"二五"、"三五"和"四五"三个时期,基本扭转了工业生产布局过度集中于沿海地区的格局,在一定程度上促进了中西部地区工业城市的发展。但是,由于当时中国经济总体发展水平相对低下,政治上又呈现出极不稳定的局面,导致城镇化发展的步伐在这一时期基本上是处于停滞的状态。1977 年,"文化大革命"基本结束,中国城市总数为 193 座,虽然比 1965 年"文化大革命"开始时的 171 座增加了 22 座,建制镇却大幅度减少,城镇人口为 17245 万人,城镇化率为 17.9%。

二、1978 年至今中国城镇化发展

　　改革开放四十多年来,中国的政治建设、经济格局、城市格局发生了重大变化。知识青年返乡、撤社建镇、取消粮票、小城镇户籍制度改革、以人为本的新型城镇化等重大战略对各个阶段的城镇化发展产生着深远的影响。

　　2021 年,中国 684 座城市中包括 4 个直辖市(北京、上海、天津、重庆)、293 个地级市(包括 10 个副省级市和 5 个计划单列市)、386 个县级市(见表3-4)。

表 3-4　1978—2021 年中国城镇化率变化情况

年份	人口数量（万人）			城镇化率（%）	年份	人口数量（万人）			城镇化率（%）
	总人口	城镇人口	农村人口			总人口	城镇人口	农村人口	
1978	96259	17245	79014	17.92	1987	109300	27674	81626	25.32
1979	97542	18495	79047	18.96	1988	111026	28661	82365	25.81
1980	98705	19140	79565	19.39	1989	112704	29540	83164	26.21
1981	100072	20171	79901	20.16	1990	114333	30195	84138	26.41
1982	101654	21480	80174	21.13	1991	115823	31203	84620	26.94
1983	103008	22274	80734	21.62	1992	117171	32175	84996	27.46
1984	104357	24017	80340	23.01	1993	118517	33173	85344	27.99
1985	105851	25094	80757	23.71	1994	119850	34169	85681	28.51
1986	107507	26366	81141	24.52	1995	121121	35174	85947	29.04

续表

年份	人口数量（万人）			城镇化率（%）	年份	人口数量（万人）			城镇化率（%）
	总人口	城镇人口	农村人口			总人口	城镇人口	农村人口	
1996	122389	35950	86439	29.37	2010	134091	66978	67113	49.95
1997	123626	36989	86637	29.92	2011	134735	69079	65656	51.27
1998	124810	37942	86868	30.40	2012	135404	71182	64222	52.57
1999	125909	38892	87017	30.89	2013	136072	73111	62961	53.73
2000	126743	45906	80837	36.22	2014	136782	74916	61866	54.77
2001	127627	48064	79563	37.66	2015	137462	77116	60346	56.10
2002	128453	50212	78241	39.09	2016	138271	79298	58973	57.35
2003	129227	52376	76851	40.53	2017	139008	81347	57663	58.52
2004	129988	54283	75705	41.76	2018	139538	83137	56401	59.58
2005	130756	56212	74544	42.99	2019	140005	84843	55162	60.60
2006	131448	57706	73742	43.90	2020	144349	90199	50978	63.89
2007	132129	59379	72750	44.94	2021	141260	91425	49835	64.72
2008	132802	60667	72135	45.68	2022	141175	92071	49104	65.22
2009	133474	62186	71288	46.59					

改革开放以来，中国城镇化发展的历程大致分为启蒙阶段、缓慢增长阶段、加速发展阶段、新型城镇化阶段四个阶段。

（一）启蒙阶段

中国的改革开放最先从农村开始，农村经济体制改革在很大程度上推动了城镇化的发展，于是就出现了"先进城后城建"的现象。这一现象具体表现在四个方面：（1）上山下乡的知识青年和干部返城人数高达2000万。（2）放开城乡集贸市场导致城镇出现大量暂住人口。（3）乡镇企业快速发展带动小城镇的发展。（4）城镇维护和建设费的征收推动城镇建设的大浪潮。

这一时期，中国的城镇化率由1978年的17.92%上升到1985年的23.71%，年均提高0.83个百分点。

（二）缓慢增长阶段

随着中国改革开放的逐步深入,工业化开始起步,工业化成为城镇化发展的主要推动力。在国内市场需求拉动与外向型经济发展的共同作用下,劳动密集型轻工业得到快速发展,城镇劳动力满足不了工业对劳动力的现实需求,一部分农村居民进入城镇工作,沿海地区的"轻工业小镇"正是在这个时代背景下形成的。这个时期,工业化处于发展的初级阶段,农村地区的工业发展绝大多数采取的是"离土不离乡"的发展模式,从而导致城镇化发展相对缓慢。

这一时期,中国的城镇化率由 1986 年的 24.52% 上升到 1995 年的 29.04%,年均仅提高 0.5 个百分点,这一时期是改革开放以来城镇化速度最慢的阶段。

（三）加速发展阶段

随着中国工业化进程的加快,工业化带动城镇化效应更加明显。表现为农村人口大量涌向城镇,城镇和乡村间的流动人口大幅增加,国家对农村外出务工人员的保障性政策不断完善,大部分城镇的规模在这一时期得到扩张,基础设施也有所完善,城市服务功能得到大幅提升。

这一时期,中国的城镇化率由 1996 年的 29.37% 上升到 2010 年的 49.95%,年均提高 1.4 个百分点。

（四）新型城镇化阶段

智能化、信息化、网络化的诞生促使中国工业化进入中后期阶段,城镇化也进入了一个全新的时期。2014 年 3 月,《国家新型城镇化规划(2014—2020年)》的颁布实施,标志着中国城镇化发展正式由传统的城镇化进入以人为本的新型城镇化。新型城镇化更加强调"人"的城镇化,将"全面协调可持续"的理念贯穿于城镇化发展的全过程,提出城镇化发展必须以市场机制为主导、以发展集约型经济为目标,形成与新型工业化、信息化和农业现代化相互促进的发展格局。2022 年,《国家新型城镇化规划(2021—2035 年)》和《"十四五"新型城镇化实施方案》先后出台,标志着中国面向 2035 年新一轮新型城镇化发展进入新阶段,创新成为城市发展的主动力,城市群成为新型城镇化的主体形态,大中小城市和小城镇协调发展,共同推动城镇化向集约紧凑发展和绿色低碳转型。

这一时期,中国的城镇化率由 2011 年的 51.27% 上升到 2022 年的 65.22%,年均提高 1.3 个百分点。

第二节 中国医疗资源配置的历史演进

列宁曾说:"最可靠、最必需、最重要的就是不要忘记基本的历史联系,考察每个问题都要看某种现象在历史上怎样产生,在发展中经历了哪些主要阶段,并根据它的这种发展去考察这一事物现在是怎样的。"①论从史出,从历史回顾出发对中国医疗资源配置展开研究,不仅可以系统总结以往中国医疗资源配置的得失,更有助于比较不同经济制度下医疗资源配置的异同性。

一、1949—1977 年中国医疗资源配置

中华人民共和国成立之初,基本处于"一穷二白"的状态,受苏联影响实行高度计划型经济体制。一切资源的配置都具有指令性、集中性、计划性特征,国家对生产生活资料实行统一调拨,国家对价格进行统一调配,国家财政在统收统支的管理体制下运行。

这一时期,医疗卫生部门内嵌于经济社会运行体系之中。绝大部分医疗机构都具有国有国营属性,由不同层级、不同部门的政府机构或国有组织管

---

① 《列宁选集》第四卷,人民出版社 1972 年版,第 43 页。

辖。整体而言,国家统一对医疗资源进行配置,医疗价格由国家统一规定,医疗保障也由国家统一供给。

(一) 医疗服务机构的运行机制

1. 1949—1957 年中国医疗服务供给制度

1949—1957 年,在"三大措施"①的推动下,国民经济开始恢复,为国家发展积累了一定的经济基础。1953 年 8 月,在完成土地改革的基础上,中央开始对农业、手工业和资本主义工商业进行社会主义改造。1956 年,生产资料的社会主义改造基本完成,国内的主要矛盾由"经济发展落后"转变为"先进的社会主义制度同落后的社会生产力之间的矛盾"。

在这样的背景下,中央政府对医疗卫生工作提出"面向工农兵、预防为主、团结中西医、与群众运动相结合"(又称"四大方针")发展思路,为中华人民共和国成立后医疗卫生事业发展提供基本遵循。基于"四大方针"发展思路,中国开始构建以公立医疗机构为主、联合诊所为辅的医疗卫生供给体制,形成了计划经济早期的医疗卫生供给体制。

具体来看,这一阶段中国医疗卫生事业发展主要是大力发展公立医疗机构、逐步放开私人开业行医、探索组织联合医院或联合诊所、医疗诊所免征工商业税四个方面。

(1)大力发展公立医疗机构

1950 年,第一次全国卫生工作会议通过了《关于健全和发展全国卫生基层组织的决定》。该决定要求"中央及各行政区卫生部门应有计划地健全和发展全国现有的卫生院所,使其适应当前的卫生工作方针和任务",并对财政

① 所谓的"三大措施"主要是:(1)没收官僚资本,并将革命根据地政府创办的公有经济直接转为社会主义经济,从而使社会主义国有经济在整个国民经济发展中起主导作用。(2)在全国范围内进行土地改革,变地主所有制为农民所有制。(3)统一全国的财政经济体制,稳定市场价格,改善财政经济状况。

经费给予特别支持,提出了"所需要之经费,应根据国家财政情况,由中央与地方政府逐步设法解决"的筹资方案①。

到 1957 年年底,全国已经建成公立医疗机构 2123 个、社区医疗机构 1.3 万个、乡镇医疗卫生院(或城乡联合诊所)5 万多所。另外,还有一部分基层医疗机构是由企业或社会组织筹建,其中由农业合作社开设的卫生保健站高达 1 万多所。

(2)逐步放开私人开业行医

《关于健全和发展全国卫生基层组织的决定》中指出:"目前,在中国公立医疗制度还不可能马上实行,私人的医疗业务在今天来说还是社会所需要的,要更好地把私人业务组织起来"。按照这一思路,1957 年卫生部出台《关于加强基层卫生组织领导的指示》,进一步明确"个体开业医生是独立的脑力劳动者,是中国社会主义建设中不可缺少的力量,个体开业行医的方式今后长时期内存在"。因此,在中华人民共和国成立初期公立医疗机构不能完全满足人民健康需求的情况下,进一步放开私人医疗机构,使私人医疗机构成为公立医疗机构的补充,对于中国医疗卫生事业的发展具有积极的推动作用。

到 1957 年年底,全国私人开业行医人员数量突破 20 万,行医人员的主力军包含了个体开业医生、药店坐堂医生和兼务农业医生三大类。

(3)探索组织联合医院或联合诊所

"联合医院或联合诊所"的概念,最初出现在 1951 年中共中央、国务院发布的《关于调整医药卫生事业中公私关系的决定》中。该决定提出:"各地卫生行政机关对私人联合经营的卫生机构应给予适当的鼓励、指导和扶助,并动

---

① 具体财政筹资方案包含了四个方面:(1)县卫生院与县卫生所人员已经列入国家行政人员编制者,其薪金由国家行政费中支付之。(2)县卫生院所与区卫生所之经常费(包括未列入国家行政人员编制内的员工薪金)、建设费、初级卫生人员训练费由地方附加粮中酌量解决之。(3)县卫生院所与区卫生所之防疫保健业务及免费医疗补助等费用,由省卫生事业费中补助之。(4)卫生院与卫生所暂时酌收较低之医药费及住院费,但确系贫困之病人仍应予免费医疗。

员个别开业的医务人员组织联合医院或联合诊所,使其成为公立医疗机构的助手,对合作性质的医疗机构应帮助其发展。"1955 年,中共中央在全国文教工作会议上对"联合医院或联合诊所"三年探索所取得的成效给予了充分肯定。1957 年,《关于加强基层卫生组织领导的指示》对"联合诊所"的属性给出了"联合诊所是中国城乡基层卫生组织中的一个重要组织形式,是社会主义性质的卫生福利机构,国家不应接办"的明确界定。

(4)医疗诊所免征工商业税

1950 年卫生部出台《关于医院诊所免征工商业税的规定》,开启了公立医疗机构免税时代。该规定提出,"对所有公立医院诊所免征工商业税,对私立医院和诊所在满足条件的情况下免征工商业税"[1]。

可以看出,1949—1957 年中国医疗资源配置具有三大特征:(1)在医疗卫生事业的属性上体现出"福利性"。诸如,对居民实行公费医疗保障政策,对医疗机构实行免征工商业税政策,对公立医疗机构的工作人员实行"四包干"政策[2],对经济困难的群众实行医药费减免政策。(2)在所有制结构上体现出公有制的主体性。中华人民共和国成立前十年,中国公有制医疗卫生体制从无到有,公立医疗机构从少到多,从事医疗卫生行业的工作人员数量逐年增长,基本形成了以公有制为主体的医疗卫生事业发展格局。从医疗机构的所有制结构上来看,县级及以上医疗机构由国家主办,区级医疗机构由集体主办,乡镇卫生所(联合诊所)由乡镇大队主办,保健站由合作社组织主办,私人诊所以自然人为法人来主办。(3)在卫生资源分布上突出公平性。计划经济时期,面对农村地区经济发展迟缓、医疗机构严重不足、基本药品相对缺乏的现实,中央把医疗卫生基础设施建设的重点放在农村地区,采用"保基本"的

---

① 所谓"满足条件"主要是三个条件:(1)接受一定之战勤、防疫、保健等任务及负担一部分免费病床、免费门诊者;(2)确实按卫生行政机关规定之标准收费者。(3)不对非就诊之病人售药者。

② "四包干"政策:国家财政包干基本工资、包干研究经费、包干教育经费、包干训练经费。

医疗资源配置方式,使全国医疗资源分布相对公平。1950年,第一次全国卫生工作会议提出建设"全国卫生基层组织",并制定"通过3—5年的时间,健全全国卫生基层组织"的短期目标。1952年年底,全国已建成投入使用的县级卫生院达2123所;1953年,中央开始在城市建立疾病防疫防控部门,在农村建设防疫站;1956年,国家放开了私人诊所开业行医的政策,全国医疗卫生基层组织达到5.1万所(1950年全国仅有803所,六年的时间增长了63.5倍);1957年,全国已建成投入使用的区(县)级卫生所有1.3万所,专业合作社主办的保健站有1万多个。

2.1958年以后医疗服务机构运行机制的波折与反复

1958年5月,党的八大二次会议正式通过了"鼓足干劲、力争上游、多快好省地建设社会主义"的总路线。会后,"大跃进"运动在全国范围内从各方面开展起来。与此同时农村掀起了人民公社化运动高潮。与之相对应,这一时期中国医疗卫生政策也发生了一系列变化。

(1)推行供给制和公有化

1960年2月,中共中央转发《关于人民公社卫生工作几个问题的意见》,该意见提出:"公社卫生院、卫生所是人民公社举办的集体卫生福利事业,不应该实行'自负盈亏''自给自足'。"这一政策在具体执行过程中,有一部分地区开始尝试"看病不要钱"。而现实问题是,"看病不要钱"的政策虽然对人民群众有利,但医疗机构运行所需经费从何而来? 针对这一棘手问题,国家医疗卫生主管部门提出由公社(生产大队)调拨一些公积金发展卫生事业(如基本建设、器械补助等),并从公积金中调拨一部分作为卫生院、卫生所的经常开支费用;原联合诊所的公共积累,应按新的体制转入公社,作为公社集体所有。于是,全国上下的医疗机构开始重新整合。

因而,此前发展起来的"独立经营、自负盈亏"的联合诊所和乡镇卫生所,逐渐成为人民公社的附属物,原来形成的"公有制为主体、多种经济成分相结合"的医疗卫生体制逐渐被单一公有制所取代。

（2）医疗卫生事业发展的思路与目标

《关于人民公社卫生工作几个问题的意见》中对建立三级公有制医疗机构提出了具体的思路，指出："一般采取公社设卫生院（医院），生产大队设卫生所（保健站），生产队设由不脱产卫生人员组成的卫生室（保健室）。"在"大跃进"的影响下，追求高指标、高速度的思想，不仅仅在经济工作上得以体现，在医疗卫生工作中也体现得淋漓尽致。如提出了"鼠疫在一年之内消灭，疟疾在三年之内全国基本消灭，黑热病在两年之内全国基本消灭，钩虫病三年之内全国基本消灭，血吸虫病五年之内基本消灭"等脱离实际的医疗卫生事业发展目标。

（3）医疗卫生事业发展思路的调整

1960 年，中央提出"调整、巩固、充实、提高"的八字方针，纠正"大跃进"时期的"左"倾错误，针对医疗卫生事业发展也制定出了一系列相应的调整政策，"大跃进"时期激进的医疗卫生事业发展政策得到有效遏制。这一时期，政策的侧重点是围绕医疗机构的所有制结构、供给体制、分配机制、人才机构进行改革，改革的具体内容主要涵盖四个方面：（1）所有制结构方面的调整，将一部分国家主办的区（县）级卫生所、公立医院和公社主办的卫生所改为医生集体办，划归为小型集体。（2）供给体制方面的调整，再次提出"看病收费，医疗机构独立核算，自负盈亏"的思路。（3）分配机制方面的调整，打破传统的固定工资分配机制，转变为民主评议的浮动工资。（4）人才机制方面的调整，精减行政人员、后勤人员、非技术人员三类工作人员，变行政安置为自愿组合。

1966 年，"文化大革命"爆发，由于对社会主义社会的建设发展规律认识不清楚，以及"左"的错误在理论和实践上的累积发展，1966—1976 年十年间医疗服务机构的运行，片面强调国家大包大揽，私人诊所几近绝迹。城市医疗服务遭受严重破坏，导致药品、医护人员等医疗资源严重短缺。

(二) 医疗保障制度的发展

中华人民共和国成立初期,城镇和农村的医疗保障制度相对独立。就城镇医疗保障而言,主要以城镇职工医疗保障为主,具体包括公费医疗制度和劳保医疗制度两部分,公费医疗制度是针对城镇公职人员建立的医疗保障制度,劳保医疗制度是针对企业职工的医疗保障制度;就农村医疗保障制度而言,主要是农村合作医疗制度,即由农村居民在自愿的基础上形成的互助互济型的医疗保障制度。因此,本书分别从城镇和农村两个角度对中国医疗保障制度进行考察和研究。

1.传统城镇医疗保障制度的建立与发展

公费医疗保障制度的形成,其目的是保障国家公职人员的医疗卫生需求。在制度规定范围内,医疗参保人员可享受到医疗卫生部门提供的免费医疗和预防服务。1952 年,中央人民政府政务院①颁布《关于全国各级人民政府、党派、团体及所属事业单位的国家工作人员实行公费医疗预防的指示》,这一政策正式确立了中国针对国家公职人员的公费医疗制度。

劳保医疗制度(又称企业医疗保险制度)的建立,其目的是保障企业职工医疗健康的需求。按照相关规定,因病或非因工伤残且参加医疗保障的企业职工可得到相应的医疗补助费用。1953 年 1 月,中央人民政府政务院修正了《中华人民共和国劳动保险条例》,中国现收现付性质的劳保医疗制度在不断探索实践中逐步完善。公费医疗和劳保医疗的异同,如表3-5 所示。

---

① 中央人民政府政务院是 1949 年 10 月 1 日中华人民共和国成立至 1954 年 9 月 15 日第一届全国人民代表大会召开前中国国家政务的最高执行机构。

表3-5 公费医疗和劳保医疗的对比

类别	资金来源	管理单位	实施范围	免费项目	交费项目
公费医疗	预算拨款	政府医疗卫生管理部门	五类:(1)国家和机关事业单位的工作者;(2)高校学生;(3)复员军人;(4)二等乙级以上革命伤残军人;(5)离休和退休人员	治疗、医疗、检查、住院、手术、接生、计划生育手术、因公负伤住院膳食费、外地就医路费、特殊贡献者住院膳食费、假肢费	挂号费及其他
劳保医疗	企业职工福利基金	企业行政	企业职工及其直属亲属;离退休人员	治疗、医疗、检查、住院、手术、接生、计划生育手术、因公负伤住院膳食费、外地就医路费、特殊贡献者住院膳食费、假肢费	挂号费;家属减免一半医疗费;家属住院费;外地就医路费

资料来源:陈凤志主编:《城镇职工医疗保险制度改革实用手册》,地震出版社1999年版,第153页。

随着国家财政经济状况的好转,城镇医疗保障制度逐步得到了巩固与发展,在医疗保障的覆盖范围,医疗费的提取比例、开支范围及开支渠道等方面都作了适宜的修改。诸如,公费医疗费用的核定标准,1961年以前国家规定工作人员每人每年18元,经过多次调整逐步提高为20元、22元、25元、30元。[1] 从医疗费提取比例来看,劳保医疗保障制度的筹资在1953年以前完全由企业负担,1953年之后按照"企业+个人"组合的形式进行筹资,个人承担部分按工资总额的5%—7%提取。

"文化大革命"爆发,医疗保障体系受到巨大冲击,传统城镇医疗保障制度开始实行实报实销,劳保医疗制度进一步微观化为企业保障制度。

"文化大革命"结束后,传统的医疗保障制度迅速恢复,到1978年,全国用于公费、劳保医疗开支的专项经费达到28.3亿元,占当时职工工资总额的6.4%。[2]

---

① 到1979年以后财政实行了包干制,具体标准由地方政府制定。
② 蔡仁华:《中国医疗保险制度改革大全》,中国人事出版社1996年版,第87页。

2.农村合作医疗制度的发展与繁荣

1949 年以后,中共中央在农村地区开始建立合作医疗保障制度。河北、河南、山西三省在全国率先成立农业生产合作社,各个农业生产合作社也分别成立保健站。1955 年 11 月,国家卫生部将山西省高平县(今高平市)米山乡的经验在全国部分地区进行推广,鼓励符合条件的地区建立"医疗保健站"。

1958 年,全国范围内兴起人民公社化运动,合作医疗也进入了快速推广时期。1959 年 11 月,全国农村卫生工作会议正式肯定了农村合作医疗制度,并推动农村合作医疗制度在全国范围内逐步扩大。随后几年,农村合作医疗制度在全国农村地区兴起,农村合作医疗制度由探索阶段走向成熟。1965 年 9 月,中央批转卫生部《关于把卫生工作重点放到农村的报告》,强调"要加强农村基层卫生保健工作,全面普及农村合作医疗保障事业",农村合作医疗制度正式成为国家的医疗保障制度。到 1976 年,全国有 90% 的农村居民参加了农村合作医疗保障制度,基本解决了中华人民共和国成立以来农村居民"看病难"的问题。1978 年 3 月,第五届全国人民代表大会第一次会议通过了经重新修改制定的《中华人民共和国宪法》,农村合作医疗保障制度被写入国家最高法律。

二、1978—1991 年的医疗资源配置

1978 年,党的十一届三中全会作出"把党的工作重心转移到经济建设上来"的重大决策。之后,中国经济发展进入快车道,经济快速发展推动居民收入水平不断提高,全社会对医疗卫生服务的需求也呈快速增长态势。面对医疗卫生服务需求快速增长与医疗服务供给的相对不足这一结构性矛盾,中央开始探索医疗卫生体制机制改革。1979 年 4 月,卫生部、财政部、国家劳动总局联合印发《关于加强医院经济管理试点工作的通知》,卫生部探索性提出"五定一奖"(定任务、定床位、定编制、定业务技术指标、定经济补助、完成任

务奖励)政策举措,并在黑龙江省、吉林省、山东省、河北省、浙江省展开试点。1985 年 4 月,国务院批转卫生部《关于卫生工作改革若干政策问题的报告》,标志着中国医疗卫生事业体制机制改革进入深水区。这一时期,中国医疗卫生事业体制机制改革更多表现为基层医疗机构供给制度的改革,城镇医疗卫生体制机制改革的核心在于建立城镇居民和城镇职工基本医疗卫生保险、大病医疗费统筹和离退休人员医疗费用社会统筹保障体系,而农村合作医疗制度则相对较为迟缓。

(一) 城镇医疗保障制度的改革

1. 第一阶段(1978—1985 年):针对需求方实行费用分担机制

1978—1985 年,随着城镇人口的逐渐增加,公费医疗和劳保医疗的覆盖面也越来越宽泛,享受城镇医疗保障的城镇居民越来越多。城镇医疗管理依旧沿用传统"应免尽免"政策,针对参加公费医疗和劳保医疗的职工所提供的医疗服务几乎全部免费,加之不计成本和非理性用药思维,致使医疗费用迅猛上涨。针对这一现象,国家以"控制费用快速上涨,让医疗服务价格回归合理范围"为导向,对医疗卫生事业进行改革,改革思路聚焦于两个方面:一是针对门诊医疗费用,实行定额包干使用;二是针对住院费用,采取保障基金和个人按比例支付相结合,个人支付的比例在 10%—20%(各个地方根据地区经济发展自行制定这一比例)。直到 1993 年年末,全国所有公费医疗单位和大部分劳保医疗企业都在执行这一政策。

由此,中国医疗保障制度已经开始从完全公费制向部分自费制过渡。

2. 第二阶段(1986—1991 年):针对供给方实施的约束机制

在前一个时期医疗费用分摊机制的实施中,中国的医疗保障制度正式由公费制转向自费制。国家大幅缩减了对医疗机构发展的投入,导致大部分医疗机构不得不通过扩大收费服务来创收,用以维持医疗机构的自身发展和规模扩张。于是,"看病贵"成为中国医疗卫生体制改革过程中一个十分突出的问题。中央在这一时期将医疗费用控制重点由医疗服务需求方(患者)转向医疗服务供给方(医疗机构),具体改革举措主要体现在三个方面:一是中央财政支付方式改革,中央将医疗保障经费按收益人数和定额标准一次性包干给医疗机构,结余经费医疗机构自行处理,超支部分由医疗机构自行承担,鼓励医疗机构主动控制成本费用和节省开支。二是中央通过制定统一药品报销目录控制药品价格过快上涨,降低药品在医疗总费用中的比重。三是针对公费医疗和劳保医疗,强化政府部门、受益群体所在单位、提供医疗服务的医疗机构三者之间的经济责任。

在地方政府主导下,中国探索出两种医疗保险费用统筹机制。第一,企业离退休人员社会统筹机制,解决企业离休人员和退休人员医疗费用分布不均衡问题。第二,职工大病医疗费用社会统筹机制,鼓励以政府、企业、行业为单位缴纳一定数额的保险费,建立医疗保障统筹基金,专门针对产生大额医疗费用的患者给予补助。

1988 年,国家正式启动医疗保障制度改革,成立医疗保险制度改革研讨小组,开启了中国医疗费用由国家、企业、个人三方共担的改革思路。到 1993 年,医疗卫生事业改革已经完全打破了传统医疗保障制度。

(二) 传统农村合作医疗的衰落

计划经济时期,虽然传统农村合作医疗保障制度为农村居民健康带来了基础性保障,农村合作医疗发展也相对稳健,但由于合作医疗基金在筹集、管理、分配、使用方面缺乏顶层制度设计,以及医疗服务供给方、需求方、第三方的权利责任未能作出明确界定,从而导致中国农村合作医疗保障发展基础相对脆弱。

1982 年 1 月,中共中央批转《全国农村工作会议纪要》,这是中国共产党历史上第一个关于农村工作的中央一号文件,明确指出:"目前实行的各种责任制,包括小段包工定额计酬,专业承包联产计酬,联产到劳,包产到户、到组,包干到户、到组,等等,都是社会主义集体经济的生产责任制";1983年1月,中共中央印发的第二个中央一号文件《当前农村经济政策的若干问题》,明确指出:"党的十一届三中全会以来,我国农村发生了许多重大变化。其中,影响最深远的是,普遍实行了多种形式的农业生产责任制,而联产承包制又越来越成为主要形式。……这是在党的领导下我国农民的伟大创造,是马克思主义农业合作化理论在我国实践中的新发展。联产承包责任制和各项农村政策的推行,打破了我国农业生产长期停滞不前的局面,促进农业从自给半自给经济向着较大规模的商品生产转化,从传统农业向着现代农业转化……现在,方向已经明确,道路已经开通"。

家庭联产承包责任制的深入实施,为中国医疗卫生事业的发展产生了一定影响。一方面,传统合作医疗保障制度按照"队为基础,三级所有"模式进行核算,由于家庭联产承包责任制的全面实施,乡镇医疗机构也实行"承包制",导致以农业合作社为依托的合作医疗制度在这一时期发展停滞不前。另一方面,由于"承包制"导致财政入不敷出现象严重,农村地区开始出现"股份制""股份合作制""合伙制""合作制"等医疗保障制度,但这些新制度依然没有改变家庭联产承包责任制下"两权分离"的产权特征。同时,这些新制度还打破了原有集体经济组织可直接分配与扣除的合作医疗筹资制度,致使传统农村合作医疗丧失了存在基础。与此同时,国家财政体制也在如火如荼地进行改革,由"统收统支"向"分灶吃饭"再到"分税制"改革,基层政府(县级政府和乡镇级政府)财政压力较大很难为地方公共服务(包含医疗服务)再提供有效的供给。因此,这一时期,原有的传统农村合作医疗保障制度基本上失去了持续稳定发展的经济基础,繁荣一时的农村合作医疗保障制度纷纷解体。在这一时期内,1980年全国有90%的行政村实行了合作医疗保险制度,到了1989年仅有4.8%的行政村还在实行合作制医疗保险制度,且农村居民参加农村医疗保险制度的仅占9.6%,自费医疗占到了80.4%。

三、1992年至今的医疗资源配置

1992年1月18日至2月21日，邓小平同志先后赴武昌、深圳、珠海和上海等地视察，发表了一系列重要谈话。这些重要谈话彻底打破了"计划经济是社会主义的基本经济特征"和"市场经济等于资本主义"的传统观念。1992年12月，中国共产党第十四次全国代表大会明确提出中国经济体制改革的目标是建立社会主义市场经济体制，要使市场在资源配置中起基础性作用。

为进一步理顺中央与地方的财政关系，更好地发挥国家财政的职能，增强中央的宏观调控能力，促进社会主义市场经济的建立，国务院决定从1994年起实行分税制管理体制改革。分税制改革以原包干制为基础，遵循"存量不动，增量调整，逐步提高中央的宏观调控能力，建立合理的财政分配机制"的原则，具体落实采取"三分一返一转移"①模式。分税制改革提高了财政收入，强化了中央对地方政府的预算约束，政府宏观调控能力得到增强。但是，基层财政困难在一定程度上造成了政府对医疗卫生事业的投入不足。

（一）医疗服务机构的运行机制改革

20世纪90年代初期，中国医疗卫生体制改革主要围绕如何适应市场经济、如何优化医疗资源配置、如何构建医疗卫生服务体系等问题展开，并在医疗卫生管理体制、医疗资源配置市场导向、医疗机构运行机制与产权制度、市场经济条件下的医疗服务补偿机制等方面进行了积极探索。

1.分类管理的改革举措

2000年7月，卫生部、中医药局、财政部、国家计委联合印发《关于城镇医疗机构分类管理的实施意见》，该意见要求城镇医疗机构要依据医疗机构的经营目的、服务任务，以及执行不同的财政、税收、价格政策和财务会计制度，

---

① 所谓的"三分一返一转移"，指的是划分收入、划分支出、分设税务机构，实行税收返还和转移支付制度。

划分为非营利性和营利性两类,实施分类管理。并提出城镇医疗机构分类管理的具体举措,即"城镇个体诊所、股份制、股份合作制和中外合资合作医疗机构一般定为营利性医疗机构"。由此可见,该意见出台的目的是促进医疗机构之间公平、有序的竞争,激活医疗市场,提高医疗服务质量,推动医疗卫生事业健康发展。到 2001 年,中国医疗机构分类的工作基本完成;到 2003 年,绝大多数原来属于事业单位的医疗机构已经改制为非营利性机构。

然而,分类管理的实施并没有对医疗机构发展带来实质性的变化。由于医疗机构分类管理注册制度缺乏审慎,因而执行结果也不太理想,形成了一系列矛盾与问题。诸如,医疗卫生事业的公益属性对分类管理改革的必要性遭到社会质疑、营利性医疗机构所承担的税负过重、民办医疗机构发展受限、非营利性医疗机构的垄断地位等。

可以说,2000 年实施的医疗卫生改革政策虽然为公立医疗机构的法人化和民营化开辟了可能性,但是公立医疗机构的转型依然没有取得突破性进展。

2. 医疗机构产权化改革之争

2000 年,产权改革在经济领域如火如荼地进行,并延伸到医疗卫生领域。根据《关于城镇医疗机构分类管理的实施意见》,中国医疗机构分类管理遵循"鼓励各类医疗机构合作、合并"和"共建医疗服务集团、营利性医疗机构,医疗服务价格放开,依法自主经营,照章纳税"的原则,对医疗机构产权进行改革。由此,开启了中国公立医疗机构产权改革的先河。随后,辽宁省海城市拍卖了辖区内 3 所市直医疗机构和 18 所乡镇卫生院,浙江省杭州市萧山区也将辖区内的所有乡镇卫生院全部出售,山东省临沂市和四川省通江县、射洪县也都大规模地拍卖医疗机构。在当时影响最大的是江苏省宿迁市的完全"市场化"医疗卫生体制改革,宿迁市内 135 家公立医疗机构(城市医院、乡镇卫生院)中的 133 家被拍卖。[①]

---

① 　朱庆生:《回顾医改 20 年》,《中国医药报》2006 年 3 月 8 日。

2003 年,非典疫情在全国蔓延,公共卫生体系面临突如其来的灾难性挑战,党中央高度重视医疗卫生事业改革发展中的实际问题。2005 年 5 月初,时任卫生部副部长马晓华强调:"医疗卫生体制改革应当坚持政府主导,引入市场机制。产权制度改革,不是医疗制度改革的主要途径,我们绝不主张民进国退。"①

3.新一轮医疗卫生体制改革

2006 年 9 月,国家开始筹备新一轮医药卫生体制改革,成立了由国家 11 个有关部委组成的医疗体制改革协调小组,并在全球范围内征求中国医药卫生体制改革的意见,世界卫生组织、世界银行和全球著名的管理咨询公司麦肯锡都参与了中国新一轮医疗卫生体制改革方案的制定。

2009 年 3 月,中共中央、国务院出台《关于深化医药卫生体制改革的意见》,国务院发布《医药卫生体制改革近期重点实施方案(2009—2011 年)》,这两个重量级文件的出台标志着中国新一轮医疗卫生体制改革正式启动。2016 年 8 月,习近平总书记在全国卫生与健康大会上强调,"医药卫生体制改革已进入深水区,到了啃硬骨头的攻坚期。"②按照《关于深化医药卫生体制改革的意见》的顶层设计,中国医药卫生体制包含医疗卫生体制改革、医药流通体制改革和医疗保障制度改革三部分,涵盖了四大体系(公共卫生服务体系、医疗服务体系、医疗保障体系、药品供应体系)和五项目重点工程(加快推进基本医疗保障制度建设、初步建立国家基本药物制度、健全基层医疗服务体系、促进基本公共卫生服务逐步均等化、推进公立医院改革试点),设定"有效减轻居民就医费用负担,切实缓解'看病难、看病贵'"的近期目标和"建立健全覆盖城乡居民的基本医疗制度,为群众提供安全、有效、方便、价廉的医疗服务"的远期目标。

---

① 《医疗卫生体制改革逐渐明晰 两种模式覆盖城乡》,https://news.sina.com.cn/c/h/2006-10-18/080411266619.shtml。

② 《习近平谈治国理政》第二卷,外文出版社 2017 年版,第 372 页。

新一轮医疗卫生体制改革启动后,前三年(2009—2011年)国家新增医疗卫生事业财政资金投入8500亿元,主要用于支持医疗机构发展。根据2016年由"三方五家"(即世界银行、世界卫生组织和国家财政部、卫生计生委、人力资源和社会保障部)组成的中国医疗卫生体制改革联合研究组,针对医疗卫生体制改革这一专题,历时两年调查研究后形成的《世界银行医疗卫生体制改革研究报告》指出,2000年以来,中国政府公共财政对卫生投入的增长率高达15%以上,遥遥领先于包括美国、日本、英国等在内的42个国家和地区;医疗卫生支出占政府财政总支出的比重从2010年的6%提高到2015年的6.8%;过去二十多年时间里,中国卫生总支出增长14倍,年均增长超过17%,远超同期GDP的增长速度。该报告进一步指出,虽然自付费用在卫生总费用中的比重从2001年的60%大幅下降到2014年的31%,但因为卫生总费用的上升,实际自付费用也有所增加,医疗保障报销的费用不足以抵消增加的费用。农村居民个人自费的医疗费用、医疗保健费用(包括自费买药、买保健品等)占家庭消费总支出的比重从2009年的7.2%提高到2017年的9.2%;城市居民的费用比重虽经历了一次下降(2009—2013年),但2016年又恢复到了2009年的自费负担水平。

随着中国在互联网技术、产业、应用以及跨界融合等领域的技术性突破,信息化、数字化、智能化、数智化逐步改变人民群众的生活,"互联网+医疗健康"服务的新模式、新业态不断涌现,推动医疗卫生事业向信息化改革发展。2018年4月,《国务院办公厅关于促进"互联网+医疗健康"发展的意见》(国办发〔2018〕26号)出台,对健全"互联网+医疗健康"服务体系、完善"互联网+医疗健康"支撑体系以及加强行业监管和安全保障提出了一系列意见,更加精准对接和满足群众多层次、多样化、个性化的健康需求。该意见提出,利用互联网技术,构建医疗资源、疾病防控资源和基层卫生资源一体化服务模式,提高资源利用效率,增强医疗资源的流动性和可及性,形成医疗卫生服务整合优势,以网站、手机App、微信等多种方式为载体,向群众提供预约挂号、报告查询、网络医疗、健康管理等集疾病预防、医疗、康复于一体的全程医疗健康服务。

2020年6月，《中华人民共和国基本医疗卫生与健康促进法》实施，对健康影响因素、全生命周期、重大疾病进行全方位干预、维护和防控。立足健康中国战略，新时代中国基本医疗卫生与健康事业的改革发展聚焦五个方面：第一，推动社会牢固树立新发展理念，加快转变发展方式；第二，改善生活环境，倡导健康文明生活习惯；第三，创新发展"互联网+医疗健康"，推进全民健康信息平台建设；第四，改善儿童青少年和老年人等重点人群健康状况；第五，加强中医药传承创新，改进慢性病、传染病、地方病、职业病防治能力和水平。

现阶段中国的医疗卫生体制改革在不断探索中稳健前行，全国政协委员、北京大学医学部主任助理吴明指出，中国医疗卫生体制改革取得的最大成效就是"建立了全世界最大的医疗保障网，在制度层面实现了十几亿人的全覆盖"，同时，他也客观提出，医疗卫生体制改革所要解决的是几十年长期积累的问题，涉及方方面面，影响因素众多，解决起来还需要一个十分漫长的过程。

（二）医疗保障制度的发展

1. 城镇统账结合的医疗保险制度

1993年11月，中国共产党第十四届中央委员会第三次全体会议讨论通过了《中共中央关于建立社会主义市场经济体制若干问题的决定》，明确提出："按照社会保障的不同类型确定其资金来源和保障方式。重点完善企业养老和失业保险制度，强化社会服务功能以减轻企业负担，促进企业组织结构调整，提高企业经济效益和竞争能力。城镇职工养老和医疗保险金由单位和个人共同负担，实行社会统筹和个人账户相结合。进一步健全失业保险制度，保险费由企业按职工工资总额一定比例统一筹交。普遍建立企业工伤保险制度。农民养老以家庭保障为主，与社区扶持相结合。有条件的地方，根据农民自愿,也可以实行个人储蓄积累养老保险。发展和完善农村合作医疗制度。"由此,中国城镇医疗保险制度正式建立。在该决定的指导下,1994年国家体改部等四部委发布《关于职工医疗保障制度改革的试点意见》,明确规定新型体制下职工医疗保险费用的筹措机制、个人账户与社会统筹医疗基金的运行机制、医患双方的费用约束机制,并于1994年12月开始在江苏省镇江市和江西省九江市试点,1996年试点扩大到全国57个城市。

1997年下半年,国家开始设计建立全国统一的城镇医疗保障制度改革方案。1998年12月,《国务院关于建立城镇职工基本医疗保险制度的决定》正式颁布,并确立了统一的社会统筹与个人账户相结合(以下简称"统账结合")的医疗保障制度架构。这一改革举措,废除了运行四十多年的传统的医疗保险制度(即公费医疗制度和劳保医疗制度),为统一的全国医疗保险制度奠定了基础,标志着中国传统的城镇医疗保障制度基本完成了以"完全公费"为特征的现收现付制向以"统账结合"为特征的部分积累制的转变。

2. 农村合作医疗的恢复与创新

(1)第一阶段(1991—2001年):合作医疗制度的恢复

进入20世纪90年代以后,国家开始了"恢复与重建农村合作医疗制度"的艰难探索。1991年1月,国务院批转了卫生部等部门《关于改革和加强农村医疗卫生工作的请示》,并明确提出,"稳定推行合作医疗保健制度,为实现'人人享有卫生保健'提供社会保障"。1993年11月,党的十四届三中全会通过的《中共中央关于建立社会主义市场经济体制若干问题的决定》对健全城镇医疗保障和农村医疗保障都作了统筹安排,特别强调"发展和完善农村合作医疗制度"。

1997年1月,中共中央、国务院颁布《关于卫生改革与发展的决定》,充分肯定农村合作医疗保障制度实施以来的显著成效,进一步提出"积极稳妥地发展和完善合作医疗制度"改革发展方向,并对下一步农村合作医疗保障制度的发展作出整体部署,明确提出,"举办合作医疗,要在政府的支持领导下,坚持民办公助和自愿参加的原则。筹资以个人投入为主,集体扶持,政府适当支持。要通过宣传教育,提高农民自我保健和互助共济意识,动员农民积极参加。要因地制宜地确定合作方式、筹资标准、报销比例,逐步提高保障水平。预防保健保偿制度作为一种合作形式应继续实行。要加强合作医疗的科学管理和民主监督,使农民真正受益。力争到2000年在农村多数地区建立起各种形式的合作医疗制度,并逐步提高社会化程度;有条件的地方可以逐步向社会医疗保险过渡"。1997年5月,国务院批转卫生部等部门《关于发展和完善农村合作医疗若干意见的通知》,明确提出:"农村合作医疗制度是适合中国国情的农民医疗保障。"这一时期,一系列促进农村合作医疗发展的政策措施的出台,对下一阶段中国农村合作医疗保障制度的恢复和发展有着积极作用。

据统计资料显示,中国农村合作医疗保障制度的覆盖率由1989年的4.8%提高到1997年的10%,虽然覆盖的农村人口越来越多,然而地区之间的不平衡现象愈演愈烈。诸如,1997年中国东部发达地区省份(上海、江苏、广东、浙江、山东)的农村合作医疗保障制度覆盖率高达20%,而西部欠发达地区省份(云南、贵州、四川、甘肃、宁夏)的农村合作医疗保障制度覆盖率却只有3%,中部地区省份(湖北、湖南、江西、安徽)的农村合作医疗覆盖率勉强维持在10%的水平。

从全国范围来看,这一时期,尽管各级政府努力恢复农村合作医疗制度,但是由于人口基数大、财政投入严重不足,导致全国90%以上的农村居民仍然需要自费就医,合作医疗的恢复和重建并没有取得预期的效果。

(2)第二阶段(2002—2015年):新型农村合作医疗的创建

中国农村合作医疗制度的再次兴起与创新,始于2002年10月中共中央、国务院颁布的《关于进一步加强农村卫生工作的决定》。该决定明确要求:"到2010年,在全国农村基本建立起适应社会主义市场经济体制要求和农村经济社会发展水平的农村卫生服务体系和农村合作医疗制度……建立以大病统筹为主的新型合作医疗制度和医疗救助制度。"2003年1月,国务院办公厅

转发了卫生部等部门《关于建立新型农村合作医疗制度的意见》。2003 年 7
月,新型农村合作医疗制度试点工作在全国展开。

新型农村合作医疗制度,是由政府组织、引导、支持,农民自愿参加,个人、
集体和政府多方筹资,以大病统筹为主的农民医疗互助共济制度。新型农村
合作医疗制度与传统的农村合作医疗制度相比,其创新在于明确了中央和地
方财政的责任,同时大病统筹的方式减小了农民"因病致贫、因病返贫"的风
险。截至 2020 年年底,全国参加新型农村合作医疗人口数达 10.17 亿人,参
合率为 98.8%。

虽然新型农村合作医疗体制运行以来取得显著成绩,但与农村居民对医
疗服务的差异化需求还有一定距离。

建立城乡统一的新型农村合作医疗制度,一直是中央和政府解决民生问
题、统筹城乡发展、建设社会主义和谐社会及实现公共服务均等化的目标。

3. 城乡居民基本医疗保险制度整合

2016 年 1 月,国务院颁布《关于整合城乡居民基本医疗保险制度的意
见》。该意见指出,整合城镇居民基本医疗保险和新型农村合作医疗两项制
度,建立统一的城乡居民基本医疗保险制度,是推进医药卫生体制改革、实现
城乡居民公平享有基本医疗保险权益、促进社会公平正义、增进人民福祉的重
大举措,对促进城乡经济社会协调发展、全面建成小康社会具有重要意义。同
时,提出城乡居民基本医疗保险制度整合的"六个统一"和服务效能提升"四
大工程",正式启动了中国城乡居民基本医疗保险制度的整合。[1] 到 2018 年,
北京市、天津市、河北省、内蒙古自治区、上海市、浙江省、江西省、山东省、河南
省、湖北省、湖南省、广东省、广西壮族自治区、重庆市、云南省等共 24 个省
(自治区、直辖市)开始实施城乡居民基本医疗保险制度。

---

[1]　六个统一:统一覆盖范围、统一筹资政策、统一保障待遇、统一医疗保障目录、统一定点
管理、统一基金管理;四大工程:提高统筹层次、完善信息系统、完善支付方式、加强医疗服务
监管。

2020 年 2 月,《中共中央 国务院关于深化医疗保障制度改革的意见》发布,强调要加快建成覆盖全民、城乡统筹、权责清晰、保障适度、可持续的多层次医疗保障体系。

2021 年 9 月,国务院办公厅印发《"十四五"全民医疗保障规划》,对"十四五"时期医疗保障制度的改革与发展作出了部署。探索建立医疗保障待遇清单制度,确定了基本医疗保障的内涵,厘清了待遇支付的边界,明确了政策调整权限,规范了医疗保障决策制定流程。同时,深入推进支付方式改革,全面推行以按病种付费为主的多元复合式医保支付方式。不断完善异地就医即时结算工作,出台了跨省异地就医住院和门诊费用直接结算工作的政策文件。

至此,中国医疗保障体制开始向高标准、高质量、公平性的阶段过渡。

第四章　实证研究Ⅰ:协整分析

第一节　城镇化发展对医疗
资源配置的要求

城镇化与医疗资源,看似是相对独立的存在,两者在表象层面没有显著的关联性。城镇化,更多承载的是经济快速发展过程中人口的集中聚集,偏重于经济发展维度;医疗资源,更多承载的是民生职责与人口基本健康权,偏重于社会保障维度。"人"将城镇化与医疗资源联系到一起。随着经济社会快速发展,中国城镇化水平与质量逐渐提升,人民所享有的健康质量得到相应改善,全社会对医疗资源的配置也就有了更高的要求。

一、城镇化发展要求城乡医疗资源的差距越来越小

城镇化的发展,本质上是城镇向农村的渐进式拓展,推进人口由农村向城镇集聚,促进农村与城镇间的资源要素自由交换,实现农村和城镇无差别的同质化发展。城镇化将农村居民转变为城镇居民之后,农村居民的医疗保障也将由新型农村合作医疗保险转变为城镇居民医疗保险,农村居民将享受与城镇居民同质的医疗资源,城市和农村的医疗服务差距将越来越小。从社会学视角来看,城乡二元结构引起的社会矛盾将得到一定缓解,农村居民的医疗服

务将得到很大改善;从福利经济学视角来看,城镇化过程带给农村居民的福利体现在质的变化,全社会福利总量显著增加。

二、城镇化发展要求医疗资源供给体现相对公平

城镇化是经济发展到一定阶段之后的产物,并在国民经济和社会发展中具有十分重要的作用。"以人为本"的新型城镇化战略对公共服务职能提出"基本公共服务均等化"的总体要求。所谓的基本公共服务均等化,其内涵表现为让所有公民都能够公平可及地获得相对均等的基本公共服务,实现这一目标的关键是促进机会均等,保障人民群众得到基本公共服务的机会均等,而不是简单的平均主义、均分化。医疗资源是基本公共服务的核心内容,新型城镇化推进过程中也促使医疗资源的均等化配置,表现为城乡区域间医疗服务相对均衡、农村地区医疗服务水平得到显著改善、贫困地区医疗服务水平接近全国平均水平。可以说,城镇化发展的过程就是医疗资源趋向公平配置的过程,也是所有居民享有相对公平的医疗服务的过程。

三、城镇化发展要求城乡医疗资源具有较强的流动性

城镇化发展所要达到的目标在于实现大、中、小城市和小城镇的协调发展,中心城市具有较强的辐射功能,中小城市具有显著的带动功能,小城镇充分发挥聚集功能。一般而言,中心城市通常是区域内政治、经济、文化发展的核心区,也是优质医疗资源集中的地区;中小城市一般是区域内居民生活的核心区,有着相对健全的生活性配套,医疗资源主要以满足城市需求而设立;小城镇是以乡村集镇为主的区域,医疗资源相对匮乏且医疗技术相对落后。新型城镇化战略力图打破这种大、中、小城市和小城镇相对独立封闭的运行模式,形成大、中、小城市和小城镇协调发展的格局。从医疗资源的流动性来看,大、中、小城市和小城镇发展不协调的模式导致医疗资

源过度集中于公立医疗机构、综合性医疗机构,而乡镇医疗机构和村级卫生室的医疗资源却不足。一旦实现了大、小城市和小城镇协调发展,突破城市与乡村严格意义上的区域界限,实际上也就打通了医疗资源流动的通道,促使核心城市的优质医疗资源逐步向中小城市和小城镇扩散和辐射,不同区域、不同城市、不同户籍的居民都能享受到同质化的医疗资源。

四、城镇化发展要求城乡医疗服务的多样化

城镇化强调政府必须尊重市场规律,必须明确自身职责,必须正确处理好政府与市场之间的关系。国家新型城镇化战略要求政府将医疗卫生服务作为基本公共物品来供给的同时,还应积极引导社会资本参与到医疗资源供给经济活动中,形成医疗资源发展的多元化格局。在城镇化发展过程中,按照医疗卫生产品的属性进行严格细分,在满足基本医疗服务需求的同时,根据社会的个性化需求发展高端医疗服务项目。从医疗资源的属性来看,基本医疗服务产品(诸如,疾病防控、疫苗注射等)的纯公共物品特性决定了政府是基本医疗服务的主要供给者,现阶段基本医疗服务已经实现城乡全覆盖,未来需要更加注重基本医疗资源的全社会供给能力,提升基本医疗服务供给质量,尽可能满足人民日益增长的基本医疗服务需求。基本医疗服务(诸如常见病的就诊等)的准公共物品特性决定了供给方可以是政府,也可以是社会资本,还可以是政府与社会资本共同构成供给方,现阶段基本医疗服务的供给主要是以政府为主导、社会资本为辅助,共同为基本医疗服务提供高质量的产品。另外,高端医疗服务(如水下分娩、种植牙、进口药品)由于不具备公共物品性质,属于社会的个性化需求,供给和需求完全由市场机制来决定,政府需要为高端医疗服务提供良好的发展环境,做好高端医疗服务市场的监督和管理。

第二节　医疗资源配置与城镇化
发展的逻辑联系

一、健康中国战略下的医疗资源配置对城镇化提出更高要求

国民健康是国家可持续发展能力的重要标志,健康日益成为国际社会的重要议题。党的十八大以来,以习近平同志为核心的党中央把全民健康作为全面小康的重要基础,强调把人民健康放在优先发展的战略位置,从经济社会发展全局统筹谋划加快推进健康中国建设。从党的十八届五中全会作出"推进健康中国建设"的重大决策,到隆重召开21世纪第一次全国卫生与健康大会,开启健康中国建设新征程;从国家出台印发建设健康中国的行动纲领(《"健康中国2030"规划纲要》),到党的十九大提出"实施健康中国战略",再到党的二十大提出"推进健康中国建设",以人民为中心加快健康中国建设的指导思想、顶层设计和实施路径一步步深化、系统化、具体化。

推进健康中国建设,旨在解决突出矛盾,维护好、发展好人民的健康权益。健康中国建设的关键在于两个方面,惠及全人群和覆盖全生命周期。惠及全人群,表现为让全体人民享有所需要的、有质量的、可负担的健康服务;覆盖全生命周期,表现为实现从生命起点到生命终点的全过程的健康服务。健康中国所要实现的"惠及全人群、覆盖全生命周期"的终极目标是一个全过程的范畴。新型城镇化是"以人为本"的城镇化,强调发展成果人人共享,这也是一个覆盖经济社会发展全过程的范畴。

可以看出,健康中国战略与新型城镇化战略具有共同的发展方向和目标,即为了更好地适应人的全面发展。一方面,惠及全人群的健康中国战略目标促使新型城镇化在推进过程中必须考虑健康资源配置的合理性问题,确保能够解决好新型城镇化发展所带来的让全体人民享有同质化的健康服务的问

题。另一方面,覆盖全生命周期的健康中国战略目标要求新型城镇化在推进过程中必须考虑发展质量的问题,促使医疗卫生事业发展突破现有的低层级、窄领域的制约瓶颈,向全过程与全生命周期的现代健康服务转变。

二、公平的医疗资源配置是城镇化发展质量和效率的体现

医疗资源配置的一个重要指标就是公平性,只有在考虑医疗资源配置公平的属性之后才会去考虑差异性。城镇化主要强调的是居民向城镇聚集、农业劳动力向非农产业转移的过程。按照马斯洛需求层次理论,人的第一需求为生理层面的需求(包含基本生活保障的水、空气、食物、睡眠等),第二需求是安全和健康层面的需求,医疗服务需求即第二需求。医疗资源的均衡化配置,让所有居民享有均等同质的医疗服务是中国基本医疗服务均等化的前提。

基本医疗资源的均衡配置也是对居民健康安全权利的基本维护。公平同质的医疗服务是人类安全健康的重要保障,也是城镇化发展质量和效率的具体体现。新型城镇化战略力图打破传统城乡二元体制下的不均衡模式,探索建立城乡统一的资源配置模式,实现城乡一体化发展。就医疗资源的配置而言,新型城镇化要求为所有居民提供机会均等、权利平等的公共医疗服务。

三、高效的医疗资源配置是城镇化健康发展的基础性保障

高效的医疗资源配置表现为一种集约化的配置模式,通过先进的技术和现代化的管理方法,在生产要素资源组合方式上实现集结、协调、优化,促进财力、人力、物力三者的最佳组合,从而使资源的产出效率达到最大化。按照《关于创新政府配置资源方式的指导意见》中的思路,新时代的中国坚持均等化、标准化、法治化的发展理念,建立政府主导、社会参与、自主运行、公众监督的多元化医疗服务供给体制。

可以看出,城镇化发展需要公平的公共资源配置,高效的公共资源配置方式能够促进城镇化的健康发展,医疗资源作为最基本的公共资源,高效合理的医疗资源配置方式能够为城镇化健康发展提供基础性保障。

四、资源配置的均衡性是衡量城镇化发展质量的核心指标

传统城镇化反映的是城镇人口的比重和城市规模发展的程度,而"以人为本"的新型城镇化更加注重人口在城镇聚集过程中的产业结构转变、就业方式变化、人居环境改善、社会保障完善等一系列由"农村"到"城镇"的变化。以人为本推进城镇化建设不仅要求提升户籍城镇化率,更需要注重农村居民转变成城镇居民之后生活质量的变化。

按照《国家新型城镇化规划(2014—2020)》中对新型城镇化发展质量的要求,"基本公共服务均等化"是新型城镇化发展质量的重要指标,"病有所医"是基本公共服务均等化的重要指标。实现"病有所医"的基本医疗服务,将更加注重医疗资源配置的均衡性、普惠性、公平性和高效性,确保医疗资源配置模式能够适应高质量城镇化发展和人民日益增长的医疗服务需求。

第三节　中国城镇化发展与医疗
资源配置的协整分析

改革开放四十多年来,中国先后经历了三轮医疗卫生体制改革,但直到今天"看病难、看病贵、看病累"的问题依然十分突出。无论是从国家宏观维度来观视医疗卫生体制机制改革,还是从区域微观维度来剖析医疗卫生体制机制创新,医疗资源配置失衡都是现阶段中国医疗卫生事业发展面临的重大问题,这种失衡主要体现在医疗资源配置的公平性失衡、医疗资源配置的城乡结构性失衡、医疗保障机制的差异性失衡等方面。随着中国新型城镇化战略和健康中国战略的深入推进,健康服务质量、水平和可及性不断提升,医疗卫生

保障机制也在实践探索中有所突破,城镇化发展与医疗资源配置的结构性失衡问题也有所缓解。

一、研究模型

(一) 指标体系构建

按照计量经济学理论,研究城镇化发展水平与医疗资源配置水平之间的关系,首先要分别构建能够表征城镇化发展水平和医疗资源配置水平的指标体系。统筹考虑指标的科学性和数据的可获得性,城镇化发展水平采用城乡人口比来表征,医疗资源配置水平采用城乡医疗机构比、城乡医技人员比、城乡医疗床位比三个具体指标来表征,指标体系结构如表4-1所示。

表4-1 指标体系结构

对象	指标	指标名称	单位
城镇化发展水平	UR_{prop}	城乡人口比	比值
医疗资源配置水平	$Hosp_{prop}$	城乡医疗机构比	比值
	$Doctor_{prop}$	城乡医技人员比	比值
	Bed_{prop}	城乡医疗床位比	比值

1. 城镇化发展水平

国内外均用城镇化率这一指标来衡量城镇化发展水平。城镇化率是基于人口城镇化的角度来衡量地区城镇化发展的程度,城镇化率是一个百分比,即区域范围内城镇人口占总人口的比值。该指标从地域、区位角度真实反映了定居城镇群体的相对数量,能够相对真实地反映城乡人口分布情况。其计算公式为:

$$UR = \frac{P_{city}}{P_{city} + P_{countryside}} \times 100\% \tag{4-1}$$

式 4-1 中，UR 表示某一时间点上该区域的城镇化率(一般采用百分比)，P_{city} 表示某一时间点上该区域内的城市人口数量，$P_{countryside}$ 表示某一时间点上该区域内的农村人口数量。

为便于数据的统一，本书中的城镇化发展水平采用城市人口数量与农村人口数量的比值来表征，即"城乡人口比"。城乡人口比越大说明城镇化水平越高，城乡人口比越小说明城镇化水平越低。其计算公式为：

$$UR_{prop} = \frac{P_{city}}{P_{countryside}} \qquad\qquad (4-2)$$

式 4-2 中，UR_{prop} 表示某一时间点上的城乡人口比，P_{city} 表示某一时间点上的城市人口数量，$P_{countryside}$ 表示某一时间点上的农村人口数量。

2.医疗资源配置水平

考虑到医疗资源主要是在城镇和农村之间进行配置，研究过程中主要采用城乡医疗机构比、城乡医技人员比、城乡医疗床位比三个变量进行表征。

(1)城乡医疗机构比

城乡医疗机构比表示城市和农村医疗机构数量的变化情况。基于《中国统计年鉴》和《中国卫生统计年鉴》中的标准化统计数据，城镇医疗机构数量选用县级以上医院(含县级)总数，农村医疗机构数量选用乡镇医院总数。城乡医疗机构比的计算公式为：

$$Hosp_{prop} = \frac{H_{city}}{H_{countryside}} \qquad\qquad (4-3)$$

式 4-3 中，$Hosp_{prop}$ 表示某一时间点上城乡医疗机构比，H_{city} 表示某一时间点上县级以上医院(含县级)总数，$P_{countryside}$ 表示某一时间点上乡镇医院总数。

(2)城乡医技人员比

城乡医技人员比表示城市和农村医护人员数量的变化趋势。基于《中国统计年鉴》和《中国卫生统计年鉴》中的标准化统计数据，城镇医疗机构医护

人员数量采用城市每千人医技人员数来表示,农村医护人员数量采用农村每千人医技人员数来表示。城乡医技人员比的计算公式为:

$$Doctor_{prop} = \frac{D_{city}}{D_{countryside}} \qquad (4-4)$$

式 4-4 中,$Doctor_{prop}$ 表示某一时间点上城乡医技人员比,D_{city} 表示某一时间点上城市每千人医技人员数,$D_{countryside}$ 表示某一时间点上农村每千人医技人员数。

(3)城乡医疗床位比

城乡医疗床位比表示城市和农村医疗机构床位数的变化情况。由于农村卫生室一般都不设病床,农村居民就诊后需要住院治疗一般都直接转入乡镇卫生院,因此用乡镇卫生院床位总数代替农村医疗机构床位数,城市医疗机构床位数包含公立医疗机构、民营医疗机构、专科医疗机构的床位数。基于《中国统计年鉴》和《中国卫生统计年鉴》中的标准化统计数据,城镇医疗机构床位数量选用县级以上医院(含县级)床位总数,农村医疗机构床位数量选用乡镇医院床位总数。城乡医疗床位比的计算公式为:

$$Bed_{prop} = \frac{B_{city}}{B_{countryside}} \qquad (4-5)$$

式 4-5 中,Bed_{prop} 表示某一时间点上城乡医疗床位比,B_{city} 表示某一时间点上县级以上医院(含县级)床位总数,$B_{countryside}$ 表示某一时间点上乡镇医院床位总数。

（二） 数据来源与原始数据

考虑到数据的连续性、可得性和权威性,选取中国2007—2016 年共 10 个年度的统计数据。数据来源于 2008—2017 年各个年度的《中国统计年鉴》和《中国卫生统计年鉴》,整理得出城乡人口比、城乡医疗机构比、城乡医技人员比、城乡医疗床位比四项指标的原始数据,如表4-2 所示。

表 4-2　原始数据

年份	城乡人口比 (UR_{prop})			城乡医疗机构比 ($Hosp_{prop}$)			城乡医技人员比 ($Doctor_{prop}$)			城乡医疗床位比 (Bed_{prop})		
	城市	农村	比值	城市	农村	比值	城市每千人医技人员数	农村每千人医技人员数	比值	城市医院床位数	乡镇医院床位数	比值
	万人	万人		个	个		人	人		张	张	
2007	59379	72750	0.816	912263	878686	1.038	6.44	2.69	2.394	1831308	1869768	0.979
2008	60667	72135	0.841	891480	858015	1.039	6.68	2.80	2.386	1963581	2075126	0.946
2009	62186	71288	0.872	916571	882153	1.039	7.15	2.94	2.432	2126302	2290310	0.928
2010	66557	67414	0.987	936927	901709	1.039	7.62	3.04	2.507	2302297	2484534	0.927
2011	69079	65656	1.052	954389	918003	1.039	7.90	3.19	2.477	2475222	2684667	0.922
2012	71182	64222	1.108	950297	912620	1.041	8.54	3.41	2.504	2733403	2991372	0.914
2013	73111	62961	1.161	974398	915368	1.065	9.18	3.64	2.522	2948465	3233426	0.912
2014	74916	61866	1.210	981432	917335	1.070	9.70	3.77	2.573	3169880	3431334	0.923
2015	77116	60346	1.277	983528	920770	1.068	10.21	3.90	2.618	3418194	3597020	0.950
2016	79298	58973	1.344	983394	926518	1.061	10.79	4.04	2.671	3654956	3755497	0.973

（三）理论模型与研究方法

立足于计量经济学理论,一般采用协整理论来研究城镇化发展与医疗资源配置之间的关系。1987 年,美国计量经济学家克莱夫·格兰杰(Clive W.J. Granger)和财政经济学家罗伯特·弗里·恩格尔(Robert Fry Engle)提出协整理论及其方法,随着计量经济学的不断发展,协整理论已经成为计量经济学中处理非平稳时间序列之间短期波动和长期均衡关系的重要工具,通过协整理论可以有效地化解非平稳性序列建立模型时所导致的伪回归问题。通过构建协整方程,能够准确地反映变量之间长期稳定的均衡关系。按照协整理论,如果两个序列的某个线性组合是稳定的,则称这两个序列是协整的。

根据协整理论基本原理,判断序列是否协整,按照三个步骤进行:

第一步:单位根检验。

序列平稳性旨在说明序列值不随时间的变化而变化,序列值与时间不存在相关关系。判断序列的平稳性过程,被称为单位根检验,通常采用 ADF(Augmented Dickey – Fuller)检验、PP(Phillips – Perron)检验、DF(Dickey Fuller)检验等方法进行检验。在经济模型实证研究中,通常选用 ADF 检验方法对序列进行平稳性检验。

构建 ADF 检验模型:

$$\begin{cases} \Delta x_t = (\rho - 1)x_{t-1} + \sum_{i=1}^{p-1} \beta_i \Delta x_{t-1} + \varepsilon_t \\ \Delta x_t = \alpha_1 + (\rho - 1)x_{t-1} + \sum_{i=1}^{p-1} \beta_i \Delta x_{t-1} + \varepsilon_t \\ \Delta x_t = \alpha_1 + \sigma_1 + (\rho - 1)x_{t-1} + \sum_{i=1}^{p-1} \beta_i \Delta x_{t-1} + \varepsilon_t \end{cases} \tag{4-6}$$

判断方法:(1)如果 ADF 值小于 MacKinnon 临界值,则说明序列是平稳的;(2)如果 ADF 值大于或等于 MacKinnon 临界值,则说明序列非平稳。

第二步:协整关系检验和误差修正模型。

通过对两个序列变量进行回归分析,然后对其残差序列估计值做平稳性检验,如果序列变量存在长期均衡关系,就建立误差修正模型。误差修正模型:

$$\begin{cases} y_t = \beta_0 + \beta_{1x_t} + \varepsilon_t \\ \Delta y_t = \sum_{i=1}^{p} \alpha_i \Delta y_{t-i} + \sum_{j=1}^{q} \beta_j \Delta y_{t-j} + \gamma(y_{t-1} - \hat{\beta}_0 - \hat{\beta}_{1x_{t-1}}) + \mu_t \end{cases} \tag{4-7}$$

式 4-7 中的 $y_{t-1} - \hat{\beta}_0 - \hat{\beta}_{1x_{t-1}}$ 为误差修正项,各个差分项表明序列变量短期波动的影响,短期变量 Δy_{t-j} 和 $\gamma(y_{t-1} - \hat{\beta}_0 - \hat{\beta}_{1x_{t-1}})$ 共同决定 y_t 短期变化 Δy_t 的方向。

第三步:格兰杰因果关系检验。

格兰杰因果关系检验主要是验证两个序列变量是否存在因果关系,通过格兰杰因果关系检验可以分析并确定序列变量之间的因果关系和强度。格兰杰因果关系检验模型：

$$y_t = c + \sum_{i=1}^{p-1} \alpha_i \Delta x_{t-i} + \sum_{j=1}^{q} \beta_j \Delta x_{t-j} + \varepsilon_{t1} \tag{4-8}$$

判断方法：(1)如果 x 不是 y 的格兰杰原因，用 DF 检验进行检验；(2)如果大于临界值，则拒绝原假设；(3)如果小于或等于临界值，接受原假设，x 不是 y 的格兰杰原因。

二、实证分析

（一）相关性分析

相关性分析主要是判断两个变量是否具有直接的关联性，即研究城镇化发展水平与医疗资源配置水平之间的直接联系。基于原始数据，运用统计软件 SPSS17.0 对城乡人口比（UR_{prop}）与城乡医疗机构比（$Hosp_{prop}$）、城乡医技人员比（$Doctor_{prop}$）、城乡医疗床位比（Bed_{prop}）进行相关性分析，得到分析结果如表 4-3 所示。

表4-3　城镇化发展水平与城乡医疗资源配置水平相关性

指标	UR_{prop}	$Hosp_{prop}$	$Doctor_{prop}$	Bed_{prop}
UR_{prop}	1	0.834423	0.967449	0.905929
$Hosp_{prop}$	0.834423	1	0.792937	−0.00295
$Doctor_{prop}$	0.967449	0.792937	1	0.070974
Bed_{prop}	0.905929	−0.00295	0.070974	1

由此可见，城乡人口比（UR_{prop}）与城乡医疗机构比（$Hosp_{prop}$）、城乡医技人员比（$Doctor_{prop}$）、城乡医疗床位比（Bed_{prop}）的相关关系为双向正相关关系，其相关系数分别是 0.834423、0.967449、0.905929。相关系数显示，城镇化发展

水平与城乡医疗资源配置水平的关联性较强,特别是城镇化发展水平(UR_{prop})与城乡医疗机构比($Hosp_{prop}$)的相关系数接近1,两者呈高度的正相关。

为了消除异方差的影响,需要对原始序列进行取对数处理,记为$\ln UR_{prop}$、$\ln Hosp_{prop}$、$\ln Doctor_{prop}$、$\ln Bed_{prop}$,取对数处理后的序列变量如表4-4所示。

表4-4 取对数处理后的序列变量

年份	$\ln UR_{prop}$	$\ln Hosp_{prop}$	$\ln Doctor_{prop}$	$\ln Bed_{prop}$
2007	−0.2031	0.0375	0.8730	−0.0208
2008	−0.1732	0.0383	0.8695	−0.0553
2009	−0.1366	0.0383	0.8887	−0.0743
2010	−0.0128	0.0384	0.9189	−0.0761
2011	0.0508	0.0388	0.9068	−0.0812
2012	0.1029	0.0405	0.9180	−0.0901
2013	0.1495	0.0625	0.9251	−0.0922
2014	0.1914	0.0676	0.9450	−0.0793
2015	0.2452	0.0660	0.9624	−0.0510
2016	0.2961	0.0596	0.9824	−0.0272

相对应的一阶差分标记为$\mathrm{D}\ln UR_{prop}$、$\mathrm{D}\ln Hosp_{prop}$、$\mathrm{D}\ln Doctor_{prop}$、$\mathrm{D}\ln Bed_{prop}$,于是得到一阶差分变换后的序列变量,如表4-5所示。

表4-5 一阶差分变换后的序列变量

年份	$\mathrm{D}\ln UR_{prop}$	$\mathrm{D}\ln Hosp_{prop}$	$\mathrm{D}\ln Doctor_{prop}$	$\mathrm{D}\ln Bed_{prop}$
2008	0.0299	0.0008	−0.0035	−0.0345
2009	0.0365	0.0000	0.0192	−0.0190
2010	0.1238	0.0001	0.0302	−0.0018
2011	0.0636	0.0005	−0.0121	−0.0051
2012	0.0521	0.0016	0.0112	−0.0089
2013	0.0465	0.0220	0.0070	−0.0021
2014	0.0419	0.0051	0.0200	0.0130

续表

年份	$\text{Dln}UR_{prop}$	$\text{Dln}Hosp_{prop}$	$\text{Dln}Doctor_{prop}$	$\text{Dln}Bed_{prop}$
2015	0.0539	−0.0016	0.0173	0.0283
2016	0.0509	−0.0064	0.0200	0.0238

由此可见，一阶差分变换后的四个序列变量 $\text{Dln}UR_{prop}$、$\text{Dln}Hosp_{prop}$、$\text{Dln}Doctor_{prop}$、$\text{Dln}Bed_{prop}$ 均相对平稳，可以进行单位根检验与协整分析。

（二）平稳性检验

根据协整理论基本原理，协整分析是建立在时间序列具有非平稳性基础之上进行的，也就表明在对序列变量进行协整分析之前都需要检验序列的平稳性。一般采用 ADF 检验模型对序列变量进行平稳性检验。按照 ADF 检验基本原理，提出原假设和备选假设：

原假设：时间序列存在单位根，时间序列非平稳。

备选假设：时间序列不存在单位根，时间序列平稳。

运用统计软件 Stata 对序列变量 $\ln UR_{prop}$、$\text{Dln}UR_{prop}$、$\ln Hosp_{prop}$、$\text{Dln}Hosp_{prop}$、$\ln Doctor_{prop}$、$\text{Dln}Doctor_{prop}$、$\ln Bed_{prop}$、$\text{Dln}Bed_{prop}$ 进行 ADF 检验，检验结果如表 4-6 所示。

表 4-6　序列单位根检验

指标	ADF 检验值	P 值	10%临界值	检验类型（C，T，P）	检验结果
$\ln UR_{prop}$	−0.408477	0.8682	−2.771129	（C，0，3）	不平稳
$\text{Dln}UR_{prop}$	−6.233174	0.0039	−2.89418	（C，0，3）	平稳
$\ln Hosp_{prop}$	−0.833374	0.7586	−3.259808	（C，0，3）	不平稳
$\text{Dln}Hosp_{prop}$	−4.242694	0.0018	−1.597291	（C，0，3）	平稳
$\ln Doctor_{prop}$	0.298466	0.9622	−2.214205	（C，0，3）	不平稳

续表

指标	ADF 检验值	P 值	10%临界值	检验类型（C,T,P）	检验结果
$\mathrm{D}\ln Doctor_{prop}$	−3.827404	0.0031	−1.597291	（C,0,3）	平稳
$\ln Bed_{prop}$	−0.4582648	0.8620	−2.801384	（C,0,3）	不平稳
$\mathrm{D}\ln Bed_{prop}$	−2.722405	0.0056	−1.597291	（C,0,3）	平稳

注:检验类型(C,T,P)中,C 表示带有常数项,T 表示带有时间趋势项,P 表示滞后阶数。

由此可见,$\mathrm{D}\ln UR_{prop}$、$\mathrm{D}\ln Hosp_{prop}$、$\mathrm{D}\ln Doctor_{prop}$、$\mathrm{D}\ln Bed_{prop}$ 均拒绝原假设,为一阶单整序列 I(1),接受不存在单位根的结论。$\ln UR_{prop}$、$\ln Hosp_{prop}$、$\ln Doctor_{prop}$、$\ln Bed_{prop}$ 序列均为一阶单整序列,满足协整检验的基本要求,可以进行协整检验。

（三）协整检验

根据协整理论基本原理,如果两个非平稳序列之间存在着长期均衡,那么就可以判定这两个非平稳序列之间存在协整关系。判断两个非平稳序列的协整关系,主要是对两个序列协整回归方程的残差项进行检验,通过检验残差项是否存在单位根,来揭示时间序列变量是否存在长期稳定的均衡关系。

根据平稳性检验结果显示,$\ln UR_{prop}$、$\ln Hosp_{prop}$、$\ln Doctor_{prop}$、$\ln Bed_{prop}$ 序列均为一阶单整序列,有可能存在协整关系。采用 E-G 两步检验法对 $\ln UR_{prop}$、$\ln Hosp_{prop}$、$\ln Doctor_{prop}$、$\ln Bed_{prop}$ 序列进行协整性检验。

1.建立回归方程

以 $\ln UR_{prop}$ 为解释变量,以 $\ln Hosp_{prop}$、$\ln Doctor_{prop}$、$\ln Bed_{prop}$ 为被解释变量,分别建立三个回归方程,组成回归方程组:

$$\begin{cases} \ln Hosp_{prop} = c_1 + \alpha_1 \ln UR_{prop} + \varepsilon_1 \\ \ln Doctor_{prop} = c_2 + \alpha_2 \ln UR_{prop} + \varepsilon_2 \\ \ln Bed_{prop} = c_3 + \alpha_3 \ln UR_{prop} + \varepsilon_3 \end{cases} \quad (4\text{-}9)$$

运用最小二乘法(OLS)对该方程组进行回归,得到回归结果如下:

$$
\begin{cases}
\ln Hosp_{prop} = 0.045623 \quad + \quad 0.061291 \ln UR_{prop} + \varepsilon_1 \\
\qquad\qquad (17.26085) \qquad (4.082961) \\
\qquad\qquad R^2 = 0.675727 \quad DW = 1.101901 \\
\ln Doctor_{prop} = 0.908803 \quad + \quad 0.199465 \ln UR_{prop} + \varepsilon_2 \\
\qquad\qquad (2.21228) \qquad (9.746778) \\
\qquad\qquad R^2 = 0.92233 \quad DW = 1.214892 \\
\ln Hosp_{prop} = -0.06386 \quad + \quad 0.017451 \ln UR_{prop} + \varepsilon_3 \\
\qquad\qquad (7.2844895) \qquad (3.505014) \\
\qquad\qquad R^2 = 0.957632 \quad DW = 1.572351
\end{cases}
\tag{4-10}
$$

由此可见,三个模型拟合得相对较好(主要是通过 R^2 统计量来判断),且三个模型的弹性系数为正,表明 $\ln UR_{prop}$ 与 $\ln Hosp_{prop}$、$\ln Doctor_{prop}$、$\ln Bed_{prop}$ 呈正向关系。

基于回归方程组的回归结果,可以得出城镇化发展水平与医疗资源配置水平的统计学数量关系:(1)城乡医疗机构比每增加1%,可导致城乡人口比提高0.06129%。(2)城乡医技人员比每增加1%,可导致城乡人口比提高0.199465%。(3)城乡医疗床位比每增加1%,可导致城乡人口比提高0.01745%。当医疗资源向城市集中的程度越来越高的时候,城镇化发展水平也就越来越高。

2. 残差的单位根检验

对回归方程组进行数学变换,将残差项作为解释变量,$\ln UR_{prop}$、$\ln Hosp_{prop}$、$\ln Doctor_{prop}$、$\ln Bed_{prop}$ 作为被解释变量,得到残差回归方程:

$$
\begin{cases}
\varepsilon_1 = -0.045623 - 0.061291 \ln UR_{prop} + \ln Hosp_{prop} \\
\varepsilon_2 = -0.908803 - 0.199465 \ln UR_{prop} + \ln Doctor_{prop} \\
\varepsilon_3 = 0.06386 - 0.017451 \ln UR_{prop} + \ln Bed_{prop}
\end{cases}
\tag{4-11}
$$

针对残差回归方程进行平稳性检验,得到检验结果如表4-7所示。

表4-7　残差单位根检验

ε	ADF 检验值	P 值	10%临界值	检验结果
ε_1	-2.920940	0.0056	-1.649088	平稳
ε_2	-4.274649	0.0013	-1.598068	平稳
ε_3	-2.664108	0.0071	-1.957291	平稳

由此可见,ε_1、ε_2、ε_3均拒绝原假设,在10%的显著性水平下,接受不存在单位根的结论,说明 $\ln Hosp_{prop}$、$\ln Doctor_{prop}$、$\ln Bed_{prop}$ 与 $\ln UR_{prop}$ 之间存在协整关系。

3.误差修正模型

从残差回归方程估计结果可以看出,城镇化发展促进了医疗资源向城市集中,这种关系在长期内处于均衡状态。按照协整理论基本原理,当序列变量之间存在协整关系,则表明序列变量之间存在着长期均衡关系。这种均衡关系在短期可能会表现出失衡,可以通过建立误差修正模型来揭示序列变量之间的短期关系,以及长期与短期之间的修正关系。用 ξ 作为非均衡误差项,用 e 表示残差项,构建误差修正模型:

$$\begin{cases} \mathrm{Dln}Hosp_{prop} = c_1 + \alpha_1 \mathrm{Dln}UR_{prop} + \beta_1 e_1 + \xi_1 \\ \mathrm{Dln}Doctor_{prop} = c_2 + \alpha_2 \mathrm{Dln}UR_{prop} + \beta_2 e_2 + \xi_2 \\ \mathrm{Dln}Bed_{prop} = c_3 + \alpha_3 \mathrm{Dln}UR_{prop} + \beta_3 e_3 + \xi_3 \end{cases} \tag{4-12}$$

运用 OLS 估计得到误差修正回归模型:

$$
\begin{cases}
\begin{aligned}
\text{D}\ln Hosp_{prop} &= 0.209067 &&+ 0.024482\text{D}\ln UR_{prop} - 0.5059e_1 + \xi_1 \\
&\quad(1.261408) &&\quad(1.209414) \qquad\quad (1.233746) \\
&\quad R^2 = 0.918554 &&\qquad\qquad\qquad DW = 1.22994 \\[4pt]
\text{D}\ln Doctor_{prop} &= 0.008256 &&+ 0.078261\text{D}\ln UR_{prop} - 0.844029e_2 + \xi_2 \\
&\quad(1.003487) &&\quad(0.57975) \qquad\quad (2.448721) \\
&\quad R^2 = 0.856171 &&\qquad\qquad\qquad DW = 1.930089 \\[4pt]
\text{D}\ln Bed_{prop} &= -0.007642 &&+ 0.162874\text{D}\ln UR_{prop} - 0.293904e_3 + \xi_3 \\
&\quad(-0.448748) \quad(0.579683) &&\qquad\quad (0.781934) \\
&\quad R^2 = 0.922111 &&\qquad\qquad\qquad DW = 1.307408
\end{aligned}
\end{cases}
$$

$$(4\text{-}13)$$

误差修正回归模型反映了序列变量短期波动的影响,实证研究结果表明:城乡医疗机构比相对于城镇化发展水平提高的调整力度为 0.5059,城乡医技人员比相对于城镇化发展水平提高的调整力度为 0.844029,城乡医疗床位比相对于城镇化发展水平提高的调整力度为 0.293904。

(四) 格兰杰因果关系检验

协整检验结表明,城乡人口比($\ln UR_{prop}$)与城乡医疗机构比($\ln Hosp_{prop}$)、城乡医技人员比($\ln Doctor_{prop}$)、城乡医疗床位比($\ln Bed_{prop}$)之间存在长期均衡关系。符合因果关系检验的条件,采用滞后 1—2 期对序列变量进行互为因果关系检验。

针对城乡人口比($\ln UR_{prop}$)与城乡医疗机构比($\ln Hosp_{prop}$)、城乡医技人员比($\ln Doctor_{prop}$)、城乡医疗床位比($\ln Bed_{prop}$)的三组时间序列进行格兰杰因果关系检验,检验结果如表 4-8 所示。

表4-8　格兰杰因果关系检验

原假设	P=1		P=2	
	F 统计量	P 值	F 统计量	P 值
$\ln Hosp_{prop}$ 不是 $\ln UR_{prop}$ 的格兰杰原因	0.03877	0.8504	0.09791	0.9095
$\ln UR_{prop}$ 不是 $\ln Hosp_{prop}$ 的格兰杰原因	2.39837	0.1724	2.22857	0.2552
$\ln Doctor_{prop}$ 不是 $\ln UR_{prop}$ 的格兰杰原因	1.09513	0.3357	0.9854	0.4689
$\ln UR_{prop}$ 不是 $\ln Doctor_{prop}$ 的格兰杰原因	0.56907	0.4792	10.4679	0.0444
$\ln Bed_{prop}$ 不是 $\ln UR_{prop}$ 的格兰杰原因	1.32958	0.2927	12.7249	0.0342
$\ln UR_{prop}$ 不是 $\ln Bed_{prop}$ 的格兰杰原因	14.6695	0.0087	2.0189	0.2783

注:P=1,表示滞后1期;P=2,表示滞后2期。

由此可见,在5%的显著性水平下:当滞后期为1时,城乡人口比($\ln UR_{prop}$)和城乡医疗床位比($\ln Bed_{prop}$)具有单向格兰杰因果关系;当滞后期为2时,城乡人口比($\ln UR_{prop}$)和城乡医疗床位比($\ln Bed_{prop}$)、城乡医技人员比($\ln Doctor_{prop}$)有单向格兰杰因果关系,即城乡人口比($\ln UR_{prop}$)是城乡医疗床位比($\ln Bed_{prop}$)和城乡医技人员比($\ln Doctor_{prop}$)的格兰杰原因;城乡人口比($\ln UR_{prop}$)与城乡医疗机构比($\ln Hosp_{prop}$)互相都不是格兰杰原因。也就是说,城乡人口比是城乡医技人员比、城乡医疗床位比的格兰杰原因,随着城镇化水平的提升,医疗资源逐步向城市转移,在医疗技术人员的配置和医疗机构床位配置方面表现得较为明显。城乡医疗机构数量的变动与城镇化发展水平不存在格兰杰因果关系,可以这样理解,城镇化发展促使城镇人口增加,导致对医疗技术人员和医疗床位数需求增加,这种增加表现为消费者的直接需求,而没有直接表现在对医疗机构的间接需求上,然而实际上这种对医疗技术人员和医疗床位数的直接需求可以映射出对医疗机构的需求,所以在数据的统计学特征上没有直接表现出城镇化发展水平不是医疗机构变化的原因,医疗机构变化也不是影响城镇化发展水平的原因。

三、主要结论与结果解释

(一)主要结论

通过对时间序列变量城乡人口比(UR_{prop})、城乡医疗机构比($Hosp_{prop}$)、城乡医技人员比($Doctor_{prop}$)、城乡医疗床位比(Bed_{prop})进行相关性分析、协整检验、格兰杰因果关系检验,可以得出三个方面的研究结论:

第一,城镇化发展水平与医疗资源配置水平呈双向正相关关系。十年时间(2007—2016年),中国城乡人口比(UR_{prop})与城乡医疗机构比($Hosp_{prop}$)、城乡医技人员比($Doctor_{prop}$)、城乡医疗床位比(Bed_{prop})呈双向正相关关系,相关系数都比较高,相关性很强。城乡人口比(UR_{prop})与城乡医疗卫生机构比($Hosp_{prop}$)的相关系数为0.834423,城乡人口比(UR_{prop})与城乡医技人员比($Doctor_{prop}$)的相关系数为0.967449,城乡人口比(UR_{prop})与城乡医疗床位比(Bed_{prop})的相关系数为0.905929。其中,城乡人口比(UR_{prop})与城乡医技人员比($Doctor_{prop}$)的相关程度最显著,相关系数为0.96774,接近1。

第二,城镇化发展水平与城乡医疗资源配置水平之间存在着长期均衡关系。十年时间(2007—2016年),中国城镇化发展水平与城乡医疗资源配置水平之间存在着长期均衡关系。具体表现在:(1)城乡医疗机构比($Hosp_{prop}$)每增加1个百分点,可导致城乡人口比(UR_{prop})提高0.06129个百分点。在短期,一旦这种均衡偏离了长期均衡,下一期的模型将会以0.5059的修正系数反向修正,从而达到长期均衡(也就是说,如果在第i期偏离了长期均衡状态,那么在第$i+1$期模型将会以0.5059的修正系数反向修正,直到模型达到长期均衡状态为止)。(2)城乡医技人员比($Doctor_{prop}$)每增加1个百分点,城乡人口比(UR_{prop})可提高0.199465个百分点。在短期,一旦这种均衡偏离了长期均衡,下一期的模型将会以0.844029的修正系数反向修正,从而达到长期均衡(也就是说,如果在第 i 期偏离了长期均衡状态,那么在第 $i+1$ 期模型将会以 0.844029 的修正系数反向修正,直到模型达到长期均衡状态为止)。(3)城乡医疗床位比(Bed_{prop})每增加 1 个百分点,城乡人口比(UR_{prop})可提高0.01745 个百分点。在短期,一旦这种均衡偏离了长期均衡,下一期的模型将会以 0.293904 的修正系数反向修正,从而达到长期均衡(也就是说,如果在第 i 期偏离了长期均衡状态,那么在第 $i+1$ 期模型将会以 0.293904 的修正系数反向修正,直到模型达到长期均衡状态为止)。

第三,城镇化发展水平与城乡医疗资源配置水平之间存在一定的格兰杰因果关系。通过格兰杰因果关系检验结论可以看出,城镇化发展水平是城乡医技人员变化、城乡医疗床位数变化的格兰杰原因,城镇化发展水平是医疗资源(主要是医技人员和医疗床位数)逐步向城市转移的原因,医疗机构的变化与城镇化水平的变动并没有明显的格兰杰因果关系。深入分析两者之间的内在联系之后,初步判定虽然城镇化发展水平与医疗机构配置水平之间没有直接的关系,但却有着间接的因果关系。

(二) 研究结果的进一步解释

经济的快速发展,促进了人口不断由农村向城镇集聚,推动了中国城镇化进程。城镇人口的增加,对基本公共服务的需求也随之增加,引致城镇医疗服务需求的增加,对城镇医疗资源供给产生一定压力。然而,现实状况是,无论是城镇居民还是农村居民,在就诊过程中都会受传统观念、市场经济认识不足、健康意识不够等诸多因素影响,以及基层医疗设备落后、医技人员水平相对较低、患者对基层医疗水平不信任等诸多因素的制约,导致患者就医行为呈现"小病大治、舍近求远"的态势,出现了城市医疗机构(尤其是城市公立医院)"车水马龙"与基层医疗机构(尤其是社区医院)"门可罗雀"的强对比反差现象。因此,城市医疗机构面对日益增加的患者就诊需求,不断加大医疗基础设施建设力度、扩大床位数量、引进医技人才,而基层医疗机构(主要是村卫生室、社区医院)则床位使用率不足、医技人才流失严重等问题突出。同时,面对日益增加的医疗服务需求,医药卫生学院的招生规模却没有显著的增加,医技人员的缺口较大。加之大部分医药卫生院校的毕业生去基层就业的意愿不强,一定程度上加剧了城乡医疗资源配置的失衡。

第五章 实证研究Ⅱ:"投入—产出—受益"分析

第一节 城乡医疗资源均衡配置的研究背景

中华人民共和国成立以来,中国城镇化水平和质量得到显著提升,城镇化快速增长的同时公共消费需求也在高速增长,居民对医疗服务的需求也呈同步增长趋势。然而,城镇化发展致使一部分农村居民转变为城镇居民,在全社会医疗服务供给没有同比例增加的情况下,导致城乡医疗服务总需求与总供给呈现结构性矛盾。党的十八大以来,以习近平同志为核心的党中央把全民健康作为全面小康的重要基础,强调把人民健康放在优先发展的战略位置,从经济社会发展全局统筹谋划加快推进公共服务均等化建设,国家在医疗卫生事业的投入显著增加,特别是中央财政对西部地区、欠发达地区、贫困地区、农村地区的医疗卫生事业发展投入力度空前巨大,在一定程度上缓解了医疗资源配置的失衡问题。

一、医疗资源配置的基本内涵

对于医疗资源配置而言,经济学主流观点认为医疗资源的配置状态只有均衡配置和非均衡(失衡)配置两种可能性。所谓的医疗资源均衡配置,主要体现在机会均等、结果均等、自由选择权三者的统一。

（一）机会均等

机会均等,旨在强调居民对基本医疗服务获得的可能性,所有居民获得基本医疗服务的可能性是相同的,不会因为任何因素而存在偏差。也就是说,居民获得基本医疗服务的可能性与其收入水平、支付能力、居住位置、身份地位等因素之间不存在直接关系。

（二）结果均等

结果均等,旨在强调获得基本医疗服务质量的同质化。在不损失效率的前提下,任何居民均能够获得相对均等的基本医疗服务,基本能够满足居民日常生活对健康的需求。结果均等具有三个显著的特征,即阶段性、动态性、分层次性,且结果均衡的水平可能受相关因素的影响,因时间、地点及阶段的不同,其结果存在一定的差异,在不同的发展时期具有不同的评判标准。

（三）自由选择权

自由选择权,旨在强调基本医疗服务的自由流动性,居民能够根据自己的意愿来自由选择医疗机构提供的医疗服务。但是,绝对的自由是不存在的,绝对的自由选择也是不存在的。同样,医疗服务自由选择也是在存在区域差异、城乡差异、阶段差异的前提下,保证大部分居民所享有的医疗服务相对一致。

二、医疗资源均衡配置的实现途径

如何有效避免医疗资源配置失衡的问题呢？理论界主要围绕公共财政供给方式的改革和公共财政实践的创新进行研究。研究结果中提出:(1)在财政收入对医疗卫生领域的经济支出上,政府要加大力度。(2)在财税体制层面,政府需要深化改革。(3)在转移支付制度层面,政府需要实践创新,且各级政府(尤其是县、乡、村三级)之间的事权与财权应明确,提高基层政府在公共服务上的供给能力。国家财政的投入重点应由城镇逐步转向乡村,投入类别应重点倾向于重大疾病治疗和基础性医疗保障项目。同时,推进医疗卫生体制改革与财税体制改革的深度融合,创新差别化、多样化的医疗保险制度,促进医疗资源在区域间合理分流,相对均衡地配置。另外,还需要倡导社会力量参与医疗卫生事业发展,形成以政府为主导、市场为辅助的医疗事业多元投入机制。

还有一类观点认为,加大对弱势群体(残疾人群、留守人群)和非劳动人口(老人、孕妇、儿童)的医疗服务投入,进一步优化财政支出结构,创新财政对医疗卫生事业的转移支付方式,提高全社会医疗服务整体供给能力和供给水平,推动医疗资源配置均衡发展。①

第二节　中国城乡医疗资源配置的基本现状

中国长期以来的城乡二元结构,引起医疗资源配置也表现为城乡分化特征。特别是随着城镇化快速发展,医疗资源的投入增长速度略滞后于城镇化的增长速度,导致中国医疗资源配置出现失衡,在一定程度上阻碍健康中国战略的实施。

一、医疗资源规模的比较分析

(一) 医疗资源规模的总体状况

根据2008—2017年各年度《中国卫生和计划生育统计年鉴》和《中国统计年鉴》,整理得出中国城乡医疗机构总体规模、城乡医疗技术人力资源、城

---

① Ihori T.A.,"Japan's Fiscal Policy and Fisscal Reconstruction",*Hi-Stat Discussion Paper Series*,Vol. 177,No.3,2005,pp. 153–172.

乡医疗机构床位的基本情况,如表 5-1 所示。

表 5-1　2007—2016 年中国医疗资源城乡规模

年份	医疗机构规模结构			人力资源规模结构			床位规模结构		
	城市(个)	乡镇(个)	城乡比	城市(人)	乡镇(人)	城乡比	城市(张)	乡镇(张)	城乡比
2007	19852	39876	0.4978	4913186	931761	5.2730	1831308	1869768	0.9794
2008	19712	39080	0.5044	5174478	938313	5.5147	1963581	2075126	0.9462
2009	20291	38475	0.5274	5535124	1050991	5.2666	2126302	2290310	0.9284
2010	20918	37836	0.5529	5876158	1091863	5.3818	2302297	2484543	0.9266
2011	21979	37295	0.5893	6202858	1126241	5.5066	2475222	2684667	0.9220
2012	23170	37097	0.6246	6675549	1094419	6.0996	2733403	2991372	0.9138
2013	24709	37015	0.6675	7210578	1081063	6.6699	2948465	3233426	0.9119
2014	25860	36902	0.7008	7589790	1058182	7.1725	3169880	3431334	0.9238
2015	27587	36817	0.7493	8007537	1031525	7.7628	3418194	3597020	0.9503
2016	29140	36795	0.7920	8454403	1000324	8.4517	3654956	3755497	0.9732

注:(1)医疗机构规模结构,城市指城市医院,乡镇指乡镇卫生院。

(2)人力资源规模结构,城市指城镇医疗卫生技术人员,乡镇指乡村医生和卫生员。

(3)床位规模结构,城市指城市医院床位数,乡村指乡镇卫生院床位数。

1.城乡医疗机构总体规模

从城乡医疗机构的总体规模结构来看,2007 年中国医疗机构总量为 59728 个,其中城市医院总量为 19852 个,乡镇卫生院为 39876 个;到 2016 年,中国医疗机构总量为 65935 个,其中城市医院总量为 29140 个,乡镇卫生院为 36795 个。2007 — 2016 年,城市医院总量增加了 9288 个(增长幅度为 46.79%),乡镇卫生院减少了 3081 个(减少幅度为 7.73%)。

2.城乡医疗技术人力资源规模

从城乡医疗技术人力资源规模结构来看,2007 年中国医疗技术人员总数为 5844947 人,其中城市医疗技术人员为 4913186 人,乡镇医生和卫生员为 931761 人;到 2016 年,中国医疗技术人员总数 9454727 人,其中城市医疗技术人员为 8454403 人,乡镇医生和卫生员为 1000324 人。2007—2016 年,城市医疗技术人员总量增加了 3541217 人(增长幅度为 72.08%),乡村医生和卫生员增加了 68563 人(增长幅度为 7.36%)。

3. 城乡医疗机构床位规模

从城乡医疗机构的床位规模结构来看,2007 年中国医疗机构床位总数为 3701076 张,其中城市医院床位数为 1831308 张,乡镇卫生院床位数为 1869768 张;到 2016 年,中国医疗机构床位总数为 7410453 张,其中城市医院床位数为 3654956 张,乡镇卫生院床位数为 3755497 张。2007—2016 年,中国城市医疗卫生床位数增加了 1823648 张(增长幅度为 99.58%),乡镇卫生院医疗卫生床位数增加了 1885729 张(增长幅度为 100.85%)。

(二) 医疗资源规模的变化趋势

长期以来,中国城镇与农村医疗资源配置的结构性矛盾较为突出。为了更加直观地了解城市与农村医疗资源的差距,采用城乡比的变化趋势来说明城乡医疗资源的结构性问题。

1. 医疗机构总体规模变化趋势

2007—2016 年,中国城乡医疗机构数量比逐年增加。2007 年中国城乡医疗机构数量之比为 0.4978,到 2016 年中国城乡医疗机构数量之比达到 0.7920。由此可见,十年间中国城乡医疗机构的结构性矛盾突出。

2. 医疗技术人力资源规模变化趋势

2007—2016 年,中国城乡医疗技术人员数量比逐年增加。2007 年中国城乡医疗技术人力资源数量之比为 5.2730,到 2016 年中国城乡医疗技术人力资源数量之比达到 8.4517。由此可见,十年间中国城乡医疗技术人力资源结构性矛盾也较为明显。

3. 城乡医疗机构床位规模变化趋势

2007—2016 年,中国城乡医疗机构床位数之比没有显著性变化。2007 年中国城乡医疗机构床位数之比为 0.9794,到 2016 年中国城乡医疗机构床位数之比为 0.9723。由此可见,十年间中国城乡医疗机构床位数结构性矛盾并不显著。

二、医疗服务的支出结构分析

(一) 政府对医疗卫生事业的支出

医疗卫生服务作为准公共物品,国家(政府)是医疗服务的主要供给方,国家(政府)对医疗服务的供给主要通过财政投入具体体现。随着中国经济的快速发展,政府财政收入规模也越来越大,政府对医疗卫生事业发展的投入力度也逐年增加。2007—2016 年,政府对医疗卫生事业的投入情况如表 5-2 所示。

表 5-2　2007—2016 年政府对医疗卫生事业的投入情况

年份	医疗卫生事业财政支出		政府卫生支出占GDP 的比重(%)	政府卫生支出占财政总支出的比重(%)
	总支出(亿元)	增速(%)		
2007	2581.58	45.13	0.96	5.19
2008	3593.94	39.21	1.12	5.74
2009	4816.26	34.01	1.38	6.31
2010	5732.49	19.02	1.39	6.38
2011	7464.18	30.21	1.53	6.83
2012	8431.98	12.97	1.56	6.69
2013	9545.81	13.21	1.60	6.83
2014	10579.23	10.83	1.64	6.97
2015	12475.28	17.92	1.81	7.09
2016	13910.31	11.50	1.87	7.41

1.政府对医疗卫生事业支出的总体趋势

从总体量上看,2007—2016 年政府对医疗卫生事业支出呈递增状态。

2007 年,政府对医疗卫生事业的支出为 2581.58 亿元,相比于 2006 年增速为 45.13%;2016 年,政府对医疗卫生事业的支出为 13910.31 亿元,相比于 2015 年增速为 11.50%。虽然政府财政对医疗卫生事业支出的绝对规模显著增长,年均增量均为千亿元的规模;但是,政府对医疗卫生事业支出的增长速度却呈下降趋势。

2.医疗卫生事业财政支出比重变化趋势

2007—2016 年,政府卫生支出占 GDP 的比重保持在 0.9%—1.9%,政府卫生支出占财政总支出的比重保持在 5.1%—7.5%。虽然,十年间这两个比重均保持增长,但增长的速度明显不足。尤其是政府卫生支出占财政总支出的比重增长速度,显著滞后于经济社会发展速度和城镇化速度。

(二) 个人对医疗服务的支出

经济社会的发展在居民维度表现为收入水平的提升所带来生活品质的提高,涵盖医疗服务消费层次的升级。因此,从城镇与农村人均卫生费用、人均医疗保健费用的变化趋势中,可以很清楚地看出中国城镇与农村医疗资源消费的结构性矛盾(见表 5-3)。

表 5-3　2006—2017 年中国城乡个人医疗服务支出情况

年份	人均卫生费用			人均医疗保健费用		
	城镇(元)	农村(元)	城乡比	城镇(元)	农村(元)	城乡比
2007	1516.3	358.1	4.23	699.1	210.2	3.33
2008	1861.8	455.2	4.09	786.2	246.0	3.20
2009	2176.6	562.0	3.87	856.4	287.5	2.98
2010	2315.5	666.3	3.48	871.8	326.0	2.67
2011	2697.5	879.4	3.07	969.0	436.8	2.22
2012	2999.3	1064.8	2.82	1063.7	513.8	2.07
2013	3234.1	1274.4	2.54	1136.1	668.2	1.70

续表

年份	人均卫生费用			人均医疗保健费用		
	城镇(元)	农村(元)	城乡比	城镇(元)	农村(元)	城乡比
2014	3457.3	1591.2	2.17	1305.6	753.9	1.73
2015	3754.7	1701.4	2.21	1443.4	846.0	1.71
2016	3949.5	1978.6	2.00	1630.8	929.2	1.76

1.城乡人均卫生费用变化趋势

2007—2016年,中国城镇和农村居民人均卫生费用呈现不同程度的增长。2007年,中国城镇居民人均卫生费用为1516.3元,中国农村居民人均卫生费用为358.1元,城镇居民的人均卫生费用是农村居民人均卫生费用的4.23倍,城市与农村的差距十分明显;到2016年,中国城镇居民人均卫生费用为3949.5元,中国农村居民人均卫生费用为1978.6元,城镇居民的人均卫生费用是农村人均卫生费用的2倍,城镇居民与农村居民在卫生费用方面的差距明显缓解。

2.城乡人均医疗保健费用变化趋势

2007—2016年,中国城镇和农村居民人均医疗保健费用呈现出不同程度的增长。2007年,中国城镇居民人均医疗保健费用为699.1元,中国农村居民人均医疗保健费用为210.2元,城镇居民的人均医疗保健费用是农村居民人均医疗保健费用的3.33倍,城镇居民与农村居民人均医疗保健费用支出有一定差距;到2016年,中国城镇居民人均医疗保健费用为1630.8元,中国农村居民人均医疗保健费用为929.2元,城镇居民的人均医疗保健费用是农村居民人均保健费用的1.76倍,城镇居民与农村居民在医疗保健费用方面的差距得到显著缓解。

三、医疗资源的可获得性比较分析

相关学者认为,影响居民健康水平的一个核心要件是医疗资源的可获得性[1]

---

[1] 苗艳青、张森:《新型农村合作医疗制度实施效果:一个供需视角的分析》,《农业经济问题》2008年第11期。

（苗艳青、张淼，2008）。在研究医疗资源配置过程中，不能只分析医疗资源在区域之间存量上的差距，医疗资源在区域之间的可获得性差距也是一个非常重要的内容。城乡居民对医疗资源的可获得性，通过城乡居民到最近医疗机构的距离和城乡居民到最近医疗机构的时间来衡量，主要数据根据国家卫生计生委统计信息中心编著的《2013 第五次国家卫生服务调查分析报告》中的相关数据测算得出。

（一）城乡居民到最近医疗机构的距离

1. 居民到最近医疗机构距离的总体情况

数据显示，63.9%的家庭离最近医疗机构在 1 千米以内，16.7%的家庭离最近医疗机构在 1—2 千米，9.7%的家庭离最近医疗机构在 2—3 千米，4.2%的家庭离最近医疗机构在 3—4 千米，2.1%的家庭离最近医疗机构在 4—5 千米，3.4%的家庭离最近医疗机构在 5 千米以上。

2. 城乡居民到最近医疗机构距离的结构

如表 5-4 所示，从城镇家庭调查结果来看，71%的城市家庭离最近医疗机构在 1 千米以内，15.1%的城市家庭离最近医疗机构在 1—2 千米，7.7%的城市家庭离最近医疗机构在 2—3 千米，3.1%的城市家庭离最近医疗机构在 3—4 千米，1.3%的城市家庭离最近医疗机构在 4—5 千米，1.8%的城市家庭离最近医疗机构在 5 千米以上。

从农村家庭调查结果来看，56.7%的农村家庭离最近医疗机构在 1 千米以内，18.3%的农村家庭离最近医疗机构在 1—2 千米范围内，11.6%的农村家庭离最近医疗机构在 2—3 千米范围内，5.3%的农村家庭离最近医疗机构在 3—4 千米范围内，3.1%的农村家庭离最近医疗机构在 4—5 千米范围内，5%的农村家庭离最近医疗机构在 5 千米以上。

表5-4　2013年调查家庭到最近医疗机构的距离分布

距离(d)	全国(%)	城市(%)	农村(%)	城乡差距(百分点)
d≤1000米	63.9	71.0	56.7	14.3
1000米<d≤2000米	16.7	15.1	18.3	-3.2
2000米<d≤3000米	9.7	7.7	11.6	-3.9
3000米<d≤4000米	4.2	3.1	5.3	-2.2
4000米<d≤5000米	2.1	1.3	3.1	-1.8
d>5000米	3.4	1.8	5.0	-3.2

注:根据国家卫生计生委统计信息中心主编的《2013第五次国家卫生服务调查分析报告》(中国协和医科大学出版社2015年版,第113页)整理得到。

3.城乡差距结构比较分析

从城乡居民到最近医疗机构的距离差距看,城市家庭到最近医疗机构的距离在1千米以内的比例要高于农村家庭,城市家庭到最近医疗机构的距离在5千米以上的比例要低于农村家庭。因此,从医疗资源获取的距离维度来看,城市居民在医疗资源获得性方面显著优于农村居民,城乡之间在医疗资源的获取距离上差别明显。

(二) 城乡居民到最近医疗机构的时间

1.居民到最近医疗机构所花费时间的总体情况

数据显示,84%的家庭到最近医疗机构所花费的时间在15分钟以内,7.9%的家庭到最近医疗机构所花费的时间在15—20分钟,8.1%的家庭到最近医疗机构所花费的时间在20分钟以上。

2.城乡居民到最近医疗机构所花费时间的结构

从城镇家庭调查结果来看,87.8%的城市家庭到最近医疗机构所花费的时间在15分钟以内,6.9%的城市家庭到最近医疗机构所花费的时间在15—20分钟,5.3%的城市家庭到最近医疗机构所花费的时间在20分钟以上。

如表5-5所示,从农村家庭调查结果来看,80.2%的农村家庭到最近医疗机构所花费的时间在15分钟以内,8.9%的农村家庭到最近医疗机构所花费的时间在15—20分钟,10.9%的农村家庭到最近医疗机构所花费的时间在20分钟以上。

表5-5 2013年调查家庭到最近医疗机构所花费的时间分布

时间(t)	全国(%)	城市(%)	农村(%)	城乡差距(百分点)
t≤15分钟	84.0	87.8	80.2	17.6
15分钟<t≤20分钟	7.9	6.9	8.9	-2.0
t>20分钟	8.1	5.3	10.9	-5.6

注:根据国家卫生计生委统计信息中心主编的《2013第五次国家卫生服务调查分析报告》(中国协和医科大学出版社2015年版,第123页)整理得到。

3.城乡差距结构比较分析

从城乡居民到最近医疗机构所花费时间的差距看,城市家庭到最近医疗机构所花费的时间在15分钟以内的比例要高于农村家庭,城市家庭到最近医疗机构所花费的时间在20分钟以上的比例要低于农村家庭。因此,从医疗资源获取的及时性维度来看,城市居民在医疗资源获得性方面要优于农村居民,城乡之间在医疗资源获取时间上的差异也十分明显。

第三节 中国城乡医疗资源配置
均衡整体评价

一、指标选取与数据来源

(一)医疗资源配置指标体系构建

按照医疗资源的属性,将医疗资源划分为物力资源、人力资源、财力资源三个具体类别。在对这三个类别进行指标选取时,充分考虑统计指标的代表性、稳定性和可得性之后,物力资源指标用千人床位数、万元以上设备台数来表征,人力资源采用千人执业医师数、千人注册护士数来表征,财力资源用政府卫生支出占 GDP 的比重、政府卫生支出占财政支出的比重来表征。医疗资源配置指标结构,如表5-6所示。

表5-6 医疗资源配置指标结构

类别	指标	单位	经济含义
物力资源	千人床位数	张	反映医疗机构提供病床的相对数量
	万元以上设备台数	台	反映医疗机构医疗设备的拥有量
人力资源	千人执业医师数	人	反映医疗机构专业技术人员的容量
	千人注册护士数	人	反映医疗机构专业技术人员的容量
财力资源	政府卫生支出占 GDP 的比重	%	反映国家对医疗卫生事业投入的情况
	政府卫生支出占财政总支出的比重	%	反映政府对医疗卫生事业发展的重视程度

（二）原始数据

按照指标结构,选取中国2007—2016年共十个年度的统计数据。数据来源于2008—2017年各年度的《中国卫生和计划生育统计年鉴》和《中国统计年鉴》。医疗资源配置指标结构原始数据,如表5-7所示。

表5-7 医疗资源配置指标结构原始数据

年份	物力资源				人力资源				财力资源	
	千人床位数（张）		万元以上设备台数（台）		千人执业医师数（人）		千人注册护士数（人）		政府卫生支出占 GDP 的比重（%）	政府卫生支出占财政总支出的比重（%）
	城市	农村	城市	农村	城市	农村	城市	农村		
2007	3.8	1.58	1493504	199847	2.61	1.23	2.42	0.70	0.96	5.19

续表

年份	物力资源				人力资源				财力资源	
	千人床位数（张）		万元以上设备台数（台）		千人执业医师数（人）		千人注册护士数（人）		政府卫生支出占GDP的比重（%）	政府卫生支出占财政总支出的比重（%）
	城市	农村	城市	农村	城市	农村	城市	农村		
2008	4.05	1.75	1671582	227371	2.68	1.26	2.54	0.76	1.12	5.74
2009	4.31	1.93	1871257	261565	2.83	1.31	2.82	0.81	1.38	6.31
2010	5.94	2.60	2077008	282450	2.97	1.32	3.09	0.89	1.39	6.38
2011	6.24	2.80	2363219	292292	3.00	1.33	3.29	0.98	1.53	6.83
2012	6.88	3.11	2057108	313198	3.19	1.4	3.65	1.09	1.56	6.69
2013	7.36	3.35	3156198	338091	3.39	1.48	4.00	1.22	1.60	6.83
2014	7.84	3.54	3722893	365810	3.54	1.51	4.3	1.31	1.64	6.97
2015	8.27	3.71	4081774	397160	3.72	1.55	4.58	1.39	1.81	7.09
2016	8.41	3.91	4601414	433864	3.79	1.61	4.75	1.5	1.87	7.41

为便于比较,在模型中对城乡医疗资源配置差距的判断采用城乡比进行分析,针对城乡千人床位数、万元以上设备台数、千人执业医师数、千人注册护士数四个指标进行转换。换算后的指标数据,如表5-8所示。

表5-8 医疗资源配置指标结构城乡比

年份	物力资源		人力资源		财力资源	
	千人床位数城乡比	万元以上设备台数城乡比	千人执业医师数城乡比	千人注册护士数城乡比	政府卫生支出占GDP的比重城乡比	政府卫生支出占财政总支出的比重城乡比
2007	2.41	7.47	2.12	3.46	0.0096	0.0519
2008	2.31	7.35	2.13	3.34	0.0112	0.0574
2009	2.23	7.15	2.16	3.48	0.0138	0.0631
2010	2.28	7.35	2.25	3.47	0.0139	0.0638
2011	2.23	8.09	2.26	3.36	0.0153	0.0683
2012	2.21	6.57	2.28	3.35	0.0156	0.0669
2013	2.20	9.34	2.29	3.28	0.016	0.0683

续表

年份	物力资源		人力资源		财力资源	
	千人床位数城乡比	万元以上设备台数城乡比	千人执业医师数城乡比	千人注册护士数城乡比	政府卫生支出占GDP的比重城乡比	政府卫生支出占财政总支出的比重城乡比
2014	2.21	10.18	2.34	3.28	0.0164	0.0697
2015	2.23	10.28	2.40	3.29	0.0181	0.0709
2016	2.15	10.61	2.35	3.17	0.0187	0.0741

二、判断方法说明

基于统计学基本原理,通常对于资源配置的测度主要采用变异系数、泰尔指数、极差法、洛伦兹曲线与基尼系数、不平等斜率指数、阿特金森指数等指标,根据具体的对象来选取合适的统计方法,才能确保研究结果的可靠性。

针对医疗资源配置这个相对特殊的研究对象,在统计方法的选取上预设5个基本条件,只有满足了这些基本条件的统计分析方法,才能进行科学的实证分析。

条件1:尺度无关,医疗资源总量大小不影响对资源分布的比较。

条件2:人口无关,人口规模不影响对资源分布不均衡趋势的量化。

条件3:可分解性,医疗资源配置不均衡被分解为组间不均衡和组内不均衡两类,医疗资源配置均衡程度为组间不均衡与组内不均衡的加权总和。

条件4:弱转移性,医疗资源由富集区转移到匮乏区之后,导致医疗资源配置的不均衡性缩减。

条件5:强转移性,在弱转移条件成立的前提下,对于固定距离上的一次转移引起的不均衡变化只取决于转移的份额。

按照以上5个条件,对变异系数、泰尔指数、极差法、洛伦兹曲线与基尼系数、不平等斜率指数、阿特金森指数6种指标测度方法进行比较,只有变异系数和泰尔指数能够同时满足前4个条件(即条件1、条件2、条件3、条件4),且泰尔指数在满足前4个条件的同时还满足条件5。因此,泰尔指数是判断医疗资源配置情况最有效的方法。然而,泰尔指数只能表现出上层和下层变化的敏感程度,却不能表现中层变化的敏感程度,敏感程度的取值范围也不确定。泰尔指数在这方面的不足正好可以由变异系数来弥补,修正后的加权变异系数的取值范围在[0,1]区间内,能够对医疗资源配置的均衡性作出直观、科学、准确的判断。

经过充分论证,将泰尔指数和修正的加权变异系数两种统计方法结合起来,分析医疗资源在配置上存在的失衡问题,这样既可以避免因单个指标分析所造成的偏差,也可以对比两种不同统计方法得出的结果,为判断医疗资源在城镇与农村之间配置情况的科学性和准确性提供保证。

三、城乡医疗资源配置均衡程度的判断

(一)泰尔指数

泰尔指数(Theil Index)是西方经济学中用来衡量均衡性的一种统计方法。1967年,荷兰经济学家泰尔(H.Theil)提出泰尔指数,主要通过考察人口和其相应的所测指标是否匹配来判断资源配置的均衡性。一般认为,当每一个人所拥有的资源都一样时,此时的资源配置是绝对均衡的;当部分人群占有资源的比重高于(或低于)其他人群的时候,就会产生失衡现象。

1.泰尔指数模型

根据泰尔指数的统计学含义,泰尔指数的测算模型为:

$$Theil_i = \sum_{i=1}^{n} w_i \ln\left(\frac{w_i}{r_i}\right) \tag{5-1}$$

式5-1中,w_i表示第i组人群人口数占全体人口数的比重,r_i表示第i组观测变量占该观测变量总值的比重。

从泰尔指数的测算模型中可以看出：（1）当各组所占观测变量比重和人口比重相等时，$Theil$ 的数值为 0，表示绝对均衡状态。（2）当各组所占观测变量比重和人口比重不相等时，$Theil$ 的数值不为 0（可以大于 0，也可以小于 0），表示失衡状态。

2. 泰尔指数分解

泰尔指数的最大优点就在于它所代表的均衡可以进行分解，能够准确划分为不同层次、不同组别的均衡性。当然，泰尔指数的不足之处就是不能确定一个相对准确合理的判断标准。

泰尔指数分解模型为：

$$\begin{cases} Theil = Theil_{inside} + Theil_{between} \\ Theil_{inside} = \sum_{i=1}^{k} w_i Theil_i \\ Theil_{between} = \sum_{i=1}^{k} w_i \ln\left(\dfrac{W_i}{R_i}\right) \end{cases} \tag{5-2}$$

上述模型中，$Theil_{inside}$ 表示组内差异，即观测变量内部配置差异的加权和；$Theil_{between}$ 表示组间差异，即观测变量群组之间配置的差异；w_i 表示第 i 组人群人口数占群组总人口数的比重，$Theil_i$ 表示第 i 组观测变量的泰尔指数，W_i 表示第 i 组人口占总人口的比例，R_i 表示第 i 组观测变量占观测总量的比重。

对泰尔指数分解之后，就能够测算各组差异对总泰尔指数 $Theil$ 的贡献率，测算模型为：

$$\begin{cases} CR_{inside} = \dfrac{Theil_{inside}}{Theil} \\ CR_{between} = \dfrac{Theil_{between}}{Theil} \end{cases} \tag{5-3}$$

上述模型中，CR_{inside} 表示组内差异贡献率，$CR_{between}$ 表示组间差异贡献率。

3. 泰尔指数测算

根据医疗资源配置指标构成结构，将医疗资源划分为城镇和农村两个群组,进一步将医疗资源配置的观测指标设置为千人床位数、万元以上设备台数、千人执业医师数、千人注册护士数、政府卫生支出占 GDP 的比重及政府卫生支出占财政总支出的比重。按照泰尔指数模型测算方法,结果如表5-9所示。

表 5-9　2007—2016 年中国城乡医疗资源配置泰尔指数测算结果

年份	物力资源		人力资源		财力资源	
	千人床位数	万元以上设备台数	千人执业医师数	千人注册护士数	政府卫生支出占 GDP 的比重	政府卫生支出占财政总支出的比重
2007	0.0949	0.2451	0.0683	0.1700	0.0443	0.0531
2008	0.0860	0.2367	0.0682	0.1599	0.0441	0.0512
2009	0.0810	0.2141	0.0701	0.1633	0.0412	0.0578
2010	0.0786	0.2047	0.0760	0.1619	0.0408	0.0561
2011	0.0732	0.2134	0.0847	0.1490	0.0411	0.0549
2012	0.0709	0.2035	0.0758	0.1479	0.0398	0.0532
2013	0.0689	0.2001	0.0756	0.1411	0.0386	0.0555
2014	0.0691	0.1986	0.0783	0.1386	0.0378	0.0438
2015	0.0701	0.2034	0.0802	0.1354	0.0388	0.0497
2016	0.0683	0.1843	0.0791	0.1257	0.0381	0.0411

根据2007—2016年中国城乡医疗资源配置泰尔指数测算结果,将测算得到的千人床位数、万元以上设备台数、千人执业医师数、千人注册护士数、政府卫生支出占 GDP 的比重、政府卫生支出占财政总支出的比重的泰尔指数十年的变化趋势直观地表现出来,如图5-1所示。

4.泰尔指数测算结果说明

根据 2007—2016 年中国城乡医疗资源配置泰尔指数测算结果和泰尔指数变化趋势,可以看出:(1)物力资源泰尔指数下降趋势明显,城乡差距有所改善。测算结果显示,中国城乡千人床位数泰尔指数从 2007 年的 0.0949 下降到 2016 年的 0.0683,中国万元以上设备台数泰尔指数从 2007 年的 0.2451

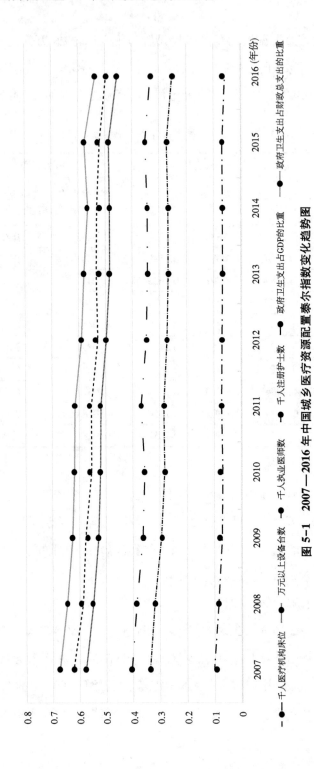

图 5-1 2007—2016 年中国城乡医疗资源配置泰尔指数变化趋势图

下降到 2016 年的 0.1843。(2)人力资源泰尔指数变化趋势不太明显,城乡千人执业医师数差距有所增加,城乡千人注册护士数差距有所减小,但城乡总体医疗卫生专业技术人员数没有显著的变化。测算结果显示,中国城乡千人执业医师数泰尔指数从 2007 年的 0.0683 上升到 2016 年的 0.0791,中国千人注册护士数泰尔指数从 2007 年的 0.1700 下降到 2016 年的 0.1257。(3)财力资源泰尔指数变化趋势不太明显,十年间政府卫生支出占 GDP 的比重差距处于扩大的态势,政府卫生支出占财政总支出的比重差距虽然有所降低,但波动十分明显。测算结果显示,政府卫生支出占 GDP 的比重泰尔指数从 2007 年的 0.0443 下降到 2016 年的 0.0381,政府卫生支出占财政总支出的比重泰尔指数从 2007 年的 0.0531 下降到 2016 年的 0.0411。

(二) 修正的加权变异系数

加权变异系数是西方经济学用来衡量区域间经济发展差异的指标,1965 年由美国经济学家奥利弗·伊顿·威廉姆森(Oliver·Eaton·Williamson)等学者提出,并用于区域间经济发展差异的测量。[1] 2006 年,中国学者王志江、胡日东在威廉姆森的加权变异系数基础上进行了统计学变换,使变异系数的取值范围在 0 和 1 之间,理论界将变换后的变异系数称为修正的加权变异系数。[2]

1. 加权变异系数模型

如前文所述,加权变异系数是由美国经济学家威廉姆森提出,并进一步确定了加权变异系数的测算模型,其测算模型为:

---

① Williamson J.，" Regional Inequality and the Proces of National Development"，*Economic Development and Culture Change*，Vol. 291，No.13，1965，pp. 126–134.

② 王志江、胡日东:《修正加权变异系数:度量收入分配平等程度的有用指标》,《数量经济技术经济研究》2006 年第 6 期。

$$\begin{cases} V_w = \dfrac{1}{\bar{x}} \sqrt{\displaystyle\sum_{i=1}^{n} (x_i - \bar{x})^2 \dfrac{p_i}{p}} \\[3mm] \bar{x} = \dfrac{1}{n} \displaystyle\sum_{i=1}^{n} x_i, \\[3mm] p = \displaystyle\sum_{i=1}^{n} p_i \end{cases} \qquad (5\text{-}4)$$

在加权变异系数的测算模型中,V_w 为加权变异系数,x_i 为第 i 群组的观测值,n 为群组的个数,$\bar{x}$ 为各个群组观测值的均值,p_i 为第 i 群组的人口数,p 为所有群组的总人口,p_i/p 为第 i 群组人口占所有群组总人口的比重(加权系数)。

2. 修正的加权变异系数模型

2006 年,中国学者王志江、胡日东在威廉姆森的加权变异系数基础上进行了统计学变换,提出了修正的加权变异系数模型。经过变换后,修正的加权变异系数的测算模型为:

$$\begin{cases} V = \dfrac{1}{\bar{x}} \sqrt{\dfrac{w_n}{1 - w_n} \displaystyle\sum_{i=1}^{n} w_i (x_i - \bar{x})^2} \\[3mm] \displaystyle\sum_{i=1}^{n} w_i = 1 \\[3mm] \bar{x} = \displaystyle\sum_{i=1}^{n} w_i x_i \end{cases} \qquad (5\text{-}5)$$

修正的加权变异系数模型中,w_i 表示第 i 个组群人口比重(权系数);x_i 为各个群组的观测值,且满足 $x_i(i=1,2,\cdots,n)$ 不全为 0;w_n 为最高观测值群组的人口比重。

3. 修正的加权变异系数测算

根据医疗资源配置指标构成结构,将医疗资源划分为城镇和农村两个群组,进一步将医疗资源配置情况的观测指标设置为千人床位数、万元以上设备台数、千人执业医师数、千人注册护士数、政府卫生支出占 GDP 的比重及政府卫生支出占财政总支出的比重,观测值指标共六项。针对原始数据,按照修正的加权变异系数模型测算方法,测算结果如表 5-10 所示。

表 5-10 城乡医疗资源配置修正的加权变异系数测算结果

年份	综合指数	物力资源		人力资源		财力资源	
		千人床位数	万元以上设备台数	千人执业医师数	千人注册护士数	政府卫生支出占GDP的比重	政府卫生支出占财政总支出的比重
2007	0.7548	0.8543	0.7441	0.8113	0.6564	0.6634	0.7991
2008	0.7480	0.8312	0.7319	0.8012	0.6413	0.6976	0.7847
2009	0.7390	0.8217	0.7017	0.7915	0.6691	0.6843	0.7655
2010	0.7136	0.7455	0.6889	0.8011	0.6004	0.6552	0.7903
2011	0.6981	0.7156	0.6934	0.7874	0.5987	0.6313	0.7622
2012	0.6714	0.6847	0.6413	0.7964	0.5751	0.5998	0.7312
2013	0.6658	0.6614	0.6155	0.8056	0.5681	0.5765	0.7678
2014	0.6471	0.6211	0.5947	0.8843	0.5523	0.5321	0.6981
2015	0.6237	0.6135	0.5662	0.8991	0.5004	0.5001	0.6631
2016	0.5837	0.5982	0.4719	0.8616	0.4715	0.4876	0.6114

根据 2007—2016 年中国城乡医疗资源配置修正的加权变异系数测算结果,将测算得到的千人床位数、万元以上设备台数、千人执业医师数、千人注册护士数、政府卫生支出占 GDP 的比重、政府卫生支出占财政总支出的比重的泰尔指数十年的变化趋势直观表现出来,如图 5-2 所示。

4. 修正的加权变异系数测算结果说明

按照修正的加权变异系数测算理论,对所测算的修正加权变异系数结果进行判断,判断条件如表 5-11 所示。

表 5-11 修正的加权变异系数判断标准

修正的加权变异系数	判断标准
$\alpha \leqslant 0.4$	非均衡程度较为合理
$0.4 < \alpha \leqslant 0.6$	非均衡程度比较明显
$0.6 < \alpha \leqslant 0.8$	非均衡程度非常大
$\alpha > 0.8$	非常的不均衡

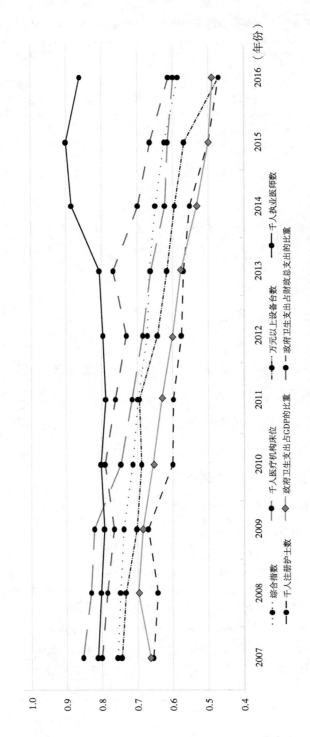

图 5-2　2007—2016 年中国城乡医疗资源配置修正加权变异系数变化趋势

按照表 5-11 修正的加权变异系数判断标准,结合 2007—2016 年中国城乡医疗卫生资源配置修正的加权变异系数测算结果和修正加权变异系数的变化趋势,可以看出:(1)十年间,中国医疗资源配置非均衡性下降趋势十分明显,非均衡综合指数从 2007 年的 0.7548 下降到 2016 年的 0.5837;(2)政府卫生支出占GDP 的比重的非均衡系数降幅最显著,从 2007 年的 0.6634 下降到 2016 年的0.4876。中国城乡医疗卫生人力资源配置非均衡程度呈现出上升趋势,主要体现在千人执业医师数非均衡系数从 2007 年的 0.8113 上升到 2016 年的 0.8616。

四、中国城乡医疗资源配置非均衡性实证研究结论

通过泰尔指数和修正的加权变异系数对中国城乡医疗资源配置的均衡性实证分析,可以得出三个方面的结论。(1)2007—2016 年,在中国医疗卫生事业发展过程中,城乡医疗资源的配置表现在物力、人力及财力三个方面的非均衡指数均超过了 0.4。由此可见,医疗资源在城乡之间配置的失衡现象十分突出。(2)2007—2016 年,中国城乡医疗资源配置非均衡指数从 0.7548 下降到 0.5837。下降的核心原因,主要是这十年中国经济社会快速发展、城镇化步伐加快、居民收入水平提高引致居民对医疗卫生保健消费的增加,逐步缩小了健康消费的差距。(3)2007—2016 年,中国城乡医疗人力资源配置的差距没有显著的变化。千人执业医师数的变异系数由 2007 年的 0.8113 上升为 2016 年的 0.8616,没有明显的变化;千人注册护士数的变异系数由 2007 年的 0.6564 下降为 2016 年的 0.4715,变化也不明显。

第四节 "投入—产出—受益"分析

一、理论假设

(一)内在联系

根据经济学理论,公共资源配置的合理性取决于资源的投入与产出水平。

对于医疗资源配置而言,居民获得医疗服务的及时性、合理性是由全社会对医疗资源的投入和产出所决定的。美国学者古普塔(Sakshi Gupta)和范霍文(Verhoeven)通过时间序列数据的实证研究认为,政府对医疗卫生事业的投入与居民健康水平呈高度正相关。[①] 中国学者孙菊(2001)基于省际面板数据研究表明,居民健康水平的提高,更多的是依赖于政府对医疗卫生事业的支出,而不是私人对医疗服务的支出。[②]

从医疗卫生资源的供给来看,中国城镇与农村之间医疗卫生服务差距主要体现在两方面:一方面,政府对城镇与农村在医疗卫生资源投入上的差距,主要是由政府卫生支出在城乡之间的差异所引起的,具体表现在医疗卫生设备的投入、专业技术人员的配备、医疗卫生管理信息化等方面;另一方面,城镇与农村在医疗卫生资源利用效率上的差异,具体表现在病床的周转次数、医务人员接待患者的频次、医疗设备的使用频率等方面。可以说,这两方面的差距也是中国医疗卫生资源配置失衡的具体表象。

因此,本书基于政府对医疗卫生事业的投入、医疗卫生服务的产出、居民的受益三者的差距,围绕"投入—产出—受益"建立数学模型,研究中国城乡医疗卫生资源配置失衡的影响因素。

(二) 理论假说

按照医疗卫生事业发展过程中政府对医疗卫生事业的投入、医疗卫生服务的产出、居民的受益三者的内部联系,构建"投入—产出—受益"数学模型之前,需要提出相应的假说。

假说1:在保持其他条件不变的情况下,城乡医疗卫生物力资源投入差距

[①] Gupta,Verhoeven," The Efficiency of Government Expenditure Experiences form Africa", *Journal of Plicy Modeling*,Vol. 35,No.23,2001,pp. 433–467.

[②] 孙菊:《中国卫生财政支出的健康绩效及其地区差异——基于省级面板数据的实证分析》,《武汉大学学报(哲学社会科学版)》2011 年第 6 期。

的扩大,会导致城乡医疗卫生服务产出的失衡程度扩大。

假说2:在保持其他条件不变的情况下,城乡医疗卫生人力资源投入差距的扩大,会导致城乡医疗卫生服务产出的失衡程度扩大。

假说3:在保持其他条件不变的情况下,城乡医疗卫生财力资源投入差距的扩大,会导致城乡医疗卫生服务产出的失衡程度扩大。

假说4:在保持其他条件不变的情况下,城乡医疗卫生资源使用生产效率差距的扩大,会导致城乡医疗卫生服务产出的失衡程度扩大。

假说5:在保持其他条件不变的情况下,城乡医疗卫生服务产出效率差距的扩大,会导致城乡医疗卫生服务受益的失衡程度扩大。

假说6:在保持其他条件不变的情况下,城乡居民对医疗卫生服务偏好的差距扩大,会导致城乡医疗卫生服务受益的失衡程度扩大。

二、指标结构

医疗卫生资源的投入、产出、受益在城乡之间的差距均不能直接观测,只能通过建立充分体现这种差距的指标结构,采用一系列的指标样组反映对医疗卫生资源的投入、产出、受益在城乡之间的差距。按照城乡医疗卫生资源的投入、产出、受益和居民偏好的属性,考虑统计指标具有代表性、稳定性、可得性,建立"投入—产出—受益"指标结构。

(一)投入指标结构

按照医疗资源的公共属性,投入指标结构可分为物力资源投入、人力资源投入、财力资源投入三类。

1.物力资源投入

物力资源投入主要指医疗资源硬件投入,这部分投入能够为医疗卫生事业的发展提供基础性保障。医疗物力资源投入包含医疗机构的有效占地面积、医疗用房数量、医疗设备数量、医疗床位数等基础性的必要投入要素,以及与医疗卫生事业发展需求相关的基础性投入(办公设备、信息化设备、医疗救护车辆等)。实证研究过程中,物力资源投入采用千人床位数、万元以上设备台数两个专项指标。

2.人力资源投入

人力资源投入主要是指医疗资源软环境投入,这部分投入能够为医疗卫生事业发展的质量提供支撑。人力资源投入主要是对医疗技术人员的投入,包含了高精尖端人才引进、专业技术人员常规性业务培训和学历提升等发展型要素的投入。实证研究过程中,人力资源投入采用千人卫生技术人员数、千人执业(助理)医师数、千人注册护士数三个专项指标。

3.财力资源投入

服务作为准公共物品,国家(政府)是医疗卫生事业发展的主体。医疗财力资源投入主要是国家(政府)为推动医疗卫生事业健康发展所投入的资金,这部分资金主要包括中央财政资金和地方政府配套资金两部分。实证研究过程中,财力资源投入采用卫生总费用占 GDP 的比重、卫生总费用占财政支出的比重两个专项指标。

(二) 效率指标结构

经济学理论中,对投入—产出效率水平的评价一般都采用数据包络分析(Data Envelopment Analysis,DEA)。针对医疗资源投入—产出的效率,实证研究过程中主要采用 DEA 方法进行分析,通过测算 DEA 效率得分情况,判断医疗资源投入在城乡之间的差异性。

(三) 产出指标结构

医疗服务的产出指标,采用"诊疗人次"这一指标来体现。医疗机构诊疗人次是医疗机构提供医疗服务规模的具体表现,也是医疗机构服务能力的集中反映。在时间序列数据中,可以很清楚地看出随着医疗资源的投入(物力、人力、财力)产出能力的变化情况(诊疗人次)。

(四) 受益指标结构

医疗服务作为准公共物品,全社会居民是医疗卫生事业发展的受益群体。实证研究过程中,受益指标结构采用能够衡量全社会医疗水平的婴儿死亡率、孕产妇死亡率两个专项指标。

(五) 居民偏好指标结构

就医疗服务而言,居民偏好的选择主要取决于收入水平的差异。城镇和农村收入的差距对医疗服务需求的不同,导致了居民对医疗服务产品选择的差异性。分析过程中,居民偏好指标结构采用居民人均可支配收入作为专项指标(见表5-12)。

表5-12 "投入—产出—受益"指标结构

结构		指标群组	变量	经济学解释
投入	物力	千人床位数(张)	x_1	反映医疗卫生机构提供病床的相对数量
		万元以上设备台数(万台)	x_2	反映医疗卫生机构医疗设备的拥有量
	人力	千人卫生技术人员数(人)	x_3	反映卫生技术人员相对数量
		千人执业(助理)医师数(人)	x_4	用专业技术水平的角度衡量人力资源质量
		千人注册护士数(人)	x_5	用受教育程度衡量人力资源综合素质
	财力	卫生总费用占GDP的比重(%)	x_6	反映国家对医疗卫生事业投入的情况
		卫生总费用占财政支出的比重(%)	x_7	反映政府在医疗卫生事业发展上的重视程度
效率		DEA效率得分	x_8	反映医疗卫生机构的投入—产出效率水平

续表

结构	指标群组	变量	经济学解释
产出	诊疗人次(亿人)	y_1	反映基本医疗卫生服务的产出数量
受益	婴儿死亡率(‰)	y_2	反映全社会医疗卫生整体健康状况
	孕产妇死亡率(1/10万)	y_3	反映全社会综合健康水平
居民偏好	居民人均可支配收入(元)	x_9	反映居民对消费的偏好程度

三、模型设计

根据"投入—产出—受益"假说,城乡居民对医疗服务的受益程度差异可能受医疗卫生产出差距的影响,城乡医疗卫生产出差距又可能受医疗资源投入差距的影响。由此看来,在"投入—产出—受益"模型中,医疗卫生产出既是因变量又是自变量,模型出现了变量的相互交叉问题。基于联立结构方程模型在解决变量交叉问题的先进性,通过"投入—产出—受益"联立结构方程模型来研究医疗资源的投入、产出、受益在城乡之间的差距。

(一)测量模型 I

按照联立结构方程模型标准,内生潜在变量为医疗服务产出差距、医疗服务居民受益差距,建立"投入—产出—受益"测量模型 I:

$$y = \Lambda^y \eta + \varepsilon \tag{5-6}$$

测量模型 I 中,变量的具体含义为:

y——内生可测指标向量,包括与医疗卫生服务产出差距和医疗卫生服务居民受益差距相对应的三个观测指标。

η——内生潜在变量组合,通过医疗卫生服务产出差距和医疗卫生服务居民受益差距两个变量进行观测。

Λ——路径系数矩阵,需要通过模型进行估计,反映观测指标对内生潜在变量的解释程度。

ε——内生观测指标 y 的误差项。

模型Ⅰ中,路径系数矩阵 $\varLambda$ 如图5-3所示。

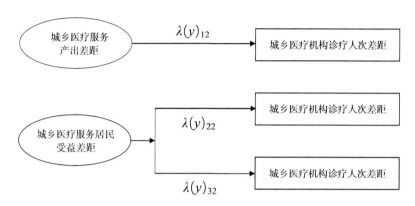

图5-3 测量模型Ⅰ待估系数及其路径

（二）测量模型Ⅱ

将城乡的医疗物力资源投入差距、人力资源投入差距、财力资源投入差距、生产效率差距和居民偏好差距分别作为外生潜在变量,设定"投入—产出—受益"测量模型Ⅱ:

$$x = \varLambda^x \xi + \delta \tag{5-7}$$

测量模型Ⅱ中,变量的具体含义为:

x——外生观测指标向量组合。

ξ——外生潜在变量组合。

δ——外生可测指标 x 的误差项。

$\varLambda^x$——路径系数矩阵,需要通过模型进行估计,反映外生观测指标对外生潜在变量的解释程度。

模型Ⅱ中,路径系数矩阵 $\varLambda^x$ 如图5-4所示。

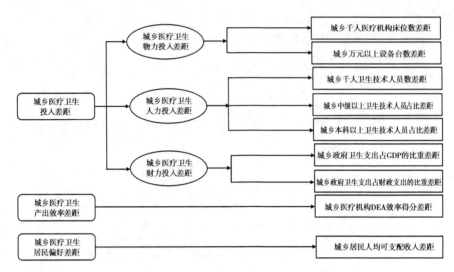

图5-4 测量模型Ⅱ待估系数及其路径

（三）结构方程模型

研究的核心在于寻找城乡医疗卫生投入差距与产出差距、产出差距与受益差距之间的潜在关系，需要进一步将测量模型Ⅰ和测量模型Ⅱ分别作为观测个体，构建结构方程模型Ⅲ：

$$\eta = B\eta + \Gamma\xi + \zeta \tag{5-8}$$

模型Ⅲ中，变量的具体含义为：

η——外生观测指标向量组合。

B——路径系数矩阵，需要通过方程模型进行估计，反映"产出差距"和"受益差距"之间的关系。

Γ——路径系数矩阵，需要通过模型进行估计，反映"产出差距—受益差距"组合与"物力投入差距—人力投入差距—财力投入差距—产出效率差距—居民偏好差距"组合之间的关系。

ξ——外生潜在变量组合。

ζ——结构方程模型的残差。

模型Ⅲ中,结构方程模型待估系数矩阵 B 和 Γ 的路径如图5-5所示。

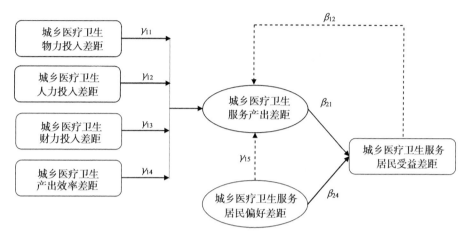

图5-5　结构方程模型Ⅲ待估系数及其路径

(四) 选择联立结构方程模型

1.基本模型

按照联立结构方程模型的设定和理论假设,构建一个包含 γ_{11}、γ_{12}、γ_{13}、γ_{14}、β_{21}、β_{24} 在内的6个待估系数的基本模型:

假说1成立,则 $\gamma_{11} \neq 0$,表示城乡医疗卫生物力投入差距对城乡医疗卫生服务产出差距有影响。

假说2成立,则 $\gamma_{12} \neq 0$,表示城乡医疗卫生人力投入差距对城乡医疗卫生服务产出差距有影响。

假说3成立,则 $\gamma_{13} \neq 0$,表示城乡医疗卫生财力投入差距对城乡医疗卫生服务产出差距有影响。

假说4成立,则 $\gamma_{14} \neq 0$,表示城乡医疗卫生产出效率差距对城乡医疗卫生服务产出差距有影响。

假说5成立,则 $\beta_{21} \neq 0$,表示城乡医疗卫生服务的产出差距对居民受益差距有影响。

假说 6 成立,则 $\beta_{24} \neq 0$,表示城乡居民对于医疗卫生服务的偏好不同会影响其受益程度差异的大小。

2. 备选模型

在基本模型成立的基础上,进一步探讨两方面的内容:(1)设定 $\beta_{12} \neq 0$,表示城乡居民受益差距对城乡医疗服务产出差距有影响。(2)设定 $\gamma_{15} \neq 0$,表示城乡医疗卫生服务居民偏好差距对城乡医疗服务产出差距有影响。

于是,按照联立结构方程模型理论,构建两个备选模型:

备选模型 Ⅰ:基本模型$+\beta_{21}$

备选模型 Ⅱ:基本模型$+\gamma_{15}$

通过对基本模型、备选模型 Ⅰ、备选模型 Ⅱ三个模型的比较,选择出最符合研究实际的联立结构方程模型。

四、模型验证

(一) 原始数据

按照"投入—产出—受益"指标结构,选取中国 2007—2016 年共 10 个年度的统计数据进行分析。数据来源于 2008—2017 年各年度《中国卫生和计划生育统计年鉴》和《中国统计年鉴》。通过查阅统计年鉴,获得原始数据如表 5-13 所示。

基于 2007—2016 年中国城乡医疗资源"投入—产出—受益"指标结构数据,可以直观发现:(1)物力资源的专项指标城乡差距均在 2 倍以上。十年间,城乡千人床位数平均差距为 2.24 倍,城乡万元以上设备台数平均差距为 6.39 倍。特别是城乡万元以上设备台数,由 2007 年的 6.21 倍扩大到 2016 年的 7.19 倍,且这一差距呈扩张态势。(2)人力资源的专项指标城乡差距均在 2 倍以上。十年间,城乡千人卫生技术人员数平均差距为 2.51 倍,城乡千人执业(助理)医师数平均差距为 2.31 倍,城乡千人注册护士数平均差距为 3.32 倍。

表5-13　"投入—产出—受益"指标结构原始数据

地区	结构		指标群组	年度									
				2007	2008	2009	2010	2011	2012	2013	2014	2015	2016
城镇	投入	物力	千人床位数(张)	3.8	5.17	5.54	5.94	6.24	6.88	7.36	7.84	8.27	8.41
			万元以上设备台数(万台)	149	167	187	207	236	272	315	372	408	460
		人力	千人卫生技术人员数(人)	6.44	6.68	7.15	7.62	7.9	8.54	9.18	9.7	10.21	10.42
			千人执业(助理)医师数(人)	2.22	2.28	2.47	2.97	3	3.19	3.39	3.54	3.7	3.8
			千人注册护士数(人)	1.88	1.99	2.22	3.09	3.29	3.65	4	4.3	4.6	4.7
		财力	卫生总费用占GDP的比重(%)	3.3	3.5	3.9	3.81	3.86	3.9	4.01	4.14	4.18	4.25
			卫生总费用占财政支出的比重(%)	18.1	18.6	17.7	17.3	17	16.9	16.9	17.5	17.9	18.1
	效率		DEA效率得分	0.933	0.926	0.931	0.936	0.961	0.949	0.941	0.915	0.911	0.906
	产出		诊疗人次(亿人)	16.38	17.82	19.22	20.4	22.59	25.42	27.42	29.72	30.84	32.7
	受益		婴儿死亡率(‰)	7.7	6.5	6.2	5.8	5.8	5.2	5.2	4.8	4.7	4.2
			孕产妇死亡率(1/10万)	25.2	29.2	26.6	29.7	25.2	22.2	22.4	20.5	19.8	19.5
	居民偏好		居民人均可支配收入(元)	13786	15781	17175	19109	21810	24565	26467	28844	31195	33616

续表

地区	结构		指标群组	年度									
				2007	2008	2009	2010	2011	2012	2013	2014	2015	2016
农村	投入	物力	千人床位数(张)	1.61	2.2	2.41	2.6	2.8	3.11	3.35	3.54	3.71	3.91
			万元以上设备台数(万台)	24	28	34	40	43	43	48	53	57	64
		人力	千人卫生技术人员数(人)	2.69	2.8	2.94	3.04	3.19	3.41	3.64	3.77	3.9	4.08
			千人执业(助理)医师数(人)	0.93	0.94	1.1	1.32	1.33	1.4	1.48	1.51	1.6	1.6
			千人注册护士数(人)	0.55	0.58	0.65	0.89	0.98	1.09	1.22	1.31	1.4	1.5
		财力	卫生总费用占 GDP 的比重(%)	1.01	1.08	1.12	1.16	1.2	1.32	1.38	1.4	1.43	1.55
			卫生总费用占财政支出的比重(%)	5.2	5.26	5.31	5	5.37	5.41	5.71	5.82	5.85	5.94
	效率		DEA 效率得分	0.811	0.842	0.851	0.836	0.849	0.862	0.866	0.873	0.891	0.883
	产出		诊疗人次(亿人)	29.41	29.63	33.92	36.12	38.06	41.09	43.24	43.64	43.42	43.67
	受益		婴儿死亡率(‰)	18.6	18.4	17	16.1	14.7	12.4	11.3	10.7	9.6	9
			孕产妇死亡率(1/10 万)	41.3	36.1	34	30.1	26.5	25.6	23.6	22.2	20.2	20
	居民偏好		居民人均可支配收入(元)	4140	4761	5153	5919	6977	7917	9429	10489	11422	12363

(3)财力资源的专项指标城乡差距均在 3 倍以上,农村地区卫生总费用占
GDP 的比重、卫生总费用占财政支出的比重这两个比值都显著低于城市。十
年间,城乡卫生总费用占 GDP 的比重平均差距为 3.07 倍,城乡卫生总费用占
财政支出的比重平均差距为 3.21 倍。(4)城镇医疗资源利用效率略高于农
村,DEA 效率得分在城镇和农村差距不是很明显,但城镇地区的 DEA 效率得
分要显著高于农村地区。十年间,城乡 DEA 效率得分平均差距为 1.09 倍。
(5)城乡医疗卫生事业发展在产出上的差距表现得并不明显。十年间,城乡
医疗机构诊疗人次平均差距为 0.63 倍。(6)城乡居民健康水平都有着显著
的提高,婴儿死亡率、孕产妇死亡率在城乡之间都显著降低。十年间,城乡婴
儿死亡率平均差距为 0.41 倍,城乡孕产妇死亡率平均差距为 0.86 倍。(7)人
均可支配收入能够反映居民的偏好,十年间,城镇居民人均可支配收入提高了
1.43 倍,农村居民人均可支配收入提高了 1.98 倍,城乡居民人均可支配收入
平均差距为 2.96 倍。城乡居民人均可支配收入的提高必然导致医疗服务的
消费倾向有所变化。

(二) 数据的基础性处理

根据联立结构方程模型实证研究的需要,对于"投入—产出—受益"指标
均采用城镇与农村的比值作为基础数据。"投入—产出—受益"指标处理后
的数据,如表 5-14 所示。

对于测量模型Ⅰ,路径系数矩阵 Λ^y,设定 $\lambda_{11}^y = 1$ 和 $\lambda_{22}^y = 1$,采用固定载荷
法进行分析;对于测量模型Ⅱ,路径系数矩阵 Λ^x,设定外生潜变量的协方差矩
阵为对角矩阵,对角元素固定为 1,采用固定方差法进行分析。

(三) 拟合程度检验

当联立结构方程模型的内在结构良好时,需要评价模型的整体拟合优劣。
按照联立结构方程模型的基本原理,评价联立结构方程模型整体拟合优劣要

表5-14 "投入—产出—受益"指标处理后的数据

结构		指标群组	年度									
			2007	2008	2009	2010	2011	2012	2013	2014	2015	2016
投入	物力	千人床位数（张）	2.36	2.35	2.30	2.28	2.23	2.21	2.20	2.21	2.23	2.15
		万元以上设备台数（万台）	6.21	5.96	5.50	5.18	5.49	6.33	6.56	7.02	7.16	7.19
	人力	千人卫生技术人员数（人）	2.39	2.39	2.43	2.51	2.48	2.50	2.52	2.57	2.62	2.55
		千人执业（助理）医师数（人）	2.39	2.43	2.25	2.25	2.26	2.28	2.29	2.34	2.31	2.38
		千人注册护士数（人）	3.42	3.43	3.42	3.47	3.36	3.35	3.28	3.28	3.29	3.13
	财力	卫生总费用占GDP的比重（%）	3.27	3.24	3.48	3.28	3.22	2.95	2.91	2.96	2.92	2.74
		卫生总费用占财政支出的比重（%）	3.48	3.54	3.33	3.46	3.17	3.12	2.96	3.01	3.06	3.05
效率		DEA效率得分	1.15	1.10	1.09	1.12	1.13	1.10	1.09	1.05	1.02	1.03
产出		诊疗人次（亿人）	0.56	0.60	0.57	0.56	0.59	0.62	0.63	0.68	0.71	0.75
受益		婴儿死亡率（‰）	0.41	0.35	0.36	0.36	0.39	0.42	0.46	0.45	0.49	0.47
		孕产妇死亡率（1/10万）	0.61	0.81	0.78	0.99	0.95	0.87	0.95	0.92	0.98	0.98
居民偏好		居民人均可支配收入（元）	3.33	3.31	3.33	3.23	3.13	3.10	2.81	2.75	2.73	2.72

解决两个问题:第一,选择什么样的评价指数来检验联立结构方程模型?第二,评价指数的判断标准是什么? 目前,关于联立结构方程模型拟合程度检验的评价指标有11项,具体为 χ^2/df(偏正太分布的自由度)、RMSEA(近似误差均方根)、SRMR(标准残差均方根)、GFI(拟合优度指数)、AGFI(调整的拟合优度指数)、NFI(规范拟合指数)、CFI(比较吻合度指数)、IFI(增值适配指数)、PGFI(简效拟合优度指数)、PNFI(简效规范优度指数)和 PCFI(简效比较吻合度指数),不同的评价指标均有不同的适配标准。

按照联立结构方程模型的研究方法,对已构建好的"投入—产出—受益"联立结构方程模型的基本模型、备选模型Ⅰ和备选模型Ⅱ的拟合程度进行检验,检验结果如表5-15所示。

表5-15 "投入—产出—受益"结构方程模型适配度检验结果

类型	适配指标		适配标准	基本模型	备选模型Ⅰ	备选模型Ⅱ
绝对适配	χ^2/df	偏正太分布的自由度	<2.00,良好	2.58	2.72	2.93
			<3.00,一般			
	RMSEA	近似误差均方根	<0.05,良好	0.08	0.08	0.09
			<0.08,一般			
	SRMR	标准残差均方根	<0.05,良好	0.06	0.06	0.07
			<0.08,一般			
	GFI	拟合优度指数	>0.90,良好	0.83	0.86	0.87
			≥0.95,一般			
	AGFI	调整的拟合优度指数	>0.90,良好	0.89	0.89	0.89
			≥0.95,一般			

续表

类型	适配指标		适配标准	基本模型	备选模型 I	备选模型 II
相对适配	NFI	规范拟合指数	>0.90,良好	0.91	0.91	0.89
			≥0.95,一般			
	CFI	比较吻合度指数	>0.90,良好	0.92	0.91	0.91
			≥0.95,一般			
	IFI	增值适配指数	>0.90,良好	0.93	0.93	0.93
			≥0.95,一般			
简约适配	PGFI	简效拟合优度指数	>0.50	0.64	0.64	0.58
	PNFI	简效规范优度指数	>0.50	0.72	0.73	0.71
	PCFI	简效比较吻合度指数	>0.50	0.72	0.73	0.71

从"投入—产出—受益"联立结构方程模型适配度检验结果可以看出,基本模型和备选模型 I 在绝对适配检验、相对适配检验和简约适配检验上都基本能够符合适配标准,在数据上表现出基本模型的 χ^2/df、CFI、PGFI 三个指标要好于备选模型 I,在一定程度上可以说明基本模型要优于备选模型;在数据上表现出备选模型 II 的绝对适配指标(RMSEA、SRMR、GFI、AGFI)和相对适配指标(NFI、CFI)没有达到适配标准,说明备选模型 II 不满足实证检验的需要。

（四）模型估计

1.测量模型 I 和测量模型 II

针对测量模型 I 和测量模型 II 的组合信度（CR）和平均方差抽取量（AVE）进行参数估计,估计结果如表5-16所示。

表5-16 测量模型 Ⅰ 和测量模型 Ⅱ 估计结果

潜在变量		观测变量	因子荷载		组合信度	平均方差抽取量
			系数	标准化系数	（CR）	（AVE）
投入差距	物力	千人床位数	1.00	0.68	0.76	0.65
		万元以上设备台数	1.05	0.75		
	人力	千人卫生技术人员数	1.00	0.86	0.74	0.68
		千人执业（助理）医师数	0.73	0.91		
		千人注册护士数	0.56	0.55		
	财力	卫生总费用占 GDP 的比重	1.00	0.74	0.81	0.73
		卫生总费用占财政支出的比重	1.46	0.82		
效率差距		DEA 效率得分	1.00	1.00	—	—
产出差距		诊疗人次	1.00	1.00	—	—
受益差距		婴儿死亡率	1.00	0.80	0.71	0.58
		孕产妇死亡率	1.12	0.65		
居民偏好差距		居民人均可支配收入	0.56	0.96	0.63	0.51

从参数估计结果来看,各潜在变量可测指标的标准化因子载荷系数位于 0.55—0.96 的区间范围内,各潜在变量可测指标的组合信度(CR)都高于 0.6,平均方差抽取量(AVE)也都高于 0.5,说明模型具有较好的信度和内部一致性。

2.结构方程模型Ⅲ

针对结构方程模型Ⅲ的路径系数进行参数估计,得到方程模型Ⅲ的估计结果,具体结果如表5-17所示。

表5-17 结构方程模型的路径系数与检验结果

路径	变量关系	路径系数	标准化系数	对应假说	检验结果
γ_{11}	物力资源投入差距→产出差距	0.31	0.31*	假说1	支持
γ_{12}	人力资源投入差距→产出差距	0.42	0.42*	假说2	支持

续表

路径	变量关系	路径系数	标准化系数	对应假说	检验结果
γ_{13}	财力资源投入差距→产出差距	0.48	0.48*	假说3	支持
γ_{14}	利用效率差距→产出差距	0.17	0.17*	假说4	支持
β_{21}	城乡产出差距→受益差距	0.06	0.41**	假说5	支持
β_{24}	居民偏好差距→受益差距	0.01	0.43**	假说6	支持

注：* 表示估计值在10%的统计水平上显著；** 表示估计值在5%的统计水平上显著。

五、实证结果

根据结构方程模型的实证分析，综合考虑拟合程度检验和模型估计结果，可以得出五个维度的基本结论。

第一，医疗卫生物力资源投入差距对医疗卫生服务产出差距的影响系数为0.31，在10%的统计水平上显著，假说1（城乡医疗卫生物力投入差距对城乡医疗卫生服务产出差距有影响）获得支持条件。这一结论与医疗卫生投入物力资源结构中千人床位数、万元以上设备台数所表现出的城乡差距趋势十分吻合。

第二，医疗卫生人力资源投入差距对医疗卫生服务产出差距的影响系数为0.42，在10%的统计水平上显著，假说2（城乡医疗卫生人力投入差距对城乡医疗卫生服务产出差距有影响）获得支持条件。这一结论表明，医疗卫生技术人员在城乡之间的差距是导致城乡医疗卫生服务产出差距的主要因素。现实情况是，农村医疗卫生机构（主要是乡镇卫生院、村卫生室）在发展空间、收入、职称评定等方面的瓶颈，很难吸引高水平医疗卫生技术人员扎根。同时，人才的匮乏也限制了农村医疗卫生机构的发展。于是，就出现了人力资源投入集中于城市医院，而基层医疗卫生机构几乎无人问津的现象。

第三，医疗卫生财力资源投入差距对医疗卫生服务产出差距的影响系数为0.48，在10%的统计水平上显著，假说3（城乡医疗卫生财力投入差距对城乡医疗卫生服务产出差距有影响)获得支持条件。这一结论表明,政府作为医疗卫生事业发展的主导者,在城市和农村医疗卫生财力投入上有着十分重要的影响,政府财力的投入具有很强的针对性和倾向性,这一点在医疗卫生投入财力资源结构所选取的两个比值(卫生总费用占 GDP 的比重、卫生总费用占财政支出比重)在原始数据上表现出城乡之间的差距得到了印证。

第四,医疗卫生资源利用效率差距对医疗卫生资源产出差距的影响系数为 0.17,在 10% 的统计水平上显著,假说 4(城乡医疗卫生服务产出效率差距对城乡医疗卫生服务产出差距有影响)获得支持条件。这一结论可以看出,虽然国家财政在 2007—2016 年对农村地区医疗卫生事业投入有所倾斜,然而农村医疗卫生资源的利用效率要远远低于城市医疗卫生资源的利用效率,在配置上也表现出医疗卫生资源城乡不均衡性。

第五,医疗卫生城乡产出差距对医疗卫生资源受益差距影响系数为 0.41,在 5% 的统计水平上显著,假说 5(城乡医疗卫生服务的产出效率差距对居民受益差距有影响)获得支持条件。这一结论表明,农村医疗卫生机构物力资源、人力资源和财力资源供给的严重不足,直接影响农村居民对医疗卫生服务的消费水平和受益水平。

第六章　实证研究Ⅲ:均衡性分析

第一节　中国欠发达地区经济发展状况

一、经济概况

一个地区的经济综合实力代表了这个地区经济发展的竞争力,在国家三轮"西部大开发"战略的深入推进下,中国欠发达地区经济实力得到显著提升,综合竞争力也得到明显增强。

(一) 中国欠发达地区经济总量及增速

2007—2016年,中国欠发达地区生产总值(GDP)增长了2.28倍,由2007年的4.78万亿元增长到2016年的15.68万亿元。从地区GDP增速来看,在2009年出现拐点,究其原因主要是受2008年国际金融危机的影响,发展受挫、增速减缓,2009年之后国家内需拉动政策又刺激了经济的发展,中国欠发达地区GDP增速有所回升(见图6-1)。

(二) 区域内部各省份经济总量

整体而言,中国欠发达地区经济持续增长,但区域内部各省份经济发展差

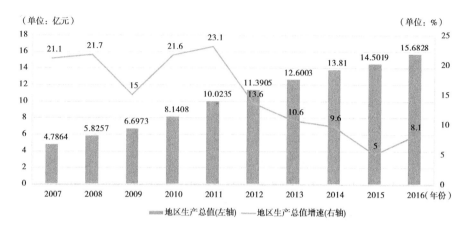

图6-1 2007—2016年中国欠发达地区生产总值及增速变化趋势

距还相对较大。2007—2016年,中国欠发达地区12个省(自治区、直辖市)的GDP总量保持稳定增长,但各省份之间的发展差距依然存在。2016年,从地区生产总值来看,中国欠发达地区12个省(自治区、直辖市)中已经有7个省(自治区、直辖市)进入"万亿俱乐部"(四川、陕西、内蒙古、广西、重庆、贵州、云南),经济总量最大的四川省与经济总量最小的西藏自治区相差28.61倍,如此显著的差距既有历史、地理、政策等方面的原因,也有人才、科技、创新等软环境方面的原因。2007—2016年中国欠发达各省份地区生产总值的变化情况如表6-1所示。

表6-1 2007—2016年中国欠发达地区生产总值 (单位:万亿元)

年份\地区	2007	2008	2009	2010	2011	2012	2013	2014	2015	2016
西部	4.7864	5.8257	6.6973	8.1408	10.0235	11.3905	12.6003	13.8100	14.5019	15.6828
内蒙古	0.6091	0.7762	0.9740	1.1672	1.4360	1.5881	1.6832	1.7770	1.7832	1.8128
重庆	0.4123	0.5097	0.6530	0.7926	1.0011	1.1410	1.2657	1.4263	1.5717	1.7741
广西	0.5956	0.7172	0.7759	0.9570	1.1721	1.3035	1.4378	1.5673	1.6803	1.8318
四川	1.0505	1.2506	1.4151	1.7185	2.1027	2.3873	2.6261	2.8537	3.0053	3.2935
贵州	0.2742	0.3333	0.3913	0.4602	0.5702	0.6852	0.8007	0.9266	1.0503	1.1777

续表

年份 地区	2007	2008	2009	2010	2011	2012	2013	2014	2015	2016
云南	0.4741	0.5700	0.6170	0.7224	0.8893	1.0309	1.1721	1.2815	1.3619	1.4788
西藏	0.0342	0.0396	0.0441	0.0507	0.0606	0.0701	0.0808	0.0921	0.1026	0.1151
陕西	0.5466	0.6851	0.8170	1.0123	1.2512	1.4454	1.6045	1.7690	1.8022	1.9400
甘肃	0.2702	0.3176	0.3388	0.4121	0.5020	0.5650	0.6268	0.6837	0.6790	0.7200
青海	0.0784	0.0962	0.1081	0.1350	0.1670	0.1894	0.2101	0.2303	0.2417	0.2572
宁夏	0.0889	0.1099	0.1353	0.1690	0.2102	0.2341	0.2565	0.2752	0.2912	0.3169
新疆	0.3523	0.4203	0.4277	0.5437	0.6610	0.7505	0.8360	0.9273	0.9325	0.9650

（三）人均 GDP 比较

人均 GDP 不仅能客观地反映出国家（或地区）经济发展的水平，也是人民享受发展成果的具体体现。2016 年，在中国欠发达地区 12 个省（自治区、直辖市）中，内蒙古自治区、重庆市和陕西省的人均 GDP 均超过 50000 元，人均 GDP 最低的甘肃省（27643 元）只有人均 GDP 最高的内蒙古自治区（72064元）的 1/3 左右。2007—2016 年中国欠发达地区各省份人均地区生产总值的变化情况如表 6-2 所示。

表 6-2 2007—2016 年中国欠发达地区人均生产总值　（单位：元）

年份 地区	2007	2008	2009	2010	2011	2012	2013	2014	2015	2016
西部	13827	16782	19289	23482	28783	32426	35626	38799	40410	43172
内蒙古	25393	32214	40282	47347	57974	63886	67498	71046	71101	72064
重庆	14660	18025	22920	27596	34500	38914	42795	47850	52321	58502
广西	12555	14966	16045	20219	25326	27952	30588	33090	35190	38027
四川	12893	15378	17339	21182	26133	29608	32454	35128	36775	40003
贵州	6915	8824	10309	13119	16413	19710	22922	26437	29847	33246

续表

年份 地区	2007	2008	2009	2010	2011	2012	2013	2014	2015	2016
云南	10540	12587	13539	15752	19265	22195	25083	27264	28806	31093
西藏	12109	13861	15295	17319	20077	22936	26068	29252	31999	35184
陕西	14607	18246	21688	27133	33464	38564	42692	46929	47626	51015
甘肃	10346	12110	12872	16113	19595	21978	24296	26433	26165	27643
青海	14257	17389	19454	24115	29522	33181	36510	39671	41252	43531
宁夏	14649	17892	21777	26860	33043	36394	39420	41834	43805	47194
新疆	16999	19893	19942	25034	30087	33796	37181	40648	40036	40564

二、公共财政收入

财政收入是衡量经济发展的重要指标,政府在社会经济活动中提出公共物品和服务,在很大程度上取决于财政收入的充裕状况。

(一)公共财政收入总量

2007—2016 年,中国欠发达地区财政一般预算收入由 2007 年的 4085.49 亿元增加到 2016 年的 17265.16 亿元,十年时间财政一般预算收入翻了两番。2007—2016 年中国欠发达地区财政一般预算收入变化趋势如图 6-2 所示。

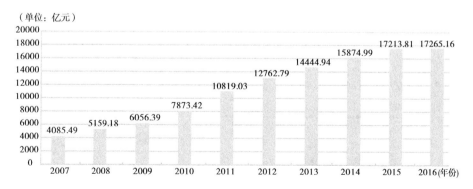

图 6-2　2007—2016 年中国欠发达地区财政一般预算收入变化趋势

（二）区域财政收入比较

地方财政一般预算收入与经济发展相互影响,区域间经济发展差异导致财政收入也存在巨大差异。2007 年,地方财政一般预算收入最高的是四川省,为 850.86 亿元,最低的是西藏自治区,为 20.14 亿元,前者是后者的 42.25倍;到 2016 年,地方财政一般预算收入最高的地区依然是四川省,为 3388.85亿元,最低的地区还是西藏自治区,为 155.99 亿元,前者是后者的 21.72 倍。2007—2016 年中国欠发达地区各省份地方财政一般预算收入的变化情况如表 6-3 所示。

表 6-3　2007—2016 年中国欠发达地区地方财政一般预算收入　（单位:元）

年份 地区	2007	2008	2009	2010	2011	2012	2013	2014	2015	2016
西部	4085.49	5159.18	6056.39	7873.42	10819.03	12762.79	14444.94	15874.99	17213.81	17265.16
内蒙古	492.36	650.68	850.86	1069.98	1356.67	1552.75	1720.98	1843.67	1964.48	2016.43
重庆	442.70	577.57	655.17	952.07	1488.33	1703.49	1693.24	1922.02	2154.83	2227.91
广西	418.83	518.42	620.99	771.99	947.72	1166.06	1317.60	1422.28	1515.16	1556.27
四川	850.86	1041.66	1174.59	1561.67	2044.79	2421.27	2784.10	3061.07	3355.44	3388.85
贵州	285.14	347.84	416.48	533.73	773.08	1014.05	1206.41	1366.67	1503.38	1561.34
云南	486.71	614.05	698.25	871.19	1111.16	1338.15	1611.30	1698.06	1808.15	1812.29
西藏	20.14	24.88	30.09	36.65	54.76	86.58	95.02	124.27	137.13	155.99
陕西	475.24	591.48	735.27	958.21	1500.18	1600.69	1748.33	1890.40	2059.95	1833.99
甘肃	190.91	264.97	286.59	353.58	450.12	520.40	607.27	672.67	743.86	786.97
青海	56.71	71.57	87.74	110.22	151.81	186.42	223.86	251.68	267.13	238.51
宁夏	80.03	95.00	111.58	153.55	219.98	263.96	308.34	339.86	373.45	387.66
新疆	285.86	361.02	388.78	500.58	720.43	908.97	1128.49	1282.34	1330.85	1298.95

三、固定资产投资

固定资产投资是地区经济增长的基础性条件,也是扩大生产规模、改善发展环境、增强发展动力的重要手段。一方面,固定资产投资促进地区经济发展,为地区经济发展提供动力;另一方面,经济发展又反过来刺激固定资产投资,为固定资产投资提供支撑。

（一）固定资产投资总量

2007—2016 年,中国欠发达地区固定资产投资逐年增加,由 2007 年的28250.8 亿元增加到 2016 年的 157195.4 亿元,十年间增长 4.56 倍。从固定资产投资增速来看,2009 年与 2011 年出现了两个拐点,2009 年上升的拐点主要是受国际金融危机的影响国家扩大内需政策所致,2011 年下降的拐点是由于供给侧结构的不平衡导致内需刺激效果不太理想。2007 — 2016 年中国欠发达地区固定资产投资变化趋势如图 6-3 所示。

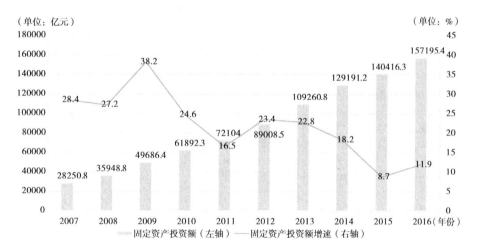

图 6-3　2007—2016 年中国欠发达地区固定资产投资变化趋势

（二）区域固定资产投资比较

2007—2016 年,固定资产投资在中国欠发达地区 12 个省(自治区、直辖市)内部也呈现出非均衡性。2007 年,固定资产投资低于 1000 亿元的有 3 个省份(宁夏、青海、西藏),西藏自治区固定资产投资额仅为 270.3 亿元;到

2016 年,固定资产投资排在最后三位的依然是宁夏、青海、西藏,此时西藏自治区固定资产投资额已经达到 1596 亿元。2007—2016 年中国欠发达地区各省份固定资产投资变化情况如表 6-4 所示。

表 6-4　2007—2016 年中国欠发达地区固定资产投资　(单位:亿元)

年份 地区	2007	2008	2009	2010	2011	2012	2013	2014	2015	2016
西部	28250.8	35948.8	49686.4	61892.3	72104.0	89008.5	109260.8	129191.2	140416.3	157195.4
内蒙古	4372.9	5475.4	7336.8	8926.5	10365.2	11875.7	14217.4	17591.8	13702.2	15080.0
重庆	3127.7	3979.6	5214.3	6688.9	7473.4	8736.2	10435.2	12285.4	14353.2	16048.1
广西	2939.7	3756.4	5237.2	7057.6	7990.7	9808.6	11907.7	13843.2	16227.8	18236.8
四川	5639.8	7127.8	11371.9	13116.7	14222.2	17040.0	20326.1	23318.6	25525.9	28812.0
贵州	1488.8	1864.5	2412.0	3104.9	4235.9	5717.8	7373.6	9025.8	10945.5	13204.0
云南	2759.0	3435.9	4526.4	5528.7	6191.0	7831.1	9968.3	11498.5	13500.6	16119.4
西藏	270.3	309.9	378.3	462.7	516.3	670.5	876.0	1069.2	1295.7	1596.0
陕西	3415.0	4614.4	6246.9	7963.7	9431.1	12044.5	14884.1	17191.9	18582.2	20825.3
甘肃	1304.2	1712.8	2363.0	3158.3	3965.8	5145.0	6527.9	7884.1	8754.2	9664.0
青海	482.8	583.2	798.2	1016.9	1435.6	1883.4	2361.1	2861.2	3210.6	3528.1
宁夏	599.8	828.9	1075.9	1444.2	1644.7	2096.9	2651.1	3173.8	3505.4	3794.2
新疆	1850.8	2260.0	2725.5	3423.2	4632.1	6158.8	7732.3	9447.7	10813.0	10287.5

四、居民收入水平

(一) 城乡居民收入情况

2007—2016 年是中国欠发达地区城乡居民人均可支配收入增速最快的十年,也是居民生活质量提升最为明显的十年。就城镇居民而言,城镇居民人均可支配收入由 2007 年的 11149.8 元增加到 2016 年的 28242.3 元,十年间增加了 1.53 倍;就农村居民而言,农村居民人均可支配收入由 2007 年的 3004.2 元增加到 2016 年的 9706.4 元,十年间增加了 2.23 倍。虽然农村居民人均可支配收入增速要高于城镇居民人均可支配收入,但农村居民人均可支配收入始终未能突破万元。2007—2016年中国欠发达地区居民人均可支配收入变化趋势如图6-4所示。

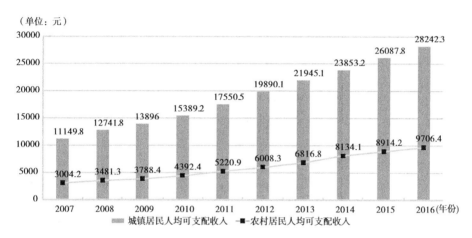

（单位：元）

图6-4　2007—2016年中国欠发达地区居民人均可支配收入变化趋势

从区域内部城镇居民人均可支配收入来看,2007年,中国欠发达地区12个省(自治区、直辖市)城镇居民人均可支配收入都超过了10000元,城镇居民人均可支配收入最高的是重庆市(12590.8元),最低的是甘肃省(10012.3元)。到2016年,中国欠发达地区12个省(自治区、直辖市)城镇居民人均可支配收入都超过了25000元,城镇居民人均可支配收入最高的是内蒙古自治区(32974.9元),最低的是甘肃省(25693.5元)。2007—2016年中国欠发达地区各省份城镇居民人均可支配收入变化情况如表6-5所示。

表6-5　2007—2016年中国欠发达地区城镇居民人均可支配收入 （单位:元）

年份 / 地区	2007	2008	2009	2010	2011	2012	2013	2014	2015	2016
西部	11149.8	12741.8	13896.0	15389.2	17550.5	19890.1	21945.1	23853.2	26087.8	28242.3
内蒙古	12377.8	14432.6	15849.2	17698.2	20407.6	23150.3	25496.7	28349.6	30594.1	32974.9
重庆	12590.8	14367.6	15748.7	17532.4	20249.7	22968.1	25216.1	25147.2	27238.8	29610.0

续表

年份 地区	2007	2008	2009	2010	2011	2012	2013	2014	2015	2016
广西	12200.4	14146.0	15451.5	17063.9	18854.1	21242.8	23305.4	24669.0	26415.9	28324.4
四川	11098.3	12633.4	13839.4	15461.2	17899.1	20307.0	22367.6	24234.4	26205.3	28335.3
贵州	10678.4	11758.8	12862.5	14142.7	16495.0	18700.5	20667.1	22548.2	24579.6	26742.6
云南	11496.1	13250.2	14423.9	16064.5	18575.6	21074.5	23235.5	24299.0	26373.2	28610.6
西藏	11130.9	12481.5	13544.4	14980.5	16195.6	18028.3	20023.1	22015.8	25456.6	27802.4
陕西	10763.3	12857.9	14128.8	15695.2	18245.2	20733.9	22858.4	24365.8	26420.2	28440.1
甘肃	10012.3	10969.4	11929.8	13188.6	14988.7	17156.9	18964.8	21803.9	23767.1	25693.5
青海	10276.1	11640.4	12691.9	13855.0	15603.3	17566.3	19498.5	22306.6	24542.3	26757.4
宁夏	10859.3	12931.5	14024.7	15344.5	17578.9	19831.4	21833.3	23284.6	25186.0	27153.0
新疆	10313.4	11432.1	12257.5	13643.8	15513.6	17920.7	19873.8	23214.0	26274.7	28463.4

2007 年,中国欠发达地区 12 个省(自治区、直辖市)农村居民人均可支配收入均未突破 4000 元,农村居民人均可支配收入最高的是内蒙古自治区(3953.1 元),最低的是甘肃省(2328.9 元)。到 2016 年,中国欠发达地区 12 个省(自治区、直辖市)农村居民人均可支配收入均超过了 8000 元,农村居民人均可支配收入最高的是内蒙古自治区(11609 元),最低的是甘肃省(7456.9 元)。2007—2016 年,中国欠发达地区各省份农村居民人均可支配收入变化情况如表 6-6 所示。

表 6-6　2007—2016 年中国欠发达地区农村居民人均可支配收入　(单位:元)

年份 地区	2007	2008	2009	2010	2011	2012	2013	2014	2015	2016
西部	3004.2	3481.3	3788.4	4392.4	5220.9	6008.3	6816.8	8134.1	8914.2	9706.4
内蒙古	3953.1	4656.2	4937.8	5529.6	6641.6	7611.3	8595.7	9976.3	10775.9	11609.0
重庆	3509.3	4126.2	4478.2	5276.7	6480.4	7383.3	8332.0	9489.8	10504.7	11548.8
广西	3224.1	3690.3	3980.4	4543.4	5231.3	6007.6	6790.9	8683.2	9466.6	10359.5

续表

年份 地区	2007	2008	2009	2010	2011	2012	2013	2014	2015	2016
四川	3546.7	4121.2	4462.1	5086.9	6128.6	7001.4	7895.3	9347.7	10247.7	11203.1
贵州	2374.0	2796.9	3005.4	3471.9	4145.4	4753.0	5434.0	6671.2	7386.9	8090.3
云南	2634.1	3102.6	3369.3	3952.0	4722.0	5416.5	6141.3	7456.1	8242.1	9019.8
西藏	2788.2	3175.8	3531.7	4138.7	4904.3	5719.4	6578.2	7359.2	8243.7	9093.8
陕西	2644.7	3136.5	3437.6	4105.0	5027.9	5762.5	6502.6	7932.2	8688.9	9396.4
甘肃	2328.9	2723.8	2980.1	3424.7	3909.4	4506.7	5107.1	6276.6	6936.9	7456.9
青海	2683.8	3061.2	3346.2	3862.7	4608.5	5364.4	6196.4	7282.7	7933.4	8664.4
宁夏	3180.8	3681.4	4048.3	4674.9	5410.0	6180.3	6931.0	8410.0	9118.7	9851.6
新疆	3183.0	3502.9	3883.1	4642.7	5442.2	6393.7	7296.5	8723.8	9425.1	10183.2

(二) 城乡居民收入差距

2007—2016 年,中国欠发达地区城乡居民人均可支配收入差距在绝对数上呈增加趋势,相对数却呈减小趋势。2007 年,中国欠发达地区城镇居民人均可支配收入为 11149.8 元,农村居民人均可支配收入为 3004.2 元,城乡居民人均可支配收入差距的绝对值为 8145.6 元,居民人均可支配收入城乡比为 3.71;到 2016 年,中国欠发达地区城镇居民人均可支配收入为 28242.3 元,农村居民人均可支配收入为 9706.4 元,城乡居民人均可支配收入差距的绝对值为 18535.9 元,居民人均可支配收入城乡比为 2.91。2007 年和 2016 年中国欠发达地区城乡居民人均可支配收入差距如表 6-7 所示。

2007 年,中国欠发达地区 12 个省(自治区、直辖市)中贵州省的城乡人均可支配收入差距最大,城镇居民人均可支配收入为 10678.4 元,农村居民人均可支配收入为 2374 元,城乡居民人均可支配收入绝对差为 8304.4 元,城乡居民人均可支配收入相对差为 4.5;到 2016 年,中国欠发达地区 12 个省(自治区、直辖市)中甘肃省的城乡人均可支配收入差距最大,城镇居民人均可支配收入为 25693.5 元,农村居民人均可支配收入为 7456.9 元,城乡居民人均可支配收入绝对差为 18236.6 元,城乡居民人均可支配收入相对差为 3.45。2007 年和 2016 年中国欠发达地区城乡居民人均可支配收入差距变化趋势如图 6-5 所示。

表 6-7　2007 年、2016 年中国欠发达地区城乡居民人均可支配收入差距

地区	2007 年				2016 年			
	人均可支配收入		绝对差（元）	相对差（倍）	人均可支配收入		绝对差（元）	相对差（倍）
	城镇（元）	农村（元）			城镇（元）	农村（元）		
西部	11149.8	3004.2	8145.6	3.71	28242.3	9706.4	18535.9	2.91
内蒙古	12377.8	3953.1	8424.7	3.13	32974.9	11609.0	21365.9	2.84
重庆	12590.8	3509.3	9081.5	3.59	29610.0	11548.8	18061.2	2.56
广西	12200.4	3224.1	8976.3	3.78	28324.4	10359.5	17964.9	2.73
四川	11098.3	3546.7	7551.6	3.13	28335.3	11203.1	17132.2	2.53
贵州	10678.4	2374.0	8304.4	4.50	26742.6	8090.3	18652.3	3.31
云南	11496.1	2634.1	8862.0	4.36	28610.6	9019.8	19590.8	3.17
西藏	11130.9	2788.2	8342.7	3.99	27802.4	9093.8	18708.6	3.06
陕西	10763.3	2644.7	8118.6	4.07	28440.1	9396.4	19043.7	3.03
甘肃	10012.3	2328.9	7683.4	4.30	25693.5	7456.9	18236.6	3.45
青海	10276.1	2683.8	7592.3	3.83	26757.4	8664.4	18093.0	3.09
宁夏	10859.3	3180.8	7678.5	3.41	27153.0	9851.6	17301.4	2.76
新疆	10313.4	3183.0	7130.4	3.24	28463.4	10183.2	18280.2	2.80

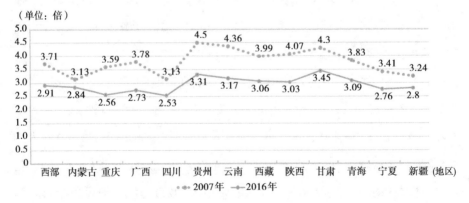

图 6-5　2007 年、2016 年中国欠发达地区城乡居民人均可支配收入差距变化趋势

五、对外贸易

（一）进出口总额

中国欠发达地区 12 个省（自治区、直辖市）陆地边境线长达 1.8 万千米，与周边 14 个国家接壤，是中国通往中亚、南亚、东南亚以及俄罗斯、蒙古国的重要通道。2007—2016 年，中国欠发达地区进出口总额呈现上升趋势，表明对外贸易依存度明显上升，并逐渐融入全球化竞争中。而受全球经济发展态势的影响，虽然在 2015 年和 2016 年中国欠发达地区进出口额增速有所下降，但始终保持着相对较高的份额。2007—2016 年中国欠发达地区各省份进出口总额变化情况如表 6-8 所示。

表 6-8　2007—2016 年中国欠发达地区进出口总额　　（单位：亿美元）

年份 地区	2007	2008	2009	2010	2011	2012	2013	2014	2015	2016
西部	11465.34	13155.63	14292.33	15952.91	18310.24	20766.73	22941.31	25021.07	27079.61	29291.73
内蒙古	12425.71	14485.87	15893.79	17752.15	20480.04	23223.18	25575.72	28431.23	30664.91	33047.34
重庆	12620.11	14405.59	15783.02	17581.78	20343.46	23114.46	25435.06	25467.51	27431.60	29830.99
广西	12241.90	14204.89	15510.29	17145.26	18963.08	21382.97	23446.74	24831.21	26647.47	28571.41
四川	11156.02	12723.21	13939.39	15599.73	18086.07	20513.75	22593.86	24488.04	26386.26	28548.89
贵州	10686.45	11773.45	12871.98	14154.97	16514.02	18717.29	20681.14	22561.94	24602.33	26752.17
云南	11536.35	13296.33	14459.24	16122.74	18641.16	21184.46	23331.82	24407.20	26451.96	28694.72
西藏	11131.57	12482.08	13544.67	14981.15	16197.36	18028.99	20023.90	22017.34	25459.87	27805.50
陕西	10785.42	12887.38	14172.97	15754.13	18321.32	20795.37	22957.42	24500.15	26577.30	28581.20
甘肃	10050.95	11014.34	11961.10	13246.25	15054.40	17210.17	19020.39	21837.01	23788.50	25721.20
青海	10278.36	11643.10	12695.25	13858.23	15605.92	17570.59	19504.05	22312.50	24545.23	26758.99
宁夏	10864.26	12937.71	14029.30	15352.40	17585.76	19837.16	21839.96	23295.92	25193.76	27160.66
新疆	10335.54	11461.28	12287.63	13685.41	15573.54	17978.94	19926.74	23255.92	26296.43	28483.96

（二）进口总额

从进口总额来看,中国欠发达地区在 2007—2014 年进口总额持续上升。2015 年,由于国外进口商品(特别是大宗商品)价格下降,国内经济发展放缓,导致需求疲软;到 2016 年,全球经济开始回暖,国际贸易也开始活跃,进口额回升。

2016 年,中国欠发达地区 12 个省(自治区、直辖市)中广西、重庆、四川进口规模最大,进口额均在 200 亿美元以上,贵州、宁夏、青海、西藏的进口额相对较小,进口额均不足 10 亿美元。2007—2016 年中国欠发达地区各省份进口总额变化情况如表 6-9 所示。

表 6-9 2007—2016 年中国欠发达地区进口总额　　（单位:亿美元）

年份 / 地区	2007	2008	2009	2010	2011	2012	2013	2014	2015	2016
西部	315.54	413.83	396.33	563.71	759.74	876.63	996.21	1167.87	991.81	1049.43
内蒙古	47.91	53.27	44.59	53.95	72.44	72.88	79.02	81.63	70.81	72.44
重庆	29.31	37.99	34.32	49.38	93.76	146.36	218.96	320.31	192.80	220.99
广西	41.50	58.89	58.79	81.36	108.98	140.17	141.34	162.21	231.57	247.01
四川	57.72	89.81	99.99	138.53	186.97	206.75	226.26	253.64	180.96	213.59
贵州	8.05	14.65	9.48	12.27	19.02	16.79	14.04	13.74	22.73	9.57
云南	40.25	46.13	35.34	58.24	65.56	109.96	96.32	108.20	78.76	84.12
西藏	0.67	0.58	0.27	0.65	1.76	0.69	0.50	1.54	3.27	3.10
陕西	22.12	29.48	44.17	58.93	76.12	61.47	99.02	134.35	157.10	141.1
甘肃	38.65	44.94	31.30	57.65	65.70	53.27	55.59	33.11	21.40	27.7
青海	2.26	2.70	3.35	3.23	2.62	4.29	5.55	5.90	2.93	1.59
宁夏	4.96	6.21	4.60	7.90	6.86	5.76	6.66	11.32	7.76	7.66
新疆	22.14	29.18	30.13	41.61	59.94	58.24	52.94	41.92	21.73	20.56

（三）出口总额

2007—2016年,中国欠发达地区12个省(自治区、直辖市)的对外出口总额均保持较大的份额,内蒙古、重庆、云南、陕西、四川、广西一直是中国欠发达地区对外出口的重点省份。2016年,内蒙古、重庆、云南、陕西、四川、广西的对外贸易出口额均超过2.8万亿美元,内蒙古的对外贸易出口额高达3.3万亿美元。由此可见,中国欠发达地区已经基本形成了以边疆省份为核心的对外开放格局。2007—2016年中国欠发达地区各省份出口总额变化情况如表6-10所示。

表6-10　2007—2016年中国欠发达地区出口总额　　（单位:亿美元）

年份 地区	2007	2008	2009	2010	2011	2012	2013	2014	2015	2016
西部	123505.8	141498.5	154524.9	171068.3	195152.8	220818.2	243519.8	263066	286800.8	310464.8
内蒙古	12377.8	14432.6	15849.2	17698.2	20407.6	23150.3	25496.7	28349.6	30594.1	32974.9
重庆	12590.8	14367.6	15748.7	17532.4	20249.7	22968.1	25216.1	25147.2	27238.8	29610.0
广西	12200.4	14146	15451.5	17063.9	18854.1	21242.8	23305.4	24669	26415.9	28324.4
四川	11098.3	12633.4	13839.4	15461.2	17899.1	20307	22367.6	24234.4	26205.3	28335.3
贵州	10678.4	11758.8	12862.5	14142.7	16495	18700.5	20667.1	22548.2	24579.6	26742.6
云南	11496.1	13250.2	14423.9	16064.5	18575.6	21074.5	23235.5	24299	26373.2	28610.6
西藏	11130.9	12481.5	13544.4	14980.5	16195.6	18028.3	20023.4	22015.8	25456.6	27802.4
陕西	10763.3	12857.9	14128.8	15695.2	18245.2	20733.9	22858.4	24365.8	26420.2	28440.1
甘肃	10012.3	10969.4	11929.8	13188.6	14988.7	17156.9	18964.8	21803.9	23767.1	25693.5
青海	10276.1	11640.4	12691.9	13855	15603.3	17566.5	19498.5	22306.6	24542.3	26757.4
宁夏	10859.3	12931.6	14024.7	15344.5	17578.9	19831.4	21833.3	23284.6	25186.0	27153.0
新疆	22.1	29.2	30.1	41.6	60	58.2	53	41.9	21.7	20.6

六、城镇化水平

城镇化水平是区域经济发展的重要标志之一,中国欠发达地区经济的快速发展在城镇化水平上也有所体现。2007—2016年,中国欠发达地区整体城镇化水平呈平稳上升趋势,2007年城镇化率为36.96%,到2016年城镇化率达到50.19%,这意味着中国欠发达地区城镇人口达到总人口的一半,且城镇人口首次超过了农村人口。2007—2016年中国欠发达地区城镇化率变化趋势如图6-6所示。

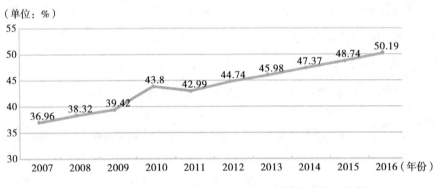

图 6-6　2007—2016 年中国欠发达地区城镇化率变化趋势

2007—2016年,中国欠发达地区12个省(自治区、直辖市)中有11个省(自治区、直辖市)城镇化水平都呈显著上升的趋势,仅西藏自治区的城镇化水平在20%—30%区间内波动。十年间,内蒙古自治区和重庆市的城镇化水平在中国欠发达地区一直保持领先位置,2007年内蒙古自治区城镇化率突破50%,2015年内蒙古自治区城镇化率超过60%。到2016年,中国欠发达地区12个省(自治区、直辖市)中城镇化水平超过50%的省份有5个(重庆市、内蒙古自治区、宁夏回族自治区、陕西省、青海省)。2007—2016年中国欠发达地区各省份城镇化率变化情况如表6-11所示。

表 6-11　2007—2016 年中国欠发达地区城镇化率　　　(单位:%)

年份 地区	2007	2008	2009	2010	2011	2012	2013	2014	2015	2016
西部	36.96	38.32	39.42	43.80	42.99	44.74	45.98	47.37	48.74	50.19
内蒙古	50.15	51.70	53.39	55.53	56.61	57.75	58.69	59.52	60.29	61.19

续表

年份\地区	2007	2008	2009	2010	2011	2012	2013	2014	2015	2016
重庆	48.33	49.98	51.59	53.03	55.02	56.98	58.35	59.61	60.92	62.60
广西	36.24	38.16	39.21	40.17	41.81	43.53	44.82	46.00	47.06	48.08
四川	35.60	37.40	38.70	40.18	41.83	43.54	44.90	46.30	47.70	49.21
贵州	28.23	29.11	29.88	33.81	34.97	36.42	37.84	40.02	42.01	44.16
云南	31.59	33.00	34.00	35.20	36.80	39.30	40.47	41.73	43.34	45.02
西藏	28.17	22.65	23.79	23.28	22.77	22.73	23.72	25.79	27.78	29.61
陕西	40.61	42.11	43.50	45.73	47.29	50.01	51.30	52.58	53.92	55.34
甘肃	31.60	32.15	32.64	36.12	37.17	38.75	40.12	41.68	43.19	44.67
青海	40.04	40.97	41.83	44.76	46.30	47.47	48.44	49.74	50.34	51.60
宁夏	44.10	44.98	46.08	47.94	49.77	50.70	51.99	53.63	55.24	56.30
新疆	39.14	39.65	39.83	42.80	43.55	43.98	44.48	46.08	47.25	48.33

第二节 中国欠发达地区城乡医疗资源配置的变化趋势

系统探究中国欠发达地区 12 个省(自治区、直辖市)医疗资源配置的变化趋势,有利于综合判断现阶段中国医疗资源配置的整体发展态势。同时,以全国平均数据和发达地区数据作为参照,以便于在区域之间进行比较研究。

一、物力资源配置的变化趋势

物力资源主要体现在涉及医疗卫生事业的具体存在实物,包含医疗机构、病床等。围绕医疗卫生机构总量、每千人拥有床位数、病床使用率、城乡每千人拥有床位数比这四个单项指标,分别分析 2007—2016 年中国欠发达地区医疗物力资源配置的变化趋势。

（一）医疗卫生机构总量变化趋势

医疗卫生机构总量,反映的是一个地区医疗机构的总量,也是一个地区医疗机构在区域内配置的具体体现。区域内医疗机构数量的多少,对一个地区医疗服务水平和质量有着至关重要的作用。2007—2016 年中国医疗卫生机构总量变化情况如表 6-12 所示。

表 6-12 2007—2016 年中国医疗卫生机构总量

年份	全国（个）	发达地区（东部）		欠发达地区（西部）	
		数量（个）	占比（%）	数量（个）	占比（%）
2007	912263	318895	34.96	196126	21.50
2008	891480	308499	34.61	190311	21.35
2009	916571	333717	36.41	280053	30.55
2010	936927	339306	36.21	288631	30.81
2011	954389	342440	35.88	296651	31.08
2012	950297	343064	36.10	300255	31.60
2013	974398	350906	36.01	309077	31.72
2014	981432	354503	36.12	312533	31.84
2015	983528	355448	36.14	312085	31.73
2016	983394	357697	36.37	310952	31.62

可以看出,十年时间中国医疗卫生机构总量增加了 71131 个,发达地区医疗机构数增加了 38802 个,欠发达地区医疗机构增加了 114826 个。2007—2016 年,国家对欠发达地区的倾斜性政策,使公共服务领域得到长足发展。医疗卫生事业作为公共服务的"重头戏",在总量上表现出强劲的增长势头,欠发达地区的医疗卫生机构总量增速要高于全国、高于发达地区的增速,欠发达地区医疗卫生机构总量占全国的比例从 2007 年的 21.5%增加到 2016 年的

31.62%,每年按照1个百分点的速度在增加。

(二) 每千人拥有床位数变化趋势

每千人拥有床位数,衡量的是一个地区医疗机构的服务能力。每千人拥有床位数值高,表明该地区医疗机构服务能力相对较强,能够满足区域内居民对医疗服务的需求;每千人拥有床位数值低,表明地区医疗机构服务能力相对较弱,不能很好地满足区域内居民对医疗服务的需求。2007—2016年中国每千人拥有床位数变化情况如表6-13所示。

表6-13　2007—2016年中国每千人拥有床位数　　　　(单位:张)

年份	全国	发达地区(东部)	欠发达地区(西部)
2007	2.63	3.00	2.45
2008	2.84	3.20	2.66
2009	3.06	3.39	2.90
2010	3.27	3.62	3.12
2011	3.81	4.21	3.62
2012	4.24	4.16	4.42
2013	4.55	4.41	4.83
2014	4.85	4.62	5.16
2015	5.11	4.85	5.44
2016	5.37	5.08	5.71

可以看出,十年间中国每千人拥有床位数增加了2.74张,发达地区每千人拥有床位数增加了2.08张,欠发达地区每千人拥有床位数增加了3.26张。2007—2016年,欠发达地区每千人拥有床位数增速要高于全国增速,发达地区每千人拥有床位数增速要低于全国增速,发达地区与欠发达地区在医疗机构基本服务供给上的差距在逐步缩小。纵向比较来看,欠发达地区每千人拥有床位数从2007年的2.45张增加到了2016年的5.71张,增长速度也十分

显著,国家对欠发达地区医疗卫生事业投入的红利在医疗基础设施上得以凸显。2007—2016 年中国每千人拥有床位数变化趋势如图6-7所示。

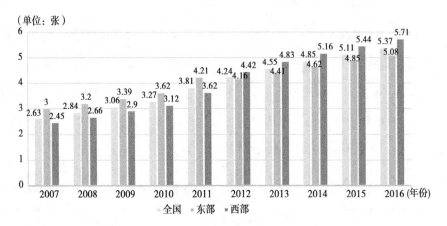

图6-7 2007—2016 年中国每千人拥有床位数变化趋势

(三) 病床使用率变化趋势

病床使用率,反映的是一个地区医疗机构的整体运行效率。病床使用率是按照"(实际占用总床日数/实际开放总床日数)×100%"这一算法测算得到。病床使用率越高,表明医疗机构运行效率也就越高;病床使用率越低,表明医疗机构运行效率相对较低(见表6-14)。

表6-14 2007—2016 年中国病床使用率　　　　(单位:%)

年份	全国	发达地区(东部)	欠发达地区(西部)
2007	78.2	82.0	76.8
2008	81.5	83.6	80.3
2009	84.7	86.0	85.3
2010	86.7	87.6	87.5
2011	88.5	88.5	89.5
2012	90.1	89.2	91.5
2013	89.0	88.5	89.2

续表

年份	全国	发达地区(东部)	欠发达地区(西部)
2014	88.0	88.1	87.2
2015	85.4	85.5	84.7
2016	85.3	85.7	84.2

可以看出,十年间中国病床使用率增加了7.1个百分点,发达地区病床使用率增加了3.7个百分点,欠发达地区病床使用率增加了7.4个百分点。2007—2016年期间,中国病床使用率经历了先高速增长、后缓慢增长、再逐步降低的倒"U"形曲线变化,发达地区、欠发达地区的病床使用率与全国病床使用率的变化趋势相同。2007—2016年中国病床使用率变化趋势如图6-8所示。

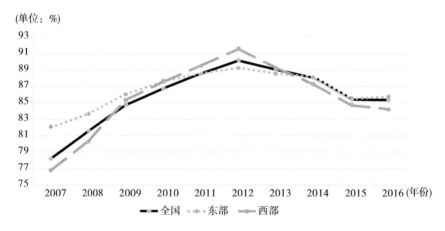

图6-8　2007—2016年中国病床使用率变化趋势

（四）城乡每千人拥有床位数比变化趋势

城乡每千人拥有床位数之比,反映一个地区城镇和农村医疗机构服务能力的差距。城乡每千人拥有床位数比越高,表明城乡医疗机构服务能力的差距越大;城乡每千人拥有床位数比越低,表明城乡医疗机构服务能力的差距越小。2007—2016 年中国城乡每千人拥有床位数比如表 6-15 所示。

表 6-15　2007—2016 年中国城乡每千人拥有床位数比

年份	全国	发达地区（东部）	欠发达地区（西部）
2007	2.41	2.31	2.53
2008	2.31	2.24	2.41
2009	2.23	2.18	2.33
2010	2.18	2.16	1.85
2011	2.23	2.19	1.88
2012	2.21	2.19	2.80
2013	2.20	2.21	1.80
2014	2.21	2.26	1.88
2015	2.23	2.25	1.95
2016	2.15	2.17	1.88

可以看出,十年间中国城乡每千人拥有床位数比减小了 0.26,发达地区城乡每千人拥有床位数比减少了 0.14,欠发达地区城乡每千人拥有床位数比减少了 0.65。2007—2016 年,欠发达地区城乡每千人拥有床位数差距在逐渐缩小,欠发达地区城乡每千人拥有床位数比从 2007 年的 2.53 下降到 2016 年的 1.88,降低的幅度要远远高于全国平均水平和发达地区。

二、人力资源配置的变化趋势

人力资源主要包含卫生技术人员、执业医师、注册护士等相关医务工作从业者。围绕每千人卫生技术人员总数、每千人执业医师数、每千人注册护士数及城乡每千人执业医师数比 4 个单项指标,分别分析 2007—2016 年中国欠发达地区医疗人力资源配置的变化趋势。

(一) 每千人卫生技术人员总数变化趋势

卫生技术人员,是对从事医疗技术工作专职人员的总称,包括高级卫生技术人员(医师、护师、检验师)、中级卫生技术人员(护士、助产士、药剂士、检验士)和初级卫生技术人员(护理员、中药剂员、西药剂员、检验员)。每千人卫生技术人员总数,衡量的是一个地区医务人员服务能力。每千人卫生技术人员总数值的大小,直接反映地区区域内医疗卫生服务能力的强弱,也反映医疗技术人员提供的医疗服务与居民对医疗服务实际需求的匹配程度。2007—2016年中国每千人卫生技术人员总数变化情况如表6-16所示。

表6-16　2007—2016年中国每千人卫生技术人员总数　　　　(单位:人)

年份	全国	发达地区(东部)	欠发达地区(西部)
2007	3.66	4.37	3.14
2008	3.81	4.57	3.24
2009	4.15	4.93	3.59
2010	4.37	5.22	3.76
2011	4.58	5.49	4.00
2012	4.94	5.33	4.71
2013	5.27	6.31	4.76
2014	5.56	5.92	5.48
2015	5.80	6.20	5.80
2016	6.10	6.50	6.10

可以看出,十年间中国每千人卫生技术人员总数增加了2.44人,发达地区每千人卫生技术人员总数增加了2.13人,欠发达地区每千人卫生技术人员总数增加了2.96人。2007—2016年,全国范围内每千人卫生技术人员总数呈逐渐上升的趋势,欠发达地区每千人卫生技术人员总数的增速要高于全国平均增速和发达地区增速,欠发达地区医疗技术人员的服务能力和水平正在向全国平均水平靠近。

(二)每千人执业医师数变化趋势

执业医师,主要从事临床、中医、口腔诊断手术工作和公共卫生防预工作。

每千人执业医师数量,反映的是一个地区疾病诊断、手术及卫生防预服务的综合能力。每千人执业医师数值高,表明地区疾病诊断、手术及卫生防预服务能力相对较强;每千人执业医师数值低,表明地区疾病诊断、手术及卫生防预能力相对较弱。2007—2016 年中国每千人执业医师数变化情况如表 6-17 所示。

表 6-17 2007—2016 年中国每千人执业医师数 (单位:人)

年份	全国	发达地区(东部)	欠发达地区(西部)
2007	1.26	1.53	1.09
2008	1.30	1.58	1.12
2009	1.43	1.72	1.26
2010	1.47	1.79	1.26
2011	1.49	1.84	1.29
2012	1.58	1.77	1.47
2013	1.67	2.09	1.44
2014	1.74	1.95	1.61
2015	1.80	2.00	1.70
2016	1.90	2.10	1.80

可以看出,十年间中国每千人执业医师数增加了 0.64 人,发达地区每千人执业医师数增加了 0.57 人,欠发达地区每千人执业医师数增加了 0.71 人。2007—2016 年,欠发达地区每千人执业医师数的增速高于发达地区和全国增速,且欠发达地区每千人执业医师总数与发达地区、全国的差距长期较小。

(三) 每千人注册护士数变化趋势

注册护士,是从事护理工作的专业人员的总称。每千人注册护士数,衡量的是一个地区医疗护理服务的综合能力。每千人注册护士数值大,表明区域内医疗护理服务的能力相对较强,能为病人提供较高水平的住院护理服务;每千人注册护士数值小,表明区域内医疗护理服务的能力相对较弱,能为病人提供的住院护理服务水平较低。2007—2016 年中国每千人注册护士数变化情况如表 6-18 所示。

表6-18　2007—2016 年中国每千人注册护士数　　（单位:人）

年份	全国	发达地区（东部）	欠发达地区（西部）
2007	1.18	1.47	0.97
2008	1.25	1.56	1.02
2009	1.39	1.72	1.14
2010	1.52	1.88	1.26
2011	1.66	2.03	1.40
2012	1.85	2.02	1.71
2013	2.04	2.48	1.78
2014	2.20	2.37	2.12
2015	2.40	2.50	2.30
2016	2.50	2.70	2.50

可以看出,十年间中国每千人注册护士数增加了 1.32 人,发达地区每千人注册护士数增加了 1.23 人,欠发达地区每千人注册护士数增加了 1.53 人。2007—2016 年,欠发达地区每千人注册护士数的增速要高于全国和发达地区,每千人注册护士数从 2007 年的 0.97 人增加到 2016 年的 2.5 人,且 2016 年欠发达地区每千人注册护士总数与全国平均水平持平。欠发达地区医疗护理基本服务的迅速发展与医疗护理服务供给能力的逐步提高,表明国家对医疗资源配置正在趋向均衡。

（四）城乡每千人执业医师数比变化趋势

城乡每千人执业医师数比,反映一个地区城镇和农村疾病诊断、手术及卫生防预服务能力的差距。城乡每千人执业医师数比越高,表明城乡疾病诊断、手术及卫生防预服务能力的差距越大;城乡每千人执业医师数比越低,表明城乡疾病诊断、手术及卫生防预服务能力的差距越小。2007—2016 年中国城乡每千人执业医师数比变化情况如表 6-19 所示。

表 6-19 2007—2016 年中国城乡每千人执业医师数比变化情况

年份	全国	发达地区(东部)	欠发达地区(西部)
2007	2.91	2.82	3.00
2008	2.93	2.85	2.97
2009	2.71	2.69	2.63
2010	2.88	2.76	2.64
2011	2.90	2.79	2.63
2012	2.96	2.84	2.70
2013	2.97	2.84	2.67
2014	3.05	2.94	2.85
2015	3.18	2.92	3.10
2016	2.92	3.00	4.00

可以看出,十年间中国城乡每千人执业医师数比提高了 0.01 个百分点,发达地区城乡每千人执业医师数比提高了 0.18 个百分点,欠发达地区城乡每千人执业医师数比提高了 1 个百分点。2007—2016 年,全国、发达地区城乡每千人执业医师数比波动趋势平缓,而欠发达地区城乡每千人执业医师数比呈明显增加的趋势,欠发达地区城镇与农村疾病诊断、手术及卫生防预服务能力的差距逐步拉大。2007—2016 年中国城乡每千人执业医师数比变化趋势如图 6-9所示。

三、财力资源配置的变化趋势

财力资源是医疗资源的重要组成部分,是地区医疗服务发展的经济基础。

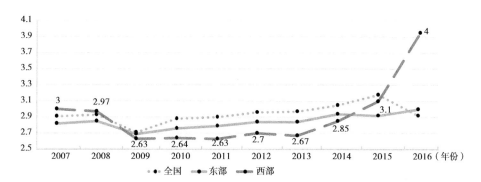

图 6-9 2007—2016 年中国城乡每千人执业医师数比变化趋势

围绕卫生总费用占 GDP 的比重、住院患者人均医疗费用、政府卫生费用投入占卫生总费用的比重、社会卫生费用投入占卫生总费用的比重、居民人均医疗保健费用支出 5 个单项指标,分别分析 2007—2016 年中国欠发达地区医疗财力资源配置的变化趋势。

(一) 卫生总费用占 GDP 的比重变化趋势

卫生总费用包括政府卫生支出、社会卫生支出及个人卫生支出,反映的是在一定时期内一个国家(或地区)用于医疗卫生事业发展的所有投入。卫生总费用占 GDP 的比重高,表明国家或地区整体对医疗卫生领域经济投入大,国家(或地区)医疗基础建设相对较好;卫生总费用占 GDP 的比重低,表明国家(或地区)整体对医疗卫生领域经济投入小,国家(或地区)医疗基础建设相对不佳。2007—2016 年中国卫生总费用占 GDP 的比重变化情况如表 6-20 所示。

表 6-20 2007—2016 年中国卫生总费用占 GDP 的比重　　　　（单位:%）

年份	全国	发达地区(东部)	欠发达地区(西部)
2007	4.32	2.0	0.2
2008	4.59	1.8	0.3
2009	5.08	2.1	0.3

续表

年份	全国	发达地区(东部)	欠发达地区(西部)
2010	4.89	2.1	0.7
2011	5.03	2.4	1.2
2012	5.26	2.5	1.3
2013	5.39	2.6	1.3
2014	5.55	2.7	1.4
2015	6.05	2.9	1.5
2016	6.22	2.9	1.5

可以看出,十年间中国卫生总费用占GDP的比重提高了1.9个百分点,发达卫生总费用占GDP的比重提高了0.9个百分点,欠发达地区卫生总费用占GDP的比重提高了1.3个百分点。2007—2016年,欠发达地区卫生总费用占GDP的比重增长速度高于发达地区,表明国家在这段时间内加大了对欠发达地区医疗卫生事业的投入。

(二)住院患者人均医疗费用变化趋势

住院患者医疗费用,是指患者住院后消耗的医药费与服务费,住院患者人均医疗费用衡量的是一个地区患者住院消费情况。2007—2016年中国住院患者人均医疗费用情况如表6-21所示。

表6-21　2007—2016年中国住院患者人均医疗费用　　　　　　(单位:元)

年份	全国	发达地区(东部)	欠发达地区(西部)
2007	4733.5	6836.8	3696.9
2008	5234.1	7506.4	4183.8
2009	5684.0	8224.1	4595.9
2010	6193.9	8751.3	5167.6
2011	6632.2	9052.8	5270.6

续表

年份	全国	发达地区(东部)	欠发达地区(西部)
2012	6980.4	9591.9	5435.2
2013	7442.3	10092.8	5682.8
2014	7832.3	10550.9	6339.1
2015	8268.1	11261.6	6709.1
2016	8604.7	11708.2	7101.2

可以看出,十年间中国住院患者人均医疗费用增加了3871.2元,发达地区住院患者人均医疗费用增加了4871.4元,欠发达地区住院患者人均医疗费用增加了3404.3元。2007—2016年,全国范围内住院患者人均医疗费用逐年增加,住院患者医疗服务消费水平逐渐提高,但欠发达地区住院患者人均医疗费用增加值要低于全国平均水平。

(三)政府卫生费用投入占卫生总费用的比重变化趋势

政府卫生费用投入占卫生总费用的比重,反映地区财政对卫生费用支出的情况,在一定程度上也反映出地区公共医疗基础设施建设力度。政府卫生费用投入占卫生总费用的比重越高,表明地区财政对卫生费用支持力度较大,地区公共医疗基础设施建设相对较好;政府卫生费用投入占卫生总费用的比重越低,表明地区财政对卫生费用支持力度较小,地区公共医疗基础设施建设相对较差。2007—2016年中国政府卫生费用投入占卫生总费用的比重变化如表6-22所示。

表6-22 2007—2016年中国政府卫生费用投入占卫生总费用的比重

(单位:%)

年份	全国	发达地区(东部)	欠发达地区(西部)
2007	22.31	9.80	2.00
2008	24.73	9.60	2.40
2009	27.46	10.00	2.40

年份	全国	发达地区（东部）	欠发达地区（西部）
2010	28.69	8.90	5.20
2011	30.66	12.50	8.80
2012	29.99	12.40	9.50
2013	30.10	12.50	8.80
2014	29.96	12.50	8.80
2015	30.45	12.50	8.90
2016	30.01	12.60	8.90

可以看出,十年间中国政府卫生费用投入占卫生总费用的比重增加了7.7个百分点,发达地区政府卫生费用投入占卫生总费用的比重增加了2.8个百分点,欠发达地区政府卫生费用投入占卫生总费用的比重增加了6.9个百分点。根据两个阶段来分析:(1)第一阶段(2007—2011年),全国、发达地区、欠发达地区政府卫生费用投入占卫生总费用的比重快速增加,在2011年达到最高值。(2)第二阶段(2012—2016年),全国、发达地区、欠发达地区政府卫生费用投入占卫生总费用的比重均略有下降,且呈现出趋于平稳的趋势。2007—2016年,中国政府卫生费用投入占卫生总费用比重的变化趋势如图6-10所示。

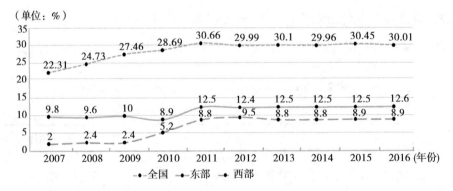

图6-10 2007—2016年中国政府卫生费用投入占卫生总费用的比重变化趋势

（四）社会卫生费用投入占卫生总费用的比重变化趋势

社会卫生费用是构成卫生总费用的三大部分之一,社会卫生费用投入占卫生总费用的比重是从社会角度出发来评价医疗资金的筹集、分配和使用效果。社会卫生费用投入占卫生总费用的比重越大,表明地区医疗卫生发展利用社会资源的能力越强,卫生资金筹集、分配和使用效果较好;社会卫生费用投入占卫生总费用的比重越小,则表明地区医疗卫生发展利用社会资源的能力越弱,更多地依靠政府财政资金的投入。2007—2016年中国社会卫生费用投入占卫生总费用的比重变化情况如表6-23所示。

表6-23　2007—2016年中国社会卫生费用投入占卫生总费用的比重

（单位:%）

年份	全国	发达地区（东部）	欠发达地区（西部）
2007	33.64	14.6	1.0
2008	34.85	15.7	1.4
2009	35.08	16.7	1.8
2010	36.02	16.4	4.1
2011	34.57	18.7	7.3
2012	35.67	20.0	7.5
2013	36.00	21.0	7.9
2014	38.05	22.7	8.4
2015	40.29	22.8	8.8
2016	41.21	23.8	9.2

可以看出,十年间中国社会卫生费用投入占卫生总费用的比重增加了7.57个百分点,发达地区社会卫生费用投入占卫生总费用的比重增加了9.2个百分点,欠发达地区社会卫生费用投入占卫生总费用的比重增加了8.2个百分点。与发达地区相比,欠发达地区利用社会资金发展医疗卫生事业的能

力相对较弱。2007—2016 年中国社会卫生费用投入占卫生总费用比重的变化趋势如图 6-11 所示。

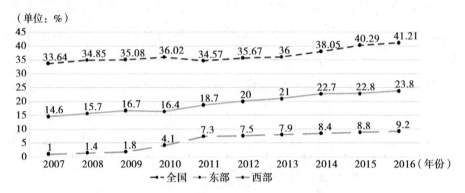

图 6-11　2007—2016 年中国社会卫生费用投入占卫生总费用的比重变化趋势

(五) 居民人均医疗保健费用支出变化趋势

居民医疗保健费用支出是居民消费支出中较为重要的内容,居民医疗保健费用支出的弹性受居民健康意识的影响也十分显著。因此,居民医疗保健费用支出的大小能够客观反映居民对身体健康的需求的高低。居民人均医疗保健费用支出较大,表明地区居民精神生活及身体健康需求水平较高;居民人均医疗保健费用支出较小,则表明地区居民精神生活及身体健康需求水平较低。2007—2016 年中国居民人均医疗保健费用支出变化情况及趋势如表6-24 所示。

表 6-24　2007—2016 年中国居民人均医疗保健费用支出变化情况

(单位:元)

年份	全国	发达地区(东部)	欠发达地区(西部)
2007	699.1	755.2	464.0
2008	786.2	822.1	573.5
2009	856.4	882.0	652.1

续表

年份	全国	发达地区(东部)	欠发达地区(西部)
2010	871.8	950.4	723.0
2011	969.0	951.3	757.1
2012	1063.7	1081.7	862.4
2013	1136.1	1154.0	952.7
2014	1305.6	1226.4	1029.3
2015	1443.4	1488.0	1172.3
2016	1630.8	1636.4	1344.2

可以看出,十年间中国居民人均医疗保健费用支出增加了931.7元,发达地区居民人均医疗保健费用支出增加了881.2元,欠发达地区居民人均医疗保健费用支出增加了880.2元。2007—2016年,欠发达地区居民人均医疗保健费用支出增加十分显著,欠发达地区居民精神生活及身体健康需求水平也逐年得到提高。

第三节 中国欠发达地区城乡医疗资源配置均衡性的评价方法

一、医疗资源配置均衡性评价体系的构建

(一) 评价体系构建思路

基于"医疗资源配置均衡性"概念的经济学阐释,结合中国欠发达地区经济社会发展的实际情况,构建医疗资源配置均衡性评价体系。

1.医疗资源配置均衡性问题是理论界高度重视的问题

健康需求是全社会公民的基本需求,让全体公民享受公平性的、同质化的基本医疗服务是一个国家(或地区)追求的重要目标。医疗资源的配置是实

现这一目标的关键,均衡的医疗资源配置是实现区域内公平获取健康资源和医疗机构高效运转的助推器,失衡的医疗资源配置是造成医疗机构低效运行和阻碍医疗卫生事业发展的绊脚石。因此,国内外学者对医疗卫生问题的研究,都将医疗资源配置的均衡性问题作为核心内容。

2. 医疗资源配置的均衡性是欠发达地区人民生活质量的重要保障

就医疗资源本身而言,本质上属于稀缺性资源。尤其是改革开放初期,中国综合国力相对较弱,也就导致医疗设备严重匮乏、医疗技术相对落后、医疗人才相对短缺。随着国家综合国力的不断增强,医疗卫生事业快速发展,医疗资源的供给能力也得到极大改善。然而,由于中国区域经济发展的不平衡性长期存在,发达地区(东部)医疗资源基本能够满足居民对健康水平的需求,欠发达地区(西部)医疗资源难以满足居民对健康水平的基本需求。城镇与农村医疗资源配置失衡问题突出,也是导致中国欠发达地区经济发展速度慢、发展质量不高的重要因素。

3. 公平与效率是医疗资源配置的核心因素

探究医疗资源配置,公平与效率是两个绕不开的命题。长期以来中国城镇与农村在经济发展、社会发育、公共资源配置等方面存在一定程度的差距,城镇居民比农村居民在获取医疗服务的途径上更加便捷,获得医疗服务的质量也要更优质;从医疗资源配置的效率来看,由于城镇与农村医疗机构在筹资、设备、人才等方面的差异性,城镇医疗机构投入大、人才聚集能力强而致使运行效率高,农村医疗机构发展速度慢、人力资源严重匮乏而致使运行效率相对较低。

4. 医疗资源均衡配置过程中不可或缺的三大要件

物力资源、人力资源、财力资源是医疗资源配置的三大要件。物力资源衡量的是医疗资源城乡之间配置的硬环境,主要通过医疗场所空间、医疗机构床位数、医疗器械设备、医疗急救车辆等方面来体现;人力资源衡量的是医疗资源城乡之间配置的软环境,主要通过医疗技术人员的学历结构、专业技术人员的职称结构、医疗机构人才培养情况等方面来体现;财力资源配置衡量的是医疗资源城乡之间的发展潜力,主要通过政府对医疗卫生事业发展的投入比例、地区卫生总费用支出结构、医疗保健支出占消费支出的比重等方面来体现。

基于以上对医疗资源配置均衡性的理论概括,形成医疗资源配置均衡性评价指标体系理论框架,如图6-12所示。

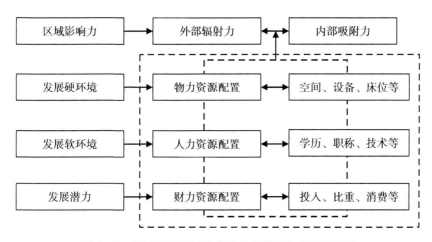

图6-12　医疗资源配置均衡性评价指标体系理论框架

(二) 评价指标选取原则

医疗资源配置均衡性研究中,一般采用多维指标建立医疗资源配置评价指标体系。多维指标体系由许多相互联系的单项指标组成,根据研究内容和范围的不同来选取不同指标。因而,建构多维指标评价体系结构,需要根据一定的原则来对评价指标体系结构进行规范。

1.多维指标体系设计必须明确研究的目标

多维指标体系是由一系列单项指标组成的有机整体,在设计多维指标的初始阶段,就必须明确具体研究目标,围绕这个目标来设计多维指标体系。只有明确建立多维指标体系研究的目标,围绕这一研究目标去认识被反映事物的客观规律,进一步找出这种规律的外在表现,选择适合的单项指标来反映这种外在表现与客观规律,如此建立的多维指标体系才能为研究对象服务。

对于医疗资源配置的均衡性研究,评价指标体系建立的出发点是科学、准确地评价欠发达地区各个经济板块(经济单元)的城乡均衡性。因此,在进行多维指标体系建构的初始阶段,需要以"城乡医疗资源均衡配置"为目标,从医疗资源均衡配置的表现形式、内在关系、外延特征等维度入手,进行多维指标体系的建构。

2.多维指标体系结构必须符合理论事实

多维指标体系只是一种具体研究范式,对于具体问题的研究必须符合理论事实。没有正确的理论基础,很难设计出一个科学的多维指标体系。

对于医疗资源配置均衡性的研究,需要将经济学、管理学、社会学、统计学基本理论作为多维指标体系建构的理论基础,结合医疗资源配置的均衡性基本范式,设计单项指标的概念内涵、口径范围、计算方法、合理区间。实证分析过程中,进行多维指标体系建构时,需要结合改革开放四十多年来中国医疗资源配置方式、手段、结构的历史阶段性转变,且不能忽视医疗资源配置失衡背后的关键因素。

3.多维指标体系结构的科学性

多维指标体系建构要求各个单项指标之间具有联系性、统一性和可比性。联系性主要体现在各个单项指标之间要存在一定的逻辑联系,一个单项指标的变化会引起其他单项指标的变化;统一性主要体现在各个单项指标的名称、含义、计算方法、初始数据的处理等方面需要保持统一,内部与外部之间也需要高度统一;可比性主要体现在多维指标体系结构不仅要在时间维度上具有可比性,还需要在空间范围上具有可比性。

在进行多维指标结构分析时,需要统筹考虑医疗资源配置与国家发展战略、经济发展速度、社会发展程度的潜在联系。同时,还需要考虑医疗资源配置在区域之间与区域内部的可比性。

4. 多维指标体系结构必须具有可操作性

多维指标体系包含一系列单项指标，在对单项指标选择时需要考虑数据的可获得性与数据来源的可靠性。一般而言，对确定的研究对象进行多维指标分析时，主要采用国家统计部门公开发布的统计数据，以公开发布的统计数据作为基础数据，根据研究实际需要对统计数据进行统计学处理之后再来分析。针对一些特殊对象，很难获得权威部门的统计数据，只能通过实地调查进行数据采样，进而展开研究。

鉴于研究的客观性、科学性、统一性，多维指标体系结构数据全部采用国家统计部门公开发布的权威指标数据进行实证研究。

（三） 指标体系结构

医疗资源配置均衡性评价指标体系的构建，在参考国内外现有研究成果基础上，以经济学资源优化配置理论为指导，以资料的可获取性为前提，兼顾《中国统计年鉴》和《中国卫生和计划生育统计年鉴》中所能提供的统计指标数据，以既能体现中国医疗资源配置现状又能反映未来发展趋势为目标，在遵循可比性、可操作性、合理性原则基础上，确定医疗资源配置均衡性评价指标体系由物力资源配置、人力资源配置、财力资源配置三大总体指标和九项群体指标组成，涵盖医疗资源配置的硬环境、软环境和发展潜力。医疗资源配置均衡性评价指标结构如表 6-25 所示。

表 6-25　医疗资源配置均衡性评价指标体系构成

总体指标		群体指标	单位	指标属性
物力资源配置	X_1	医疗卫生机构总量	万个	+
	X_2	医疗卫生机构床位数	万张	+
	X_3	千人床位数	张	+

续表

总体指标	群体指标		单位	指标属性
人力资源配置	X_4	卫生技术人员数	万人	+
	X_5	千人执业医师数	人	+
	X_6	千人注册护士数	人	+
	X_7	药师（士）总数	万人	+
财力资源配置	X_8	人均医疗保健支出	元	－
	X_9	医疗保健支出占消费支出的比重	%	－

注：指标属性为"＋"表示数值越大其所代表的该项指标的水平越高；指标属性为"－"表示数值越大其所代表的该项指标的水平越低。

二、数据的来源与预处理

（一）样本的选取

研究对象为中国欠发达地区，具体指西部地区 12 个省（自治区、直辖市），即内蒙古自治区、重庆市、广西壮族自治区、四川省、贵州省、云南省、西藏自治区、陕西省、甘肃省、青海省、宁夏回族自治区、新疆维吾尔自治区。同时，根据研究实际需要，还引用全国平均水平、东部地区平均水平（代表发达地区）、西部地区平均水平（代表欠发达地区）来进行区域内比较分析。

（二）数据的来源

为了保障数据的科学、准确、权威，研究过程中的所有基础数据全部来源于国家官方统计数据。数据来源：（1）《中国统计年鉴（2017）》；（2）《中国卫生和计划生育统计年鉴（2017）》；（3）中国欠发达地区 12 个省（自治区、直辖市）的《统计年鉴（2017）》；（4）第三次全国经济普查数据；（5）《2013 第五次国家卫生服务调查分析报告》；（6）中国欠发达地区 12 个省（自治区、直辖市）

统计部门公开发布的2017年度国民经济和社会发展统计公报。

通过查阅统计数据,整理得到城镇医疗资源配置均衡性的三大类别、九项评价指标原始数据,如表6-26所示。

表6-26 城镇医疗资源配置均衡性评价指标原始数据

地区	物力资源			人力资源				财力资源	
	医疗卫生机构总量(万个)	医疗卫生机构床位数(万张)	千人床位数(张)	卫生技术人员数(万人)	千人执业医师数(人)	千人注册护士数(人)	药师(士)总数(万人)	人均医疗保健支出(元)	医疗保健支出占消费支出的比重(%)
全国	29140	365.4956	8.41	452.7708	3.5	4.7	22816	1443.4	6.7
东部	11221	171.2620	8.21	232.3970	3.9	5.0	124927	1637.3	6.4
西部	9419	88.3158	8.05	105.2510	4.0	5.6	50932	1781.8	7.2
内蒙古	720	7.0180	10.22	8.6863	4.4	5.6	5114	1575.7	7.2
重庆	699	11.1387	6.87	11.4805	2.2	3.3	5567	1394.1	7.1
广西	543	9.1870	5.86	13.4482	2.8	4.0	7310	866.2	5.3
四川	2066	21.7579	7.62	23.3624	2.7	3.3	10812	1369.3	7.1
贵州	1220	6.5994	11.88	7.2786	4.5	6.1	2804	872.2	5.2
云南	1187	7.0046	10.62	8.7644	4.4	6.2	3910	1351.9	7.6
西藏	145	0.6529	10.65	0.7250	4.5	4.1	292	534.4	3.1
陕西	1085	11.3895	8.03	15.2096	3.1	4.9	7113	1783.6	9.7
甘肃	446	5.5962	7.25	6.4857	2.9	3.4	2994	1390.8	8.0
青海	199	1.5674	16.19	1.9218	6.5	9.1	975	1459.3	7.6
宁夏	190	2.3937	7.88	3.0308	3.5	4.4	1730	2016.0	10.6
新疆	919	3.6267	11.27	4.8577	5.4	6.5	2311	1517.1	7.8

通过查阅统计数据,整理得到农村医疗资源配置均衡性的三大类别、九项评价指标原始数据,如表6-27所示。

表 6-27　农村医疗资源配置均衡性评价指标原始数据

地区	物力资源			人力资源				财力资源	
	医疗卫生机构总量（万个）	医疗卫生机构床位数（万张）	千人床位数（张）	卫生技术人员数（万人）	千人执业医师数（人）	千人注册护士数（人）	药师（士）总数（万人）	人均医疗保健支出（元）	医疗保健支出占消费支出的比重（%）
全国	29140	365.4956	8.41	452.7708	3.5	4.7	22816	1443.4	6.7
东部	11221	171.2620	8.21	232.3970	3.9	5.0	124927	1637.3	6.4
西部	9419	88.3158	8.05	105.2510	4.0	5.6	50932	1781.8	7.2
内蒙古	720	7.0180	10.22	8.6863	4.4	5.6	5114	1575.7	7.2
重庆	699	11.1387	6.87	11.4805	2.2	3.3	5567	1394.1	7.1
广西	543	9.1870	5.86	13.4482	2.8	4.0	7310	866.2	5.3
四川	2066	21.7579	7.62	23.3624	2.7	3.8	10812	1369.3	7.1
贵州	1220	6.5994	11.88	7.2786	4.5	6.1	2804	872.2	5.2
云南	1187	7.0046	10.62	8.7644	4.4	6.2	3910	1351.9	7.6
西藏	145	0.6529	10.65	0.7250	4.5	4.1	292	534.4	3.1
陕西	1085	11.3895	8.03	15.2096	3.1	4.9	7113	1783.6	9.7
甘肃	446	5.5962	7.25	6.4857	2.9	3.4	2994	1390.8	8.0
青海	199	1.5674	16.19	1.9218	6.5	9.1	975	1459.3	7.6
宁夏	190	2.3937	7.88	3.0308	3.5	4.4	1730	2016.0	10.6
新疆	919	3.6267	11.27	4.8577	5.4	6.5	2311	1517.1	7.8

（三）数据的预处理

1. 缺省数值的处理

由于统计年鉴中个别地区出现了某些指标数据缺省(特别是西藏自治区),对缺省较多的指标,在建立综合评价指标体系时需要进行统计学处理,个别缺省数据采取插值法给予补全。研究过程中主要采取两种插值法:内插法和外插法。

内插法的计算公式为:

$$x_t = x_1 + \frac{t \times (x_2 - x_1)}{n}, \ t = 1, 2, \cdots\cdots, n, \ x_2 > x_1 \tag{6-1}$$

其中, x_1 和 x_2 为缺省值相邻的两个数值, x_t 为插入值。

外插法的计算公式为:

$$x_t = x_2 + \frac{x_2 - x_1}{n_2 - n_1} \tag{6-2}$$

其中, x_1 和 x_2 为缺省值相邻的两个数值, x_t 为插入值。

2. 数据标准化处理

由于不同的量纲会引起个别变量取值形成较大的分散程度,导致总体方差受方差较大变量的控制。研究过程中采用的多维指标数据体系具有不同量纲、不同数量级,而不同量纲、不同数量级的数据放在一起直接进行比较将直接影响统计分析结果。因此,在实证研究过程中需要对原始数据进行标准化处理,以消除其在量纲、数量级上的差异,使其更能真实反映两者之间的关联性。

数据的标准化处理方法如下:

p 维向量 $X = (X_1, X_2, \cdots, X_n)^T$, n 个样本 $X = (X_{i1}, X_{i2}, \cdots, X_{ip})^T$, $i = 1$, $2, \cdots, p$ 且 $n > p$,构造样本阵元进行如下标准化变化:

$$\begin{cases} Z_{ij} = \dfrac{X_{ij} - \overline{X_j}}{S_j}, \ i = 1, 2, \cdots, n, \ j = 1, 2, \cdots, p \\[2ex] \overline{X_j} = \dfrac{\sum\limits_{i=1}^{n} X_{ij}}{n} \\[2ex] S_j{}^2 = \dfrac{\sum\limits_{i=1}^{n} (X_{ij} - \overline{X_j})}{n-1} \end{cases} \tag{6-3}$$

于是,得到标准化矩阵 Z。

3.权数的确定

在实际研究中,由于研究人员对医疗卫生事业发展的实际情况掌握不够,故在某些指标难以确定其影响程度的时候采用了赋权重的方法。通过运用构权原理,聘请资深医疗卫生权威专家对指标的相对重要性赋值,从而构建每一类指标的判别矩阵,计算出每个判别矩阵的最大特征根及对应的特征向量。然后,根据相应的方法确定指标体系权数。

权数的确定具体可分为三步:

第一步:建立判别矩阵。从指标体系中建立判别矩阵,并计算其最大特征值及对应的特征向量。

第二步:一致性检验。对判别矩阵的特征根,分别计算一致性指标 CI:

$$CI = \frac{\lambda_{\max} - n}{n - 1} \tag{6-4}$$

根据一致性指标均值表,查找平均随机一致性指标 RI,计算一致性比例 CR:

$$CR = \frac{CI}{RI} \tag{6-5}$$

第三步:计算各相应指标的权数。将每个矩阵最大特征根对应的特征向量归一化,得到每个指标的权数。

特征向量归一化方法:(1)对于特征向量 A,A $= (e_1, e_2, \cdots, e_n)$,先求出向量 A 的模 $|\mathbf{A}|$,$|\mathbf{A}| = \sqrt{e_1{}^2 + e_2{}^2 + \cdots + e_n{}^2}$。(2)然后,对向量 A 归一化:

$$\mathbf{A}_0 = \frac{\mathbf{A}}{|\mathbf{A}|} = \frac{1}{\sqrt{e_1{}^2 + e_2{}^2 + \cdots + e_n{}^2}} \times \mathbf{A} = \frac{1}{\sqrt{e_1{}^2 + e_2{}^2 + \cdots + e_n{}^2}}(e_1, e_2, \cdots, e_n) \tag{6-6}$$

4.预处理后的样本数据

基于医疗资源在城乡之间配置的非均衡性,研究过程中将样本区分为城镇和农村两类区域,对 12 个省(自治区、直辖市)进行均衡性评价过程中,对指标采用城乡比(城镇值除以农村值)进行研究。经过预处理后,用于研究的样本数据如表 6-28 所示。

表 6-28　医疗资源配置均衡性评价指标预处理后的研究数据

地区	物力资源			人力资源			财力资源		
	X_1	X_2	X_3	X_4	X_5	X_6	X_7	X_8	X_9
全国	0.0315	0.9732	2.1509	1.1560	2.9167	3.1333	0.1081	1.7061	0.7444
东部	0.0333	1.4290	2.1662	1.6751	3.0000	3.1250	1.5895	1.5960	0.7805
西部	0.0322	0.7028	1.8808	0.8537	4.0000	4.0000	0.8254	2.4696	0.7742
内蒙古	0.0318	1.0139	2.5939	1.0397	2.9333	3.5000	0.9622	1.4098	0.6857
重庆	0.0367	1.4017	1.5301	1.7786	2.4444	2.3571	1.8513	1.8690	0.8554
广西	0.0170	0.6928	1.7812	0.8654	3.1111	2.6667	0.7791	1.2205	0.5638
四川	0.0270	0.7214	1.5842	0.8913	2.2500	2.3750	0.8200	1.6305	0.7802
贵州	0.0466	0.4574	3.2195	0.5521	5.6250	4.6923	0.5267	1.9404	0.7647
云南	0.0530	0.3817	2.3496	0.5409	4.4000	3.8750	0.6046	2.3405	0.8941
西藏	0.0222	0.8236	3.5382	0.9566	5.6250	8.2000	0.8066	3.9179	1.2917
陕西	0.0319	1.0214	1.8375	1.1142	2.8182	2.5789	0.9235	1.8614	0.8017
甘肃	0.0173	0.7523	1.8979	0.9294	2.9000	3.0909	0.9275	2.0764	0.8163
青海	0.0337	0.8217	4.1091	1.0801	5.9091	8.2727	1.0372	1.2254	0.5468
宁夏	0.0479	1.9341	2.3664	2.1059	2.6923	3.3846	1.7440	2.1771	0.9636
新疆	0.0537	0.3006	1.8236	0.3968	3.3750	2.7083	0.3984	2.0731	0.8211

三、评价方法

关于资源配置均衡评价的方法有多种,因子分析法、聚类分析法、主成分分析法都是常见的分析方法。考虑到地区之间的差异性、经济发展水平的不平衡性、社会发育程度的差别性,对医疗资源配置的均衡性采用一种新的实证研究模型——综合指数模型,即对于一组对象(中国欠发达地区12个省份)的每一项具体指标进行排序,按照指标的属性予以相应的赋值(由于样本数为12,因此最高赋值设定为12,最低赋值设定为1),然后将各个比较对象的赋值进行加总得到总赋值,根据总赋值进行排序,由此对各个比较对象的医疗资源配置均衡程度进行测评。根据指标属性,可分为正向赋值和负向赋值两类,正向赋值即该指标数值越大代表该项指标的水平越高,负向赋值即该指标数值越大代表该项指标的水平越低。

设 X_{ij} 为第 i 项指标对应的第 j 个比较对象,$i=1,2,\cdots,9;j=1,2,\cdots,12$;$IND_k$ 为第 k 类资源的失衡程度,$k=1,2,3(k=1$,表示物力资源;$k=2$,表示人力资源;$k=3$,表示财力资源)。

第一步:对 X_{ij} 进行排序,即对所有比较对象的各项指标进行排序。

第二步:按照指标属性给比较对象的各项指标 X_{ij} 进行综合测算,测算结果为 C_{ij}。

$$C_{ij} = 1,2,\cdots,12 \tag{6-7}$$

第三步:计算每个比较对象的各项指标 X_{ij} 的失衡程度 S_{ij}。

$$S_{ij} = \frac{C_{ij}}{\sum\limits_{i=1}^{12} C_{ij}} ; \tag{6-8}$$

第四步:测算各类资源的失衡程度 IND_k。

$$IND_k = \begin{cases} \dfrac{1}{3} \sum\limits_{i=1}^{3} S_{ij}, k=1 \\[2ex] \dfrac{1}{4} \sum\limits_{i=4}^{7} S_{ij}, k=2 \\[2ex] \dfrac{1}{2} \sum\limits_{i=8}^{9} S_{ij}, k=3 \end{cases} \tag{6-9}$$

第五步：测算总失衡程度 IND ，于是有 $IND = \dfrac{1}{3}\sum\limits_{k=1}^{3} IND_k$ 。

第六步：对总失衡程度 IND 进行排序，并进行比较研究。

第四节　中国欠发达地区医疗资源配置均衡性实证分析

一、物力资源配置

（一）物力资源配置城乡结构

物力资源配置城乡结构由三项指标来表征，包括医疗卫生机构总量、医疗机构床位数和千人床位数。经过统计学方法处理后用于实证分析的物力资源配置城乡结构数据如表 6-29 所示。从物力资源配置城乡结构数据可以看出，医疗卫生机构总量、医疗机构床位数和千人床位数具有不同的特征。第一，在医疗卫生机构总量上，中国欠发达地区 12 个省（自治区、直辖市）的差距不是特别明显，医疗卫生机构总量城乡比在 0.01—0.1。第二，在医疗机构床位数指标上，中国欠发达地区 12 个省（自治区、直辖市）的差距比较明显，医疗机构床位数城乡差距最大的省份为宁夏回族自治区（1.9341），差距最小的省份为新疆维吾尔自治区（0.3006）。第三，在千人床位数指标上，中国欠发达地区 12 个省（自治区、直辖市）的差距也省份显著，千人床位数城乡差距最大的省份为青海省（4.1091），差距最小的省份为重庆市（1.5301）。

表6-29　医疗物力资源配置城乡比

地区	X_1	X_2	X_3
内蒙古	0.0918	1.0139	2.3939
重庆	0.0367	1.4017	1.5301

地区	X_1	X_2	X_3
广西	0.0170	0.6928	1.7812
四川	0.0270	0.7214	1.5842
贵州	0.0466	0.4574	3.2195
云南	0.0530	0.3817	2.3496
西藏	0.0222	0.8236	3.5382
陕西	0.0319	1.0214	1.8375
甘肃	0.0173	0.7523	1.8979
青海	0.0337	0.8217	4.1091
宁夏	0.0479	1.9341	2.3664
新疆	0.0537	0.3006	1.8236

根据物力资源配置城乡比,按照综合指数模型对反映物力资源城乡结构的三个专项指标 X_1(医疗卫生机构总量)、X_2(医疗机构床位数)、X_3(千人床位数)进行实证分析,实证分析结果如表 6-30 所示。

表 6-30　医疗物力资源配置城乡失衡指数

地区	C_1	C_2	C_3
内蒙古	5	9	9
重庆	8	11	1
广西	1	4	3
四川	4	5	2
贵州	9	3	10
云南	11	2	7
西藏	3	8	11
陕西	6	10	5
甘肃	2	6	6
青海	7	7	12

续表

地区	C_1	C_2	C_3
宁夏	10	12	8
新疆	12	1	4

（二）物力资源配置城乡失衡程度

根据物力资源配置城乡失衡指数实证分析结果,按照综合指数模型测算得到中国欠发达地区 12 个省(自治区、直辖市)物力资源配置城乡失衡程度,如表 6-31 所示。

从物力资源配置城乡失衡程度实证分析结果来看,宁夏回族自治区的失衡程度最大(失衡指数为 0.1282),广西壮族自治区的失衡程度最小(失衡指数为 0.0342)。

从单项失衡指标实证分析结果来看,医疗卫生机构总量的失衡程度在新疆维吾尔自治区表现得十分明显,医疗机构床位数的失衡程序在宁夏回族自治区表现得比较突出,千人床位数的失衡程度在青海省表现得比较显著。

表 6-31 物力资源配置城乡失衡程度

地区	物力资源指标失衡程度			物力资源失衡指数	排名
	S_1	S_2	S_3	IND_1	$RANK_1$
内蒙古	0.2174	0.3913	0.3913	0.0983	10
重庆	0.4000	0.5500	0.0500	0.0855	5
广西	0.1250	0.5000	0.3750	0.0342	1
四川	0.3636	0.4545	0.1818	0.0470	2
贵州	0.4091	0.1364	0.4545	0.0940	8
云南	0.5500	0.1000	0.3500	0.0854	5
西藏	0.1364	0.3636	0.5000	0.0940	8

续表

地区	物力资源指标失衡程度			物力资源失衡指数	排名
	S_1	S_2	S_3	IND_1	$RANK_1$
陕西	0.2857	0.4762	0.2381	0.0897	7
甘肃	0.1429	0.4286	0.4286	0.0598	3
青海	0.2692	0.2692	0.4615	0.1111	11
宁夏	0.3333	0.4000	0.2667	0.1282	12
新疆	0.7059	0.0588	0.2353	0.0726	4

二、人力资源配置

（一）人力资源配置城乡结构

人力资源配置城乡结构由四项指标来表征,包括卫生技术人员数、千人职业医师数、千人注册护士数和药师(士)总数。经过统计学方法处理后用于实证分析的人力资源配置城乡结构数据如表6-32所示。从人力资源配置城乡结构数据可以看出,卫生技术人员数、千人职业医师数、千人注册护士数和药师(士)总数具有不同的特征。第一,在卫生技术人员数上,中国欠发达地区12个省(自治区、直辖市)的差距不是特别明显,卫生技术人员数城乡差距最大的省份是贵州省(1.7786),卫生技术人员数城乡差距最小的省份是甘肃省(0.5409)。第二,在千人职业医师数上,中国欠发达地区12个省(自治区、直辖市)的差距十分显著,千人执业医师数城乡差距最大的省份为青海省(5.6250),差距最小的省份为西藏自治区(2.25)。第三,在千人注册护士数上,中国欠发达地区12个省(自治区、直辖市)的差距也十分明显,千人注册护士数城乡差距最大的省份为青海省(8.2000),差距最小的省份为重庆市(2.3571)。第四,在药师(士)总数上,中国欠发达地区12个省(自治区、直辖市)没有显著的差距,除内蒙古自治区外,药师(士)总数城乡比均在0.5—1.9。

表6-32 医疗资源配置城乡比

地区	X_4	X_5	X_6	X_7
内蒙古	1.1560	2.9167	3.1333	0.1081
重庆	1.6751	3.0000	3.1250	1.5895
广西	0.8537	4.0000	4.0000	0.8254
四川	1.0397	2.9333	3.5000	0.9622
贵州	1.7786	2.4444	2.3571	1.8513
云南	0.8654	3.1111	2.6667	0.7791
西藏	0.8913	2.2500	2.3750	0.8200
陕西	0.5521	5.6250	4.6923	0.5267
甘肃	0.5409	4.4000	3.8750	0.6046
青海	0.9566	5.6250	8.2000	0.8066
宁夏	1.1142	2.8182	2.5789	0.9235
新疆	0.9294	2.9000	3.0909	0.9275

根据医疗卫生人力资源配置城乡比,按照综合指数模型对反映医疗卫生人力资源城乡结构的 4 个专项指标 X_4(卫生技术人员数)、X_5(千人执业医师)、X_6(千人注册护士)、X_7(药师总数)的数据进行实证分析,实证分析结果如表 6-33 所示。

表6-33 医疗资源配置城乡失衡指数

地区	C_4	C_5	C_6	C_7
内蒙古	8	6	8	9
重庆	11	2	1	12
广西	4	7	4	4
四川	5	1	2	6
贵州	3	10	10	2
云南	2	9	9	3

地区	C_4	C_5	C_6	C_7
西藏	7	11	11	5
陕西	10	4	3	7
甘肃	6	5	6	8
青海	9	12	12	10
宁夏	12	3	7	11
新疆	1	8	5	1

(二) 人力资源配置城乡失衡程度

根据人力资源配置城乡失衡指数实证分析结果,按照综合指数模型测算得到中国欠发达地区 12 个省(自治区、直辖市)人力资源配置城乡失衡程度,如表 6-34 所示。

从人力资源配置城乡失衡程度实证分析结果来看,青海省的失衡程度最大(失衡指数为 0.1378),四川省的失衡程度最小(失衡指数为 0.0449)。

从单项失衡指标实证分析结果来看,卫生技术人员数的失衡程度在重庆市表现得十分明显,千人执业医师数、千人注册护士数的失衡程度在青海省和贵州省等表现得比较突出,药师总数的失衡程度在重庆市表现得比较显著。

表 6-34　医疗资源配置城乡失衡程度

地区	人力资源指标失衡程度				失衡指数	排名
	S_4	S_5	S_6	S_7	IND_2	$RANK_2$
内蒙古	0.2581	0.1935	0.2581	0.2903	0.0994	9
重庆	0.4231	0.0769	0.0385	0.4615	0.0833	8
广西	0.2105	0.3684	0.2105	0.2105	0.0609	3
四川	0.3571	0.0714	0.1429	0.4286	0.0449	1
贵州	0.1200	0.4000	0.4000	0.0800	0.0801	6

续表

地区	人力资源指标失衡程度				失衡指数	排名
	S_4	S_5	S_6	S_7	IND_2	$RANK_2$
云南	0.0870	0.3913	0.3913	0.1304	0.0737	4
西藏	0.2059	0.3235	0.3235	0.1471	0.1090	11
陕西	0.4167	0.1667	0.1250	0.2917	0.0769	5
甘肃	0.2400	0.2000	0.2400	0.3200	0.0801	6
青海	0.2093	0.2791	0.2791	0.2326	0.1378	12
宁夏	0.3636	0.0909	0.2121	0.3333	0.1058	10
新疆	0.0667	0.5333	0.3333	0.0667	0.0481	2

三、财力资源配置

(一) 财力资源配置城乡结构

财力资源配置城乡结构由两项指标来表征,即人均医疗保健支出和医疗保健支出占消费支出的比重。经过统计学方法处理后用于实证分析的财力资源配置城乡结构数据如表6-35所示。从财力资源配置城乡结构数据可以看出,人均医疗保健支出和医疗保健支出占消费支出的比重具有不同的特征。第一,在人均医疗保健支出上,中国欠发达地区12个省(自治区、直辖市)的差距比较明显,人均医疗保健支出城乡差距最大的省份为青海省(3.9179),差距最小的省份为云南省(1.2205)。第二,在医疗保健支出占消费支出比重上,中国欠发达地区12个省(自治区、直辖市)的差距不太明显,医疗保健支出占消费支出的比重城乡差距最大的省份为青海省(1.2917),差距最小的省份为云南省(0.5638)。

根据财力资源配置城乡比,按照综合指数模型对反映财力资源城乡结构的两个专项指标 X_8(人均医疗保健支出)、X_9(医疗保健支出占消费支出的比重)的数据进行实证分析,实证分析结果如表6-36所示。

表 6-35　医疗财力资源配置城乡比

地区	X_8	X_9
内蒙古	1.7061	0.7444
重庆	1.5960	0.7805
广西	2.4696	0.7742
四川	1.4098	0.6857
贵州	1.8690	0.8554
云南	1.2205	0.5638
西藏	1.6305	0.7802
陕西	1.9404	0.7647
甘肃	2.3405	0.8941
青海	3.9179	1.2917
宁夏	1.8614	0.8017
新疆	2.0764	0.8163

表 6-36　医疗财力资源配置城乡失衡指数

地区	C_8	C_9
内蒙古	3	3
重庆	6	9
广西	1	2
四川	4	5
贵州	7	4
云南	11	10
西藏	12	12
陕西	5	6
甘肃	9	7
青海	2	1
宁夏	10	11
新疆	8	8

（二）财力资源配置城乡失衡程度

根据财力资源配置城乡失衡指数实证分析结果,按照综合指数模型,测算得到中国欠发达地区12个省(自治区、直辖市)财力资源配置城乡失衡程度,如表6-37所示。

从财力资源配置城乡失衡程度实证分析结果来看,西藏自治区的失衡程度最大(失衡指数为0.1538),青海省和广西壮族自治区失衡程度最小(失衡指数为0.0192)。

从单项失衡指标实证分析结果来看,人均医疗保健支出和医疗保健支出占消费支出的比重的失衡程度均在西藏自治区表现得十分显著。

表 6-37　医疗财力资源配置城乡失衡程度

地区	财力资源指标失衡程度		失衡指数	排名
	S_8	S_9	IND_3	$RANK_3$
内蒙古	0.0385	0.0385	0.0385	10
重庆	0.0769	0.1154	0.0962	6
广西	0.0128	0.0256	0.0192	11
四川	0.0513	0.0641	0.0577	9
贵州	0.0897	0.0513	0.0705	7
云南	0.1410	0.1282	0.1346	2
西藏	0.1538	0.1538	0.1538	1
陕西	0.0641	0.0769	0.0705	8
甘肃	0.1154	0.0897	0.1026	4
青海	0.0256	0.0128	0.0192	12
宁夏	0.1282	0.1410	0.1346	3
新疆	0.1026	0.1026	0.1026	5

四、结论与说明

按照综合指数模型,将中国欠发达地区 12 个省(自治区、直辖市)的物力资源失衡程度、人力资源失衡程度、财力资源失衡程度三项指标体系综合起来,实证分析得到综合失衡程度和排名情况,如表 6-38 所示。

实证分析结果可以看出,中国欠发达地区 12 个省(自治区、直辖市)医疗资源配置城乡综合失衡程度中,广西壮族自治区医疗资源配置非均衡程度最低(综合失衡指数为 0.1143),宁夏回族自治区医疗资源配置非均衡程度最高(综合失衡指数为 0.3686)。

表 6-38 医疗资源配置城乡综合失衡程度及排名

地区	物力资源失衡程度	人力资源失衡程度	财力资源失衡程度	综合失衡程度	排名
	IND_1	IND2	IND_3	IND	$RANK$
内蒙古	0.0983	0.0994	0.0385	0.2362	9
重庆	0.0855	0.0833	0.0962	0.265	7
广西	0.0342	0.0609	0.0192	0.1143	1
四川	0.0470	0.0449	0.0577	0.1496	2
贵州	0.0940	0.0801	0.0705	0.2446	6
云南	0.0855	0.0737	0.1346	0.2938	8
西藏	0.0940	0.1090	0.1538	0.3568	10
陕西	0.0897	0.0769	0.0705	0.2371	5
甘肃	0.0598	0.0801	0.1026	0.2425	4
青海	0.1111	0.1378	0.0192	0.2681	11
宁夏	0.1282	0.1058	0.1346	0.3686	12
新疆	0.0726	0.0481	0.1026	0.2233	3

按照医疗资源配置城乡综合失衡程度指数,可以将中国欠发达地区 12 个省(自治区、直辖市)的医疗资源配置城乡综合失衡情况划分为三个梯队:第一

个梯队代表医疗资源配置失衡严重地区,包含宁夏回族自治区、青海省、西藏自治区和内蒙古自治区;第二梯队代表医疗资源配置失衡程度相对较高地区,包含重庆市、贵州省、云南省、陕西省;第三梯队代表医疗资源配置失衡程度比较明显地区,包含广西壮族自治区、四川省、甘肃省、新疆维吾尔自治区(见表6-39)。

表6-39 中国欠发达地区医疗资源配置城乡综合失衡结构

类别	地区
第一梯队	宁夏回族自治区、青海省、西藏自治区、内蒙古自治区
第二梯队	重庆市、贵州省、云南省、陕西省
第三梯队	广西壮族自治区、四川省、甘肃省、新疆维吾尔自治区

第七章　实证研究Ⅳ:公平性分析

新中国成立七十多年来,中国医疗卫生事业发生了翻天覆地的变化,由新中国成立之初的"三缺困境"(缺人、缺药、缺物)逐渐过渡到改革开放时期医疗卫生事业的全方位改革,再到新时代中国人民基本医疗卫生服务得到基本满足。然而,在中国经济社会快速发展的同时,各个区域板块之间医疗卫生事业发展的不均衡问题也逐渐凸显,如何让全体社会成员(特别是低收入群体)能够公平地获得与享用医疗卫生服务,是新时代中国医疗卫生体制改革的核心问题。

第一节　医疗资源配置公平性分析指标结构

一、指标体系结构

根据医疗资源配置公平性指标实证分析的要求,在参考国内外相关理论研究的基础上,将医疗资源划分为物力资源、人力资源、财力资源三个具体类别。在三个类别指标选取时,考虑统计指标的代表性、稳定性和数据可得性,物力资源指标采用医疗机构床位数来表征,医疗人力资源采用卫生技术人员数、执业医师数和注册护士数来表征,医疗财力资源采用财政对医疗卫生事业发展的补助收入(简称"财政补助收入")和财政对医疗卫生事业专项转移支出(简称"财政专项支出")表征,由此构建医疗资源配置公平性评价指标结构,如表7-1所示。

表7-1 医疗资源配置公平性评价指标结构

总体指标	群体指标	单位	预测公平性等级
物力资源	医疗卫生机构床位数(X_1)	张	A
人力资源	卫生技术人员数(X_2)	名	B
	执业医师数(X_3)	名	B
	注册护士数(X_4)	名	B
财力资源	财政对医疗卫生事业发展的补助收入(X_5)	万元	C
	财政对医疗卫生事业专项转移支出(X_6)	万元	C

注:预测公平性等级为"A"表示该项指标的公平性最强,预测公平性等级为"B"表示该项指标的公平性一般,预测公平性等级为"C"表示该项指标的公平性最差。

二、区域结构分解

医疗资源配置公平性分析的研究对象为欠发达地区,样本为中国欠发达地区12个省(自治区、直辖市)。根据医疗资源配置公平性实证评价方法(基尼系数、泰尔指数、变异系数),需要对中国欠发达地区12个省(自治区、直辖市)进一步分解。考虑到传统区域划分结构,将中国欠发达地区12个省(自治区、直辖市)划分为西南地区和西北地区,西南地区包括重庆市、广西壮族自治区、四川省、贵州省、云南省、西藏自治区共6个省份,西北地区包括陕西省、甘肃省、青海省、宁夏回族自治区、新疆维吾尔自治区、内蒙古自治区共6个省份,如表7-2所示。

表7-2 医疗资源配置公平性区域结构

地区	省份
西南地区	重庆市、广西壮族自治区、四川省、贵州省、云南省、西藏自治区
西北地区	陕西省、甘肃省、青海省、宁夏回族自治区、新疆维吾尔自治区、内蒙古自治区

三、样本数据与预处理

(一) 基础数据

按照医疗资源配置公平性评价指标结构,选取 2007—2016 年共十个年度统计数据进行实证分析。数据来源于 2008—2017 年各年度的《中国卫生和计划生育统计年鉴》和《中国统计年鉴》。

1.总量数据

(1)医疗机构床位数

通过查阅统计资料,整理得到 2007—2016 年中国欠发达地区医疗机构床位数基础数据,如表 7-3 所示。

表 7-3　2007—2016 年中国欠发达地区医疗机构床位数　　（单位:张）

年份 地区	2007	2008	2009	2010	2011	2012	2013	2014	2015	2016
西部地区	923395	1081272	1197528	1306238	1426589	1609610	1768394	1900056	2019951	2139772
西南地区	599318	663444	745579	819804	902889	1031921	1149139	1240792	1327821	1412816
重庆	74635	81950	92709	103624	115627	130813	147436	160579	176549	190850
广西	105233	118365	131569	143695	152039	168691	187216	201600	214485	224471
四川	214512	243746	275085	301227	334663	390147	426635	459596	488755	519205
贵州	79150	83103	97527	105277	117534	139211	166724	182189	196422	210279
云南	119038	127560	140187	157143	173434	194707	210125	224899	237597	253555
西藏	6750	8720	8502	8838	9592	8352	11003	11929	14013	14456
西北地区	324077	417828	451949	486434	523700	577689	619255	659264	692130	726956
陕西	117851	125189	134431	142334	153847	169230	185139	199372	211885	225400
甘肃	7020	76581	81520	90410	94907	112296	116064	122412	127743	134346
青海	16050	17352	19223	20451	23117	26018	29529	33007	34546	34749
宁夏	18927	20891	22142	23659	25805	27765	31134	32506	33804	36313
新疆	90329	96747	107243	116230	125391	131592	137325	142956	150263	156912
内蒙古	73900	81068	87390	93350	100633	110788	120064	129011	133889	139236

（2）卫生技术人员数

通过查阅统计资料,整理得到2007—2016年中国欠发达地区卫生技术人员数基础数据,如表7-4所示。

表7-4　2007—2016年中国欠发达地区卫生技术人员数　　（单位:人）

年份 地区	2007	2008	2009	2010	2011	2012	2013	2014	2015	2016
西部地区	1184998	1237641	1384627	1468477	1576777	1715761	1891688	2017208	2139079	2280454
西南地区	701644	736940	818044	883417	951986	1047731	1170773	1256565	1343157	1434103
重庆	83650	88744	100008	111079	120151	131658	142133	154278	166708	179354
广西	145579	155620	172910	189554	204011	220761	240892	258599	274659	289872
四川	255332	267591	303051	325608	352259	389440	426988	451938	472169	495750
贵州	85282	89313	96753	103954	113801	129772	155905	169963	187282	204621
云南	123732	126237	135207	143139	150982	166764	193217	208905	227998	249677
西藏	8069	9435	10115	10083	10782	9336	11638	12882	14341	14829
西北地区	483354	500701	566583	585060	624791	668030	720915	760643	795922	846351
陕西	141687	148328	171840	181438	197173	216293	239054	252611	265381	288607
甘肃	85348	87633	91255	98865	105908	111609	118089	126396	129454	134641
青海	20337	21745	24044	24909	27520	29311	32431	33936	35422	37010
宁夏	25521	26415	28428	29962	31983	34250	37288	39800	41497	44700
新疆	104671	106853	116028	124055	130604	136691	145851	153417	161841	170987
内蒙古	105790	109727	134988	125831	131603	139876	148202	154483	162327	170406

（3）执业医师数

通过查阅统计资料,整理得到2007—2016年中国欠发达地区执业医师数基础数据,如表7-5所示。

（4）注册护士数

通过查阅统计资料,整理得到2007—2016年中国欠发达地区注册护士数基础数据,如表7-6所示。

表 7-5　2007—2016 年中国欠发达地区执业医师数　　　（单位：人）

年份 地区	2007	2008	2009	2010	2011	2012	2013	2014	2015	2016
西部地区	412360	427538	487462	490525	506968	533768	572684	593346	625020	662507
西南地区	245517	256246	281572	297531	310900	328777	355189	369601	390843	414523
重庆	28454	29475	32758	35417	36657	38790	41712	44252	47689	51474
广西	46297	48836	53209	56161	58275	61340	65219	68419	73379	77826
四川	91457	96471	109090	115213	122451	129605	139093	145028	148776	153601
贵州	29795	30806	32955	34787	36549	39528	44169	45649	50401	55371
云南	46629	47434	50075	52604	53790	56617	61338	62266	66203	71460
西藏	2885	3224	3485	3349	3178	2897	3658	3987	4395	4791
西北地区	166843	171292	205890	192994	196068	204991	217495	223745	234177	247984
陕西	47019	47208	57442	53622	53671	56957	60935	63214	66172	71585
甘肃	27523	29015	30469	31987	33216	34896	36483	38626	40145	42793
青海	7199	7869	8589	8915	9663	10162	11332	10954	11572	11757
宁夏	9866	10116	10800	10990	10913	11518	12663	13328	14200	15336
新疆	34838	35320	37872	39794	40265	41358	43582	44999	47226	49517
内蒙古	40398	41764	60718	47686	48340	50100	52500	52624	54862	56996

表 7-6　2007—2016 年中国欠发达地区注册护士数　　　（单位：人）

年份 地区	2007	2008	2009	2010	2011	2012	2013	2014	2015	2016
西部地区	364777	388844	441478	493459	553018	624626	708010	782010	852779	937325
西南地区	218434	233256	266163	300301	336581	386281	443099	494956	546258	603490
重庆	23933	26799	31881	37611	42765	49823	55460	62739	69954	77463
广西	51704	55992	62798	70243	76506	85515	94814	103955	113202	122602
四川	73456	77892	91164	104886	121266	139810	158457	175520	190602	207633
贵州	26503	28642	31984	36165	41589	48646	58666	67204	76032	85993
云南	41040	42011	46329	49408	52315	60755	73305	82823	93278	105966
西藏	1798	1920	2007	1988	2140	1732	2397	2715	3190	3833
西北地区	146343	155588	175315	193158	216437	238345	264911	287054	306521	333835

续表

年份 地区	2007	2008	2009	2010	2011	2012	2013	2014	2015	2016
陕西	42515	46918	54836	61816	70225	79390	89551	97221	104317	116803
甘肃	24014	24950	26578	29868	33673	37202	40954	45472	47782	50530
青海	6841	7280	7833	8339	9660	10026	11492	12750	13194	14364
宁夏	8579	8897	9856	10341	11625	12504	13978	15096	16135	18069
新疆	34662	36084	40798	44543	48760	52449	56578	59792	63870	67624
内蒙古	29732	31459	35414	38251	42494	46774	52358	56723	61223	66445

（5）财政补助收入

通过查阅统计资料,整理得到2007—2016年中国欠发达地区财政对医疗卫生事业发展的补助收入基础数据,如表7-7所示。

表7-7　2007—2016年中国欠发达地区财政补助收入　　（单位:万元）

年份 地区	2007	2008	2009	2010	2011	2012	2013	2014	2015	2016
西部地区	3252003	2776143	3674172	4874662	6643316	7742470	9002976	10270794	12779291	14030733
西南地区	1557770	1499301	1953684	2587616	3740875	4387462	5139715	5751084	7320598	8196837
重庆	143014	167936	229662	332189	526630	599618	663604	743553	1004489	1053049
广西	231844	217882	297356	460227	654585	819419	1012851	1095167	1334394	1445463
四川	499275	522389	699411	837880	1205198	1396283	1674017	1837686	2278257	2566683
贵州	245872	204290	227558	311516	431785	561542	645899	773418	982184	1196084
云南	280937	324384	426225	576218	823399	880144	1042782	1145775	1545090	1732250
西藏	156828	62420	73472	69586	99278	130456	100562	155485	176184	203308
西北地区	1694233	1276842	1720488	2287046	2902441	3355008	3863261	4519710	5458693	5833896
陕西	184096	265807	370175	483001	624878	777366	932976	1012367	1297322	1358883
甘肃	612454	215922	315328	398364	476610	516280	618435	902563	977967	1067636
青海	146352	87038	103977	132921	161192	173501	220912	249683	355237	360028
宁夏	66002	86290	93106	156484	186481	216833	246019	276869	354824	373183

续表

年份 地区	2007	2008	2009	2010	2011	2012	2013	2014	2015	2016
新疆	483272	350686	470029	599794	790530	849140	968359	1115829	1338450	1446428
内蒙古	202057	271099	367873	516482	662750	821888	876560	962399	1134893	1227738

（6）财政专项支出

通过查阅统计资料,整理得到2007—2016年中国欠发达地区财政对医疗卫生事业专项转移支出基础数据,如表7-8所示。

表 7-8　2007—2016 年中国欠发达地区财政专项支出

（单位：万元）

年份 地区	2007	2008	2009	2010	2011	2012	2013	2014	2015	2016
西部地区	578280	619966	999018	1437241	1919241	1789942	2814628	3241749	4145282	4594539
西南地区	317023	373586	632812	901513	1138271	1093914	1666684	1952693	2522781	2820036
重庆	51159	57741	102282	145877	181812	146811	252192	272666	394660	429341
广西	41296	41736	80705	166098	222831	227009	411644	507075	590372	655742
四川	112962	164189	269520	323781	403792	308272	451954	535727	697151	807627
贵州	27096	25680	42682	64102	87432	95424	152363	171948	274577	307879
云南	61184	72078	122859	184196	228148	287602	371531	444472	532627	575090
西藏	23326	12162	14764	17459	14256	28796	27000	20805	33394	44357
西北地区	261257	246380	366206	535728	780970	696028	1147944	1289056	1622501	1774503
陕西	44285	57301	72395	116717	156343	152062	267577	282419	389429	377837
甘肃	107972	46967	73256	121861	204463	114541	232773	243661	290504	318075
青海	13000	9387	18131	18026	38090	23217	67388	48567	109811	116745
宁夏	11133	27279	29352	48084	67761	59297	81170	104222	129040	146324
新疆	42049	65340	98966	123547	200360	189562	267933	320692	362542	418686
内蒙古	42818	40106	74106	107493	113953	157349	231103	289495	341175	396836

2. 人均数据

（1）人均医疗机构床位数

通过对基础数据进行人均量化处理,得到 2007—2016 年中国欠发达地区人均医疗机构床位数,如表 7-9 所示。

表 7-9　2007—2016 年中国欠发达地区人均医疗机构床位数　（单位:张）

年份 地区	2007	2008	2009	2010	2011	2012	2013	2014	2015	2016
西部地区	0.0025	0.0030	0.0033	0.0036	0.0039	0.0044	0.0048	0.0052	0.0054	0.0057
西南地区	0.0025	0.0027	0.0031	0.0034	0.0038	0.0043	0.0047	0.0051	0.0054	0.0057
重庆	0.0027	0.0029	0.0032	0.0036	0.0040	0.0044	0.0050	0.0054	0.0059	0.0063
广西	0.0022	0.0025	0.0027	0.0031	0.0033	0.0036	0.0040	0.0042	0.0045	0.0046
四川	0.0026	0.0030	0.0034	0.0037	0.0042	0.0048	0.0053	0.0056	0.0060	0.0063
贵州	0.0021	0.0022	0.0028	0.0030	0.0034	0.0040	0.0048	0.0052	0.0056	0.0059
云南	0.0026	0.0028	0.0031	0.0034	0.0037	0.0042	0.0045	0.0048	0.0050	0.0053
西藏	0.0024	0.0030	0.0029	0.0029	0.0032	0.0027	0.0035	0.0038	0.0043	0.0044
西北地区	0.0027	0.0035	0.0037	0.0040	0.0043	0.0047	0.0050	0.0053	0.0055	0.0058
陕西	0.0031	0.0033	0.0036	0.0038	0.0041	0.0045	0.0049	0.0053	0.0056	0.0059
甘肃	0.0003	0.0029	0.0032	0.0035	0.0037	0.0044	0.0045	0.0047	0.0049	0.0051
青海	0.0029	0.0031	0.0035	0.0036	0.0041	0.0045	0.0051	0.0057	0.0059	0.0059
宁夏	0.0031	0.0034	0.0035	0.0037	0.0040	0.0043	0.0048	0.0049	0.0051	0.0054
新疆	0.0043	0.0045	0.0050	0.0053	0.0057	0.0059	0.0061	0.0062	0.0064	0.0065
内蒙古	0.0031	0.0034	0.0036	0.0038	0.0041	0.0044	0.0048	0.0052	0.0053	0.0055

（2）人均卫生技术人员数

通过对基础数据进行人均量化处理,得到 2007—2016 年中国欠发达地区人均卫生技术人员数,如表 7-10 所示。

（3）人均执业医师数

通过对基础数据进行人均量化处理,得到 2007—2016 年中国欠发达地区人均执业医师数,如表 7-11 所示。

表 7-10　2007—2016 年中国欠发达地区人均卫生技术人员数　（单位：人）

年份 地区	2007	2008	2009	2010	2011	2012	2013	2014	2015	2016
西部地区	0.0033	0.0034	0.0038	0.0041	0.0044	0.0047	0.0052	0.0055	0.0058	0.0061
西南地区	0.0029	0.0030	0.0034	0.0037	0.0040	0.0043	0.0048	0.0051	0.0055	0.0058
重庆	0.0030	0.0031	0.0035	0.0039	0.0041	0.0045	0.0048	0.0052	0.0055	0.0059
广西	0.0031	0.0032	0.0036	0.0041	0.0044	0.0047	0.0051	0.0054	0.0057	0.0060
四川	0.0031	0.0033	0.0037	0.0040	0.0044	0.0048	0.0053	0.0056	0.0058	0.0060
贵州	0.0023	0.0024	0.0027	0.0030	0.0033	0.0037	0.0045	0.0048	0.0053	0.0058
云南	0.0027	0.0028	0.0030	0.0031	0.0033	0.0036	0.0041	0.0044	0.0048	0.0052
西藏	0.0028	0.0033	0.0034	0.0033	0.0036	0.0030	0.0037	0.0041	0.0044	0.0045
西北地区	0.0040	0.0041	0.0047	0.0048	0.0051	0.0054	0.0058	0.0061	0.0064	0.0067
陕西	0.0038	0.0039	0.0046	0.0049	0.0053	0.0058	0.0064	0.0067	0.0070	0.0076
甘肃	0.0033	0.0033	0.0036	0.0039	0.0041	0.0043	0.0046	0.0049	0.0050	0.0052
青海	0.0037	0.0039	0.0043	0.0044	0.0048	0.0051	0.0056	0.0058	0.0060	0.0062
宁夏	0.0042	0.0043	0.0045	0.0047	0.0050	0.0053	0.0057	0.0060	0.0062	0.0066
新疆	0.0050	0.0050	0.0054	0.0057	0.0059	0.0061	0.0064	0.0067	0.0069	0.0071
内蒙古	0.0044	0.0045	0.0055	0.0051	0.0053	0.0056	0.0059	0.0062	0.0065	0.0068

表 7-11　2007—2016 年中国欠发达地区人均执业医师数　（单位：人）

年份 地区	2007	2008	2009	2010	2011	2012	2013	2014	2015	2016
西部地区	0.0011	0.0012	0.0013	0.0014	0.0014	0.0015	0.0016	0.0016	0.0017	0.0018
西南地区	0.0010	0.0010	0.0012	0.0012	0.0013	0.0014	0.0015	0.0015	0.0016	0.0017
重庆	0.0010	0.0010	0.0011	0.0012	0.0013	0.0013	0.0014	0.0015	0.0016	0.0017
广西	0.0010	0.0010	0.0011	0.0012	0.0013	0.0013	0.0014	0.0014	0.0015	0.0016
四川	0.0011	0.0012	0.0013	0.0014	0.0015	0.0016	0.0017	0.0018	0.0018	0.0019
贵州	0.0008	0.0008	0.0009	0.0010	0.0011	0.0011	0.0013	0.0013	0.0014	0.0016
云南	0.0010	0.0010	0.0011	0.0011	0.0012	0.0012	0.0013	0.0013	0.0014	0.0015
西藏	0.0010	0.0011	0.0012	0.0011	0.0010	0.0009	0.0012	0.0013	0.0014	0.0014

续表

年份\地区	2007	2008	2009	2010	2011	2012	2013	2014	2015	2016
西北地区	0.0014	0.0014	0.0017	0.0016	0.0016	0.0017	0.0018	0.0018	0.0019	0.0020
陕西	0.0013	0.0013	0.0015	0.0014	0.0014	0.0015	0.0016	0.0017	0.0017	0.0019
甘肃	0.0011	0.0011	0.0012	0.0012	0.0013	0.0014	0.0014	0.0015	0.0015	0.0016
青海	0.0013	0.0014	0.0015	0.0016	0.0017	0.0018	0.0020	0.0019	0.0020	0.0020
宁夏	0.0016	0.0016	0.0017	0.0017	0.0017	0.0018	0.0019	0.0020	0.0021	0.0023
新疆	0.0017	0.0017	0.0018	0.0018	0.0018	0.0019	0.0019	0.0020	0.0020	0.0021
内蒙古	0.0017	0.0017	0.0025	0.0019	0.0019	0.0020	0.0021	0.0021	0.0022	0.0023

（4）人均注册护士数

通过对基础数据进行人均量化处理,得到2007—2016年中国欠发达地区人均注册护士数,如表7-12所示。

表7-12　2007—2016年中国欠发达地区人均注册护士数　　（单位:人）

年份\地区	2007	2008	2009	2010	2011	2012	2013	2014	2015	2016
西部地区	0.0010	0.0011	0.0012	0.0014	0.0015	0.0017	0.0019	0.0021	0.0023	0.0025
西南地区	0.0009	0.0010	0.0011	0.0013	0.0014	0.0016	0.0018	0.0020	0.0022	0.0024
重庆	0.0008	0.0009	0.0011	0.0013	0.0015	0.0017	0.0019	0.0021	0.0023	0.0025
广西	0.0011	0.0012	0.0013	0.0015	0.0016	0.0018	0.0020	0.0022	0.0024	0.0025
四川	0.0009	0.0010	0.0011	0.0013	0.0015	0.0017	0.0019	0.0022	0.0023	0.0025
贵州	0.0007	0.0008	0.0009	0.0010	0.0012	0.0014	0.0017	0.0019	0.0022	0.0024
云南	0.0009	0.0009	0.0010	0.0011	0.0011	0.0013	0.0016	0.0018	0.0020	0.0022
西藏	0.0006	0.0007	0.0007	0.0007	0.0007	0.0006	0.0008	0.0009	0.0010	0.0012
西北地区	0.0012	0.0013	0.0015	0.0016	0.0018	0.0019	0.0021	0.0023	0.0024	0.0026
陕西	0.0011	0.0012	0.0015	0.0017	0.0019	0.0021	0.0024	0.0026	0.0028	0.0031
甘肃	0.0009	0.0009	0.0010	0.0012	0.0013	0.0014	0.0016	0.0018	0.0018	0.0019

续表

年份 地区	2007	2008	2009	2010	2011	2012	2013	2014	2015	2016
青海	0.0012	0.0013	0.0014	0.0015	0.0017	0.0017	0.0020	0.0022	0.0022	0.0024
宁夏	0.0014	0.0014	0.0016	0.0016	0.0018	0.0019	0.0021	0.0023	0.0024	0.0027
新疆	0.0017	0.0017	0.0019	0.0020	0.0022	0.0023	0.0025	0.0026	0.0027	0.0028
内蒙古	0.0012	0.0013	0.0014	0.0015	0.0017	0.0019	0.0021	0.0023	0.0024	0.0026

（5）人均财政补助收入

通过对基础数据进行人均量化处理，得到2007—2016年中国欠发达地区人均财政补助收入，如表7-13所示。

表7-13　2007—2016年中国欠发达地区人均财政补助收入　（单位：元）

年份 地区	2007	2008	2009	2010	2011	2012	2013	2014	2015	2016
西部地区	89.59	76.01	100.98	135.14	183.41	212.54	245.73	278.80	344.15	375.01
西南地区	64.18	61.41	80.38	108.17	155.76	181.65	211.54	235.46	297.43	330.45
重庆	50.79	59.15	80.33	115.14	180.41	203.61	223.44	248.60	332.94	345.49
广西	48.63	45.24	61.23	99.83	140.92	175.01	214.63	230.37	278.23	298.77
四川	61.43	64.19	85.45	104.15	149.71	172.89	206.49	225.76	277.70	310.66
贵州	65.36	53.86	64.34	89.54	124.47	161.18	184.44	220.47	278.24	336.45
云南	62.24	71.40	93.25	125.21	177.80	188.91	222.48	243.06	325.83	363.08
西藏	552.21	217.49	247.38	231.18	327.65	423.56	322.31	488.95	543.78	614.22
西北地区	140.87	105.46	142.41	188.27	237.81	273.34	313.07	364.08	436.00	462.68
陕西	49.12	70.66	99.32	129.32	166.95	207.13	247.87	268.18	342.03	356.38
甘肃	234.03	82.16	123.42	155.61	185.89	200.26	239.52	348.35	376.14	409.06
青海	265.13	157.11	186.67	236.09	283.79	302.79	382.20	428.27	604.14	607.13
宁夏	108.20	139.63	148.97	247.21	291.83	335.14	376.18	418.23	531.17	552.86
新疆	230.68	164.56	217.71	274.51	357.87	380.27	427.72	485.57	567.14	603.18
内蒙古	84.02	112.30	149.66	208.93	267.02	330.08	350.90	384.19	451.97	487.20

（6）人均财政专项支出

通过对基础数据进行人均量化处理，得到2007—2016年中国欠发达地区人均财政专项转移支出，如表7-14所示。

表7-14　2007—2016年中国欠发达地区人均财政专项支出 （单位：元）

年份 地区	2007	2008	2009	2010	2011	2012	2013	2014	2015	2016
西部地区	15.93	16.97	27.46	39.85	52.99	49.14	76.82	88.00	111.63	122.80
西南地区	13.06	15.30	26.04	37.69	47.39	45.29	68.60	79.95	102.50	113.69
重庆	18.17	20.34	35.78	50.56	62.29	49.85	84.91	91.16	130.81	140.86
广西	8.66	8.67	16.62	36.03	47.97	48.49	87.23	106.66	123.10	135.54
四川	13.90	20.18	32.93	40.25	50.16	38.17	55.75	65.81	84.98	97.75
贵州	7.20	6.77	12.07	18.43	25.20	27.39	43.51	49.02	77.78	86.60
云南	13.55	15.87	26.88	40.03	49.27	61.73	79.27	94.29	112.32	120.54
西藏	82.13	42.38	49.71	58.00	47.05	93.49	86.54	65.42	103.00	134.01
西北地区	21.72	20.35	30.31	44.10	63.99	56.71	93.03	103.84	129.59	140.73
陕西	11.82	15.23	19.42	31.25	41.77	40.52	71.09	74.81	102.67	99.09
甘肃	41.26	17.87	28.67	47.60	79.74	44.43	90.15	94.04	111.73	121.87
青海	23.55	16.94	32.55	32.02	67.06	40.52	116.59	83.31	186.75	196.87
宁夏	18.25	44.14	46.96	75.96	106.04	91.65	124.11	157.44	193.17	216.78
新疆	20.07	30.66	45.84	56.54	90.70	84.89	118.34	139.55	153.62	174.60
内蒙古	17.80	16.61	30.15	43.48	45.91	63.19	92.52	115.57	135.87	157.47

（二）数据标准化处理

由于不同的量纲会引起个别变量取值形成较大的分散程度，导致总体方差受方差较大变量的控制。研究过程中采用的多维指标数据体系具有不同量纲、不同数量级，而不同量纲、不同数量级的数据放在一起直接进行比较将直接影响统计分析结果。因此，在实证研究过程中需要对原始数据进行标准化处理，以消除其量纲、数量级上的差异，使其更真实反映两者之间的关联性。

1. 总量数据标准化

（1）医疗机构床位数

通过数据标准化处理,得到2007—2016年中国欠发达地区医疗机构床位数标准化处理后的数据,如表7-15所示。

表7-15 2007—2016年中国欠发达地区医疗机构床位数标准化数据

年份\地区	2007	2008	2009	2010	2011	2012	2013	2014	2015	2016
西部地区	2.8871	2.9255	2.9178	2.9137	2.9084	2.8989	2.8927	2.8897	2.8859	2.8828
西南地区	1.6205	1.5124	1.5413	1.5574	1.5738	1.5984	1.6265	1.6364	1.6499	1.6586
重庆	-0.4301	-0.4542	-0.4471	-0.4395	-0.4324	-0.4302	-0.4217	-0.4172	-0.4062	-0.3993
广西	-0.3105	-0.3311	-0.3287	-0.3278	-0.3397	-0.3450	-0.3404	-0.3392	-0.3384	-0.3427
四川	0.1166	0.0930	0.1084	0.1115	0.1258	0.1536	0.1492	0.1513	0.1514	0.1537
贵州	-0.4124	-0.4503	-0.4324	-0.4349	-0.4276	-0.4113	-0.3823	-0.3761	-0.3707	-0.3666
云南	-0.2565	-0.3000	-0.3025	-0.2903	-0.2851	-0.2864	-0.2935	-0.2949	-0.2972	-0.2937
西藏	-0.6954	-0.7019	-0.7036	-0.7038	-0.7027	-0.7059	-0.7007	-0.6997	-0.6965	-0.6964
西北地区	0.5448	0.6817	0.6470	0.6279	0.6075	0.5758	0.5430	0.5309	0.5146	0.5035
陕西	-0.2612	-0.3080	-0.3200	-0.3316	-0.3350	-0.3438	-0.3446	-0.3434	-0.3431	-0.3411
甘肃	-0.6943	-0.4724	-0.4812	-0.4763	-0.4852	-0.4719	-0.4859	-0.4897	-0.4934	-0.4945
青海	-0.6590	-0.6727	-0.6709	-0.6714	-0.6682	-0.6662	-0.6628	-0.6597	-0.6598	-0.6622
宁夏	-0.6478	-0.6607	-0.6620	-0.6625	-0.6613	-0.6622	-0.6595	-0.6606	-0.6611	-0.6596
新疆	-0.3687	-0.4042	-0.4028	-0.4043	-0.4076	-0.4285	-0.4424	-0.4507	-0.4531	-0.4565
内蒙古	-0.4330	-0.4572	-0.4633	-0.4681	-0.4707	-0.4753	-0.4777	-0.4772	-0.4824	-0.4862

（2）卫生技术人员数

通过数据标准化处理,得到2007—2016年中国欠发达地区卫生技术人员数标准化处理后的数据,如表7-16所示。

（3）执业医师数

通过数据标准化处理,得到2007—2016年中国欠发达地区执业医师数标准化处理后的数据,如表7-17所示。

表 7-16　2007—2016 年中国欠发达地区卫生技术人员数标准化数据

年份 地区	2007	2008	2009	2010	2011	2012	2013	2014	2015	2016
西部地区	2.9414	2.9394	2.9399	2.9328	2.9308	2.9247	2.9198	2.9177	2.9153	2.9153
西南地区	1.4417	1.4529	1.4362	1.4722	1.4792	1.5013	1.5289	1.5425	1.5594	1.5628
重庆	−0.4758	−0.4714	−0.4695	−0.4559	−0.4535	−0.4506	−0.4557	−0.4505	−0.4448	−0.4422
广西	−0.2837	−0.2729	−0.2761	−0.2600	−0.2587	−0.2608	−0.2652	−0.2619	−0.2609	−0.2656
四川	0.0569	0.0596	0.0693	0.0797	0.0857	0.0986	0.0939	0.0877	0.0756	0.0634
贵州	−0.4707	−0.4697	−0.4782	−0.4737	−0.4683	−0.4547	−0.4292	−0.4221	−0.4098	−0.4018
云南	−0.3514	−0.3601	−0.3761	−0.3759	−0.3819	−0.3758	−0.3572	−0.3517	−0.3404	−0.3298
西藏	−0.7103	−0.7068	−0.7081	−0.7080	−0.7077	−0.7113	−0.7075	−0.7061	−0.7044	−0.7051
西北地区	0.7644	0.7516	0.7688	0.7274	0.7190	0.6922	0.6610	0.6458	0.6271	0.6236
陕西	−0.2957	−0.2945	−0.2789	−0.2802	−0.2746	−0.2703	−0.2687	−0.2727	−0.2767	−0.2676
甘肃	−0.4705	−0.4747	−0.4928	−0.4864	−0.4866	−0.4934	−0.5021	−0.5009	−0.5083	−0.5137
青海	−0.6723	−0.6703	−0.6712	−0.6710	−0.6688	−0.6687	−0.6674	−0.6681	−0.6685	−0.6697
宁夏	−0.6562	−0.6564	−0.6595	−0.6584	−0.6584	−0.6582	−0.6580	−0.6575	−0.6581	−0.6574
新疆	−0.4106	−0.4176	−0.4270	−0.4235	−0.4293	−0.4399	−0.4486	−0.4521	−0.4531	−0.4556
内蒙古	−0.4071	−0.4091	−0.3767	−0.4191	−0.4269	−0.4331	−0.4440	−0.4501	−0.4523	−0.4565

表 7-17　2007—2016 年中国欠发达地区执业医师数标准化数据

年份 地区	2007	2008	2009	2010	2011	2012	2013	2014	2015	2016
西部地区	2.9382	2.9351	2.9439	2.9270	2.9203	2.9179	2.9155	2.9131	2.9142	2.9163
西南地区	1.4522	1.4652	1.3896	1.4875	1.5085	1.5171	1.5314	1.5400	1.5494	1.5518
重庆	−0.4811	−0.4808	−0.4887	−0.4676	−0.4661	−0.4644	−0.4634	−0.4567	−0.4506	−0.4458
广西	−0.3222	−0.3147	−0.3343	−0.3129	−0.3105	−0.3103	−0.3138	−0.3084	−0.3009	−0.3008
四川	0.0800	0.0941	0.0875	0.1276	0.1516	0.1561	0.1563	0.1618	0.1385	0.1161
贵州	−0.4692	−0.4694	−0.4872	−0.4723	−0.4669	−0.4594	−0.4478	−0.4481	−0.4348	−0.4244
云南	−0.3192	−0.3267	−0.3580	−0.3394	−0.3428	−0.3426	−0.3385	−0.3461	−0.3427	−0.3359
西藏	−0.7089	−0.7061	−0.7097	−0.7068	−0.7072	−0.7097	−0.7056	−0.7038	−0.7029	−0.7027
西北地区	0.7515	0.7361	0.8183	0.7078	0.6817	0.6713	0.6552	0.6449	0.6363	0.6354

续表

年份 地区	2007	2008	2009	2010	2011	2012	2013	2014	2015	2016
陕西	-0.3158	-0.3287	-0.3023	-0.3318	-0.3436	-0.3403	-0.3411	-0.3403	-0.3429	-0.3352
甘肃	-0.4894	-0.4848	-0.5060	-0.4932	-0.4909	-0.4910	-0.4967	-0.4912	-0.4946	-0.4936
青海	-0.6704	-0.6662	-0.6711	-0.6653	-0.6605	-0.6600	-0.6568	-0.6610	-0.6611	-0.6644
宁夏	-0.6467	-0.6470	-0.6544	-0.6498	-0.6515	-0.6508	-0.6483	-0.6465	-0.6458	-0.6447
新疆	-0.4243	-0.4307	-0.4501	-0.4349	-0.4401	-0.4469	-0.4515	-0.4521	-0.4533	-0.4566
内蒙古	-0.3747	-0.3754	-0.2776	-0.3761	-0.3820	-0.3871	-0.3948	-0.4053	-0.4088	-0.4155

（4）注册护士数

通过数据标准化处理，得到2007—2016年中国欠发达地区注册护士数标准化处理后的数据，如表7-18所示。

表7-18　2007—2016年中国欠发达地区注册护士数标准化数据

年份 地区	2007	2008	2009	2010	2011	2012	2013	2014	2015	2016
西部地区	2.9395	2.9389	2.9347	2.9289	2.9272	2.9187	2.9139	2.9087	2.9030	2.9007
西南地区	1.4654	1.4690	1.4779	1.4958	1.4952	1.5265	1.5510	1.5741	1.5987	1.6093
重庆	-0.4938	-0.4815	-0.4688	-0.4532	-0.4489	-0.4387	-0.4432	-0.4355	-0.4281	-0.4255
广西	-0.2141	-0.2057	-0.2119	-0.2111	-0.2256	-0.2302	-0.2407	-0.2438	-0.2441	-0.2509
四川	0.0050	0.0012	0.0238	0.0460	0.0705	0.0869	0.0867	0.0889	0.0853	0.0780
贵州	-0.4679	-0.4641	-0.4679	-0.4639	-0.4566	-0.4455	-0.4267	-0.4147	-0.4022	-0.3925
云南	-0.3215	-0.3378	-0.3487	-0.3657	-0.3857	-0.3748	-0.3514	-0.3421	-0.3288	-0.3153
西藏	-0.7168	-0.7166	-0.7170	-0.7175	-0.7176	-0.7196	-0.7161	-0.7146	-0.7122	-0.7104
西北地区	0.7392	0.7352	0.7231	0.7009	0.7002	0.6625	0.6344	0.6075	0.5786	0.5662
陕西	-0.3066	-0.2915	-0.2780	-0.2736	-0.2672	-0.2660	-0.2678	-0.2752	-0.2819	-0.2733
甘肃	-0.4930	-0.4990	-0.5128	-0.5106	-0.5090	-0.5124	-0.5178	-0.5158	-0.5224	-0.5297
青海	-0.6660	-0.6659	-0.6686	-0.6704	-0.6679	-0.6711	-0.6693	-0.6679	-0.6696	-0.6696
宁夏	-0.6485	-0.6507	-0.6518	-0.6555	-0.6549	-0.6566	-0.6566	-0.6570	-0.6571	-0.6553

续表

年份 地区	2007	2008	2009	2010	2011	2012	2013	2014	2015	2016
新疆	−0.3857	−0.3938	−0.3947	−0.4017	−0.4092	−0.4233	−0.4374	−0.4492	−0.4540	−0.4636
内蒙古	−0.4354	−0.4375	−0.4394	−0.4484	−0.4506	−0.4565	−0.4591	−0.4635	−0.4652	−0.4681

（5）财政补助收入

通过数据标准化处理,得到2007—2016年中国欠发达地区财政对医疗卫生事业发展的补助收入标准化处理后的数据,如表7-19所示。

表 7-19 2007—2016 年中国欠发达地区财政补助收入标准化数据

年份 地区	2007	2008	2009	2010	2011	2012	2013	2014	2015	2016
西部地区	2.9725	2.9775	2.9759	2.9816	2.9694	2.9694	2.9649	2.9733	2.9686	2.9618
西南地区	1.0367	1.2657	1.2340	1.2330	1.3478	1.3610	1.3746	1.3378	1.3835	1.4224
重庆	−0.5797	−0.5192	−0.5115	−0.4914	−0.4481	−0.4549	−0.4681	−0.4743	−0.4505	−0.4626
广西	−0.4782	−0.4523	−0.4429	−0.3935	−0.3766	−0.3495	−0.3243	−0.3470	−0.3547	−0.3590
四川	−0.1727	−0.0440	−0.0359	−0.1048	−0.0690	−0.0730	−0.0521	−0.0783	−0.0806	−0.0632
贵州	−0.4622	−0.4705	−0.5136	−0.5072	−0.5011	−0.4731	−0.4753	−0.4635	−0.4569	−0.4248
云南	−0.4221	−0.3095	−0.3124	−0.3048	−0.2823	−0.3204	−0.3120	−0.3287	−0.2935	−0.2834
西藏	−0.5639	−0.6607	−0.6696	−0.6922	−0.6869	−0.6798	−0.6998	−0.6871	−0.6910	−0.6868
西北地区	1.1927	0.9674	0.9979	1.0032	0.8793	0.8660	0.8491	0.8922	0.8429	0.7989
陕西	−0.5328	−0.3880	−0.3692	−0.3761	−0.3932	−0.3697	−0.3572	−0.3770	−0.3654	−0.3819
甘肃	−0.0434	−0.4549	−0.4247	−0.4408	−0.4761	−0.4948	−0.4866	−0.4167	−0.4582	−0.4587
青海	−0.5759	−0.6277	−0.6387	−0.6438	−0.6523	−0.6592	−0.6503	−0.6530	−0.6390	−0.6454
宁夏	−0.6677	−0.6287	−0.6497	−0.6258	−0.6382	−0.6384	−0.6400	−0.6431	−0.6391	−0.6420
新疆	−0.1910	−0.2742	−0.2681	−0.2868	−0.3007	−0.3353	−0.3426	−0.3396	−0.3535	−0.3588
内蒙古	−0.5123	−0.3809	−0.3715	−0.3505	−0.3721	−0.3483	−0.3804	−0.3951	−0.4126	−0.4165

（6）财政专项支出

通过数据标准化处理，得到2007—2016年中国欠发达地区财政对医疗卫生事业专项转移支出标准化处理后的数据，如表7-20所示。

表7-20　2007—2016年中国欠发达地区财政专项支出标准化数据

年份 地区	2007	2008	2009	2010	2011	2012	2013	2014	2015	2016
西部地区	2.9593	2.9188	2.8942	2.9165	2.9432	2.9386	2.9556	2.9441	2.9465	2.9421
西南地区	1.2881	1.4688	1.5680	1.5576	1.4462	1.5102	1.4488	1.4807	1.5049	1.5217
重庆	-0.4126	-0.3899	-0.3532	-0.3591	-0.3873	-0.4334	-0.4079	-0.4265	-0.3860	-0.3919
广西	-0.4757	-0.4841	-0.4313	-0.3078	-0.3087	-0.2688	-0.1986	-0.1604	-0.2121	-0.2106
四川	-0.0172	0.2365	0.2525	0.0922	0.0382	-0.1020	-0.1457	-0.1279	-0.1172	-0.0891
贵州	-0.5665	-0.5786	-0.5690	-0.5665	-0.5682	-0.5388	-0.5389	-0.5408	-0.4927	-0.4891
云南	-0.3484	-0.3055	-0.2786	-0.2619	-0.2985	-0.1444	-0.2512	-0.2314	-0.2634	-0.2752
西藏	-0.5906	-0.6581	-0.6701	-0.6848	-0.7085	-0.6755	-0.7035	-0.7124	-0.7070	-0.7000
西北地区	0.9314	0.7202	0.6026	0.6298	0.7612	0.6937	0.7679	0.7273	0.7050	0.6848
陕西	-0.4565	-0.3925	-0.4614	-0.4331	-0.4361	-0.4226	-0.3877	-0.4154	-0.3906	-0.4331
甘肃	-0.0492	-0.4533	-0.4583	-0.4200	-0.3439	-0.4996	-0.4334	-0.4594	-0.4785	-0.4809
青海	-0.6567	-0.6744	-0.6579	-0.6834	-0.6628	-0.6870	-0.6504	-0.6809	-0.6391	-0.6421
宁夏	-0.6686	-0.5692	-0.6172	-0.6072	-0.6059	-0.6130	-0.6323	-0.6177	-0.6220	-0.6184
新疆	-0.4708	-0.3452	-0.3652	-0.4157	-0.3517	-0.3456	-0.3872	-0.3720	-0.4145	-0.4004
内蒙古	-0.4659	-0.4937	-0.4552	-0.4565	-0.5174	-0.4117	-0.4355	-0.4074	-0.4335	-0.4179

2. 人均数据标准化

（1）人均医疗机构床位数

通过对人均量化基础数据进行标准化处理，得到2007—2016年中国欠发达地区人均医疗机构床位数标准化处理后的数据，如表7-21所示。

（2）人均卫生技术人员数

通过对人均量化基础数据进行标准化处理，得到2007—2016年中国欠发达地区人均卫生技术人员数标准化处理后的数据，如表7-22所示。

表 7-21　2007—2016 年中国欠发达地区人均医疗机构床位数标准化数据

地区＼年份	2007	2008	2009	2010	2011	2012	2013	2014	2015	2016
西部地区	−0.1294	−0.1523	−0.1354	−0.0480	−0.1144	0.0901	0.0232	0.1592	0.0236	0.1346
西南地区	−0.1294	−0.7233	−0.5045	−0.4076	−0.2860	−0.0600	−0.1506	−0.0114	0.0236	0.1346
重庆	0.1133	−0.3426	−0.3199	−0.0480	0.0572	0.0901	0.3707	0.5005	0.9077	1.1443
广西	−0.4934	−1.1040	−1.2428	−0.9471	−1.1441	−1.1106	−1.3669	−1.5469	−1.5679	−1.7164
四川	−0.0081	−0.1523	0.0492	0.1319	0.4004	0.6904	0.8919	0.8417	1.0846	1.1443
贵州	−0.6148	−1.6751	−1.0582	−1.1269	−0.9725	−0.5103	0.0232	0.1592	0.3772	0.4712
云南	−0.0081	−0.5330	−0.5045	−0.4076	−0.4577	−0.2101	−0.4981	−0.5232	−0.6837	−0.5385
西藏	−0.2508	−0.1523	−0.8737	−1.3067	−1.3157	−2.4612	−2.2356	−2.2294	−1.9216	−2.0530
西北地区	0.1133	0.7995	0.6030	0.6714	0.5721	0.5403	0.3707	0.3299	0.2004	0.3029
陕西	0.5986	0.4188	0.4184	0.3117	0.2288	0.2401	0.1969	0.3299	0.3772	0.4712
甘肃	−2.7988	−0.3426	−0.3199	−0.2278	−0.4577	0.0901	−0.4981	−0.6938	−0.8606	−0.8750
青海	0.3559	0.0381	0.2338	−0.0480	0.2288	0.2401	0.5444	1.0123	0.9077	0.4712
宁夏	0.5986	0.6091	0.2338	0.1319	0.0572	−0.0600	0.0232	−0.3526	−0.5069	−0.3702
新疆	2.0546	2.7029	3.0025	3.0091	2.9747	2.3412	2.2819	1.8654	1.7919	1.4808
内蒙古	0.5986	0.6091	0.4184	0.3117	0.2288	0.0901	0.0232	0.1592	−0.1533	−0.2019

表 7-22　2007—2016 年中国欠发达地区人均卫生技术人员数标准化数据

地区＼年份	2007	2008	2009	2010	2011	2012	2013	2014	2015	2016
西部地区	−0.1918	−0.2386	−0.2185	−0.1049	−0.0870	−0.0309	0.0084	0.0000	0.0179	0.0000
西南地区	−0.7400	−0.8111	−0.7040	−0.6293	−0.6093	−0.4939	−0.4964	−0.5176	−0.3856	−0.3788
重庆	−0.6029	−0.6680	−0.5826	−0.3671	−0.4787	−0.2624	−0.4964	−0.3882	−0.3856	−0.2526
广西	−0.4659	−0.5248	−0.4612	−0.1049	−0.0870	−0.0309	−0.1178	−0.1294	−0.1166	−0.1263
四川	−0.4659	−0.3817	−0.3398	−0.2360	−0.0870	0.0849	0.1346	0.1294	0.0179	−0.1263
贵州	−1.5621	−1.6699	−1.5535	−1.5471	−1.5232	−1.1884	−0.8750	−0.9059	−0.6546	−0.3788
云南	−1.0140	−1.0974	−1.1894	−1.4160	−1.5232	−1.3041	−1.3799	−1.4235	−1.3272	−1.1365
西藏	−0.8770	−0.3817	−0.7040	−1.1538	−1.1315	−1.9986	−1.8847	−1.8117	−1.8653	−2.0204
西北地区	0.7674	0.7634	0.8739	0.8129	0.8269	0.7794	0.7657	0.7765	0.8250	0.7577

续表

年份 地区	2007	2008	2009	2010	2011	2012	2013	2014	2015	2016
陕西	0.4933	0.4771	0.7525	0.9440	1.0880	1.2424	1.5229	1.5529	1.6321	1.8941
甘肃	-0.1918	-0.3817	-0.4612	-0.3671	-0.4787	-0.4939	-0.7488	-0.7765	-1.0582	-1.1365
青海	0.3563	0.4771	0.3884	0.2885	0.4352	0.4321	0.5132	0.3882	0.2870	0.1263
宁夏	1.0414	1.0497	0.6311	0.6818	0.6963	0.6636	0.6395	0.6470	0.5560	0.6314
新疆	2.1377	2.0516	1.7235	1.9929	1.8713	1.5896	1.5229	1.5529	1.4976	1.2628
内蒙古	1.3155	1.3359	1.8448	1.2062	1.0880	1.0109	0.8919	0.9059	0.9595	0.8839

（3）人均执业医师数

通过对人均量化基础数据进行标准化处理，得到2007—2016年中国欠发达地区人均执业医师标准化处理后的数据，如表7-23所示。

表7-23　2007—2016年中国欠发达地区人均执业医师数标准化数据

年份 地区	2007	2008	2009	2010	2011	2012	2013	2014	2015	2016
西部地区	-0.3789	-0.1204	-0.2673	0.0481	-0.1277	0.0215	-0.0237	-0.1698	-0.0747	-0.0965
西南地区	-0.7342	-0.8427	-0.5179	-0.6729	-0.5110	-0.3006	-0.3789	-0.5337	-0.4481	-0.4583
重庆	-0.7342	-0.8427	-0.7685	-0.6729	-0.5110	-0.6228	-0.7342	-0.5337	-0.4481	-0.4583
广西	-0.7342	-0.8427	-0.7685	-0.6729	-0.5110	-0.6228	-0.7342	-0.8976	-0.8215	-0.8202
四川	-0.3789	-0.1204	-0.2673	0.0481	0.2555	0.3436	0.3316	0.5580	0.2987	0.2653
贵州	-1.4447	-1.5650	-1.2697	-1.3939	-1.2774	-1.2670	-1.0894	-1.2615	-1.1949	-0.8202
云南	-0.7342	-0.8427	-0.7685	-1.0334	-0.8942	-0.9449	-1.0894	-1.2615	-1.1949	-1.1820
西藏	-0.7342	-0.4815	-0.5179	-1.0334	-1.6606	-1.9112	-1.4447	-1.2615	-1.1949	-1.5438
西北地区	0.6868	0.6019	0.7351	0.7690	0.6387	0.6657	0.6868	0.5580	0.6722	0.6272
陕西	0.3316	0.2408	0.2339	0.0481	-0.1277	0.0215	-0.0237	0.1941	-0.0747	0.2653
甘肃	-0.3789	-0.4815	-0.5179	-0.6729	-0.5110	-0.3006	-0.7342	-0.5337	-0.8215	-0.8202
青海	0.3316	0.6019	0.2339	0.7690	1.0219	0.9878	1.3973	0.9218	1.0456	0.6272
宁夏	1.3973	1.3242	0.7351	1.1295	1.0219	0.9878	1.0421	1.2857	1.4190	1.7127

续表

年份 地区	2007	2008	2009	2010	2011	2012	2013	2014	2015	2016
新疆	1.7526	1.6854	0.9857	1.4900	1.4051	1.3099	1.0421	1.2857	1.0456	0.9890
内蒙古	1.7526	1.6854	2.7399	1.8505	1.7883	1.6320	1.7526	1.6496	1.7924	1.7127

（4）人均注册护士数

通过对人均量化基础数据进行标准化处理,得到2007—2016年中国欠发达地区人均注册护士标准化处理后的数据,如表7-24所示。

表7-24 2007—2016年中国欠发达地区人均注册护士数标准化数据

年份 地区	2007	2008	2009	2010	2011	2012	2013	2014	2015	2016
西部地区	−0.1430	−0.0505	−0.1510	0.0641	−0.0734	0.0842	0.0000	0.0328	0.1760	0.1862
西南地区	−0.5004	−0.4289	−0.4745	−0.2563	−0.3485	−0.1684	−0.2523	−0.2130	−0.0640	−0.0466
重庆	−0.8578	−0.8074	−0.4745	−0.2563	−0.0734	0.0842	0.0000	0.0328	0.1760	0.1862
广西	0.2144	0.3280	0.1726	0.3845	0.2018	0.3369	0.2523	0.2786	0.4161	0.1862
四川	−0.5004	−0.4289	−0.4745	−0.2563	−0.0734	0.0842	0.2523	0.2786	0.1760	0.1862
贵州	−1.2152	−1.1859	−1.1217	−1.2174	−0.8988	−0.6737	−0.5045	−0.4588	−0.0640	−0.0466
云南	−0.5004	−0.8074	−0.7981	−0.8971	−1.1739	−0.9264	−0.7568	−0.7046	−0.5441	−0.5121
西藏	−1.5726	−1.5644	−1.7688	−2.1785	−2.2745	−2.6949	−2.7749	−2.9168	−2.9447	−2.8397
西北地区	0.5719	0.7065	0.8197	0.7048	0.7521	0.5895	0.5045	0.5244	0.4161	0.4190
陕西	0.2144	0.3280	0.8197	1.0252	1.0272	1.0948	1.2613	1.2617	1.3764	1.5828
甘肃	−0.5004	−0.8074	−0.7981	−0.5767	−0.6237	−0.6737	−0.7568	−0.7046	−1.0243	−1.2104
青海	0.5719	0.7065	0.4961	0.3845	0.4769	0.0842	0.2523	0.2786	−0.0640	−0.0466
宁夏	1.2867	1.0850	1.1432	0.7048	0.7521	0.5895	0.5045	0.5244	0.4161	0.6517
新疆	2.3589	2.2204	2.1139	1.9863	1.8526	1.6001	1.5136	1.2617	1.1363	0.8845
内蒙古	0.5719	0.7065	0.4961	0.3845	0.4769	0.5895	0.5045	0.5244	0.4161	0.4190

（5）人均财政补助收入

通过对人均量化基础数据进行标准化处理,得到2007—2016年中国欠发达地区人均财政对医疗卫生事业发展的补助收入标准化处理后的数据,如表7-25所示。

表 7-25　2007—2016 年中国欠发达地区人均财政补助收入标准化数据

年份 地区	2007	2008	2009	2010	2011	2012	2013	2014	2015	2016
西部地区	-0.3749	-0.4533	-0.4342	-0.4530	-0.4369	-0.4424	-0.4173	-0.4690	-0.4800	-0.4794
西南地区	-0.5623	-0.7449	-0.8000	-0.8880	-0.8143	-0.8082	-0.8608	-0.9132	-0.8879	-0.8667
重庆	-0.6611	-0.7900	-0.8009	-0.7756	-0.4778	-0.5481	-0.7064	-0.7786	-0.5779	-0.7360
广西	-0.6770	-1.0678	-1.1400	-1.0225	-1.0168	-0.8868	-0.8207	-0.9654	-1.0556	-1.1420
四川	-0.5826	-0.6894	-0.7100	-0.9529	-0.8969	-0.9119	-0.9263	-1.0127	-1.0602	-1.0387
贵州	-0.5536	-0.8957	-1.0848	-1.1885	-1.2414	-1.0506	-1.2123	-1.0669	-1.0555	-0.8145
云南	-0.5766	-0.5454	-0.5715	-0.6131	-0.5135	-0.7222	-0.7189	-0.8353	-0.6400	-0.5831
西藏	3.0367	2.3722	2.1654	1.0963	1.5318	2.0568	0.5760	1.6850	1.2630	1.5995
西北地区	0.0032	0.1348	0.3015	0.4041	0.3056	0.2777	0.4562	0.4051	0.3220	0.2825
陕西	-0.6734	-0.5602	-0.4637	-0.5468	-0.6616	-0.5064	-0.3895	-0.5779	-0.4985	-0.6413
甘肃	0.6902	-0.3305	-0.0358	-0.1228	-0.4030	-0.5878	-0.4979	0.2439	-0.2007	-0.1835
青海	0.9196	1.1664	1.0874	1.1755	0.9332	0.6265	1.3529	1.0631	1.7900	1.5379
宁夏	-0.2377	0.8173	0.4179	1.3548	1.0429	1.0096	1.2748	0.9602	1.1529	1.0662
新疆	0.6655	1.3151	1.6385	1.7952	1.9443	1.5441	1.9433	1.6504	1.4669	1.5035
内蒙古	-0.4160	0.2714	0.4302	0.7373	0.7043	0.9497	0.9469	0.6113	0.4614	0.4956

（6）人均财政专项支出

通过对人均量化基础数据进行标准化处理,得到2007—2016年中国欠发达地区人均财政对医疗卫生事业专项转移支出标准化处理后的数据,如表7-26所示。

表7-26　2007—2016年中国欠发达地区人均财政专项支出标准化数据

年份 地区	2007	2008	2009	2010	2011	2012	2013	2014	2015	2016
西部地区	-0.3175	-0.3358	-0.3074	-0.2676	-0.2671	-0.3279	-0.4083	-0.2097	-0.3737	-0.3974
西南地区	-0.4726	-0.4924	-0.4397	-0.4281	-0.5384	-0.5204	-0.7780	-0.4945	-0.6501	-0.6475
重庆	-0.1964	-0.0199	0.4677	0.5280	0.1835	-0.2924	-0.0444	-0.0978	0.2070	0.0983
广西	-0.7104	-1.1140	-1.3172	-0.5514	-0.5103	-0.3604	0.0599	0.4507	-0.0264	-0.0478
四川	-0.4272	-0.0349	0.2022	-0.2379	-0.4042	-0.8764	-1.3559	-0.9949	-1.1806	-1.0850
贵州	-0.7893	-1.2921	-1.7411	-1.8589	-1.6135	-1.4153	-1.9064	-1.5890	-1.3986	-1.3910
云南	-0.4461	-0.4390	-0.3614	-0.2543	-0.4473	0.3016	-0.2981	0.0129	-0.3528	-0.4595
西藏	3.2603	2.0464	1.7655	1.0807	-0.5549	1.8896	0.0289	-1.0087	-0.6329	-0.0898
西北地区	-0.0046	-0.0189	-0.0419	0.0481	0.2659	0.0506	0.3208	0.3509	0.1701	0.0947
陕西	-0.5396	-0.4990	-1.0564	-0.9065	-0.8107	-0.7589	-0.6660	-0.6764	-0.6450	-1.0482
甘肃	1.0515	-0.2514	-0.1947	0.3081	1.0290	-0.5634	0.1913	0.0041	-0.3707	-0.4230
青海	0.0943	-0.3386	0.1668	-0.8493	0.4147	-0.7589	1.3804	-0.3756	1.9007	1.6356
宁夏	-0.1921	2.2114	1.5093	2.4149	2.3033	1.7976	1.7186	2.2476	2.0951	2.1821
新疆	-0.0938	0.9477	1.4049	0.9722	1.5601	1.4596	1.4591	1.6145	0.8976	1.0243
内蒙古	-0.2164	-0.3696	-0.0568	0.0020	-0.6101	0.3746	0.2979	0.7660	0.3602	0.5542

第二节　医疗资源配置公平性
基尼系数实证分析

一、基尼系数基本原理

（一）基尼系数绝对值计算及其分解

1.西部地区基尼系数

根据中国欠发达地区区划范围,以西部12个省(自治区、直辖市)作为研究对象,G_{west}表示中国欠发达地区基尼系数,实证分析模型为:

$$\begin{cases} G_{west} = 1 - \sum_{i=1}^{12} P_i(2Q_i - R_i) \\ Q_k = \sum_{i=1}^{k} R_i \end{cases} \qquad (7-1)$$

其中，P_i 表示第 i 个省份的人口在中国欠发达地区总人口中所占的比重，R_i 表示第 i 个省份的医疗卫生资源在中国欠发达地区医疗卫生资源总量中所占的比重，Q_k 为从第 1 个省份到第 k 个省份的累积医疗卫生资源比重。

2.西部地区基尼系数的分解

根据基尼系数原理,将中国欠发达地区基尼系数(G_{west})分解为区域间基尼系数($G_{between}$)、区域内基尼系数(G_{inside})和层迭项基尼系数(G_{layer})。区域内基尼系数(G_{inside})按照地域继续划分为西南地区和西北地区两个地区,西南地区基尼系数表示为 $G_{southwest}$,西北地区基尼系数表示为 $G_{northwest}$ 。于是得到经过分解后的中国欠发达地区基尼系数实证分析模型:

$$\begin{cases} G_{west} = G_{between} + G_{inside} + G_{layer} \\ G_{between} = 1 - \sum_{i=1}^{s} P_i(2Q_i - R_i) \\ G_{inside} = \sum_{i=1}^{s} P_i R_i G_i \\ G_{southwest} = \sum_{i=1}^{m} P_i R_i G_i \\ G_{northwest} = \sum_{i=1}^{n} P_i R_i G_i \end{cases} \qquad (7-2)$$

其中,s 表示按照地域继续划分为西南地区和西北地区两个地区($s=1$,表示西南地区; $s=2$,表示西北地区),m 表示西南地区所包含的省份($m=1$,2,…,6),n 表示西北地区所包含的省份($n=1,2,…,6$),P_i 表示第 i 个省份的人口数占中国欠发达地区人口总数的比重,R_i 表示第 i 个省份的医疗卫生资源数占中国欠发达地区医疗卫生资源总量的比重,Q_i 表示累积的医疗卫生资源比，G_i 表示每个区域内第 i 个省份的基尼系数。

（二）基尼系数贡献率

按照中国欠发达地区分解结构,将中国欠发达地区基尼系数贡献率分解为区域间基尼系数贡献率（$GC_{between}$）和区域内基尼系数贡献率（GC_{inside}）,区域内基尼系数贡献率（GC_{inside}）继续分解为西南地区基尼系数贡献率（$GC_{southwest}$）和西北地区基尼系数贡献率（$GC_{northwest}$）。于是,中国欠发达地区基尼系数贡献率的实证分析模型为:

$$\begin{cases} GC_{between} = \dfrac{G_{between}}{G_{west}} \\\\ GC_{inside} = \dfrac{G_{inside}}{G_{west}} \\\\ GC_{southwest} = \dfrac{P_{southwest} R_{southwest} G_{southwest}}{G_{west}} \\\\ GC_{northwest} = \dfrac{P_{northwest} R_{northwest} G_{northwest}}{G_{west}} \end{cases} \qquad (7-3)$$

其中,$P_{southwest}$ 表示西南地区人口数占中国欠发达地区人口总数的比重,$P_{northwest}$ 表示西北地区人口数占中国欠发达地区人口总数的比重,$R_{southwest}$ 表示西南地区医疗资源数占中国欠发达地区医疗资源总量的比重,$R_{northwest}$ 表示西北地区医疗资源数占中国欠发达地区医疗资源总量的比重。

（三）基尼系数衡量公平程度的评价标准

按照基尼系数判定原理,基尼系数数值越小,表明医疗资源分配就越趋向于公平。根据国际惯例,一般设置基尼系数 0.4 为警戒线。基尼系数与公平性程度的具体划分如表 7-27 所示。

表 7-27　基尼系数与公平性程度

取值范围	公平性程度
G<0.2	高度公平
0.2≤G<0.3	相对公平
0.3≤G<0.4	比较合理
0.4≤G<0.5	差距偏大
G≥0.5	高度不公平

二、基尼系数实证分析

(一) 物力资源基尼系数

按照医疗资源配置公平性评价指标结构,物力资源指标用医疗机构床位数来表征,对这一指标进行基尼系数实证研究。

1. 医疗机构床位数基尼系数实证分析

根据基尼系数实证分析模型,对 2007—2016 年中国欠发达地区物力资源指标(医疗机构床位数)进行实证分析,得出医疗机构床位数基尼系数实证分析结果,如表 7-28 所示。

表 7-28　2007—2016 年中国欠发达地区医疗机构床位数基尼系数 (单位:%)

年份 地区	2007	2008	2009	2010	2011	2012	2013	2014	2015	2016
西部	0.152	0.089	0.077	0.066	0.067	0.066	0.059	0.058	0.058	0.058
区间	0.020	0.055	0.045	0.036	0.030	0.022	0.013	0.010	0.005	0.003
区内	0.049	0.034	0.029	0.028	0.031	0.033	0.031	0.031	0.031	0.032
层选	0.083	0.001	0.002	0.002	0.006	0.011	0.015	0.017	0.021	0.024

整体来看,2007—2016 年中国欠发达地区医疗机构床位数基尼系数在 0.05—0.2 区间范围内波动,按照基尼系数评价标准,医疗机构床位数处于高度

公平状态,且医疗机构床位数基尼系数呈逐年递减趋势。由此说明,十年间中国欠发达地区医疗机构床位数配置在满足社会基本需求的基础上,一直保持着高速增长趋势,推动中国欠发达地区医疗机构床位数配置保持着相对公平状态。

从区域间来看,区域间医疗机构床位数基尼系数保持 0.055 以下,仅有 2008 年达到 0.055。2008—2016 年,区域间医疗机构床位数基尼系数呈现快速下降趋势,到 2016 年达到 0.003 的超低水平。

从区域内来看,区域内医疗机构床位数基尼系数一直保持在 0.02—0.05 区间,呈窄幅波动态势。2007—2010 年,区域内医疗机构床位数基尼系数呈下降趋势;2010—2012 年,区域内医疗机构床位数基尼系数呈小幅上升趋势;2013—2016 年,区域内医疗机构床位数基尼系数基本保持相对稳定状态。由此说明,区域内医疗机构床位数配置的公平性相对稳定。

2. 医疗机构床位数基尼系数贡献率实证分析

按照基尼系数实证分析模型,对 2007—2016 年中国欠发达地区物力资源指标(医疗机构床位数)的贡献率进行分解,得出医疗机构床位数基尼系数贡献率分解结果,如表 7-29 所示。

表 7-29 2007—2016 年中国欠发达地区医疗机构床位数基尼系数贡献率分解

(单位:%)

年份 地区	2007	2008	2009	2010	2011	2012	2013	2014	2015	2016
区内	32.16	37.51	38.36	42.47	45.92	50.00	52.59	53.83	54.26	54.92
区间	12.92	61.46	59.28	54.07	44.70	33.25	22.67	17.16	9.50	4.66
西南	13.20	26.94	26.27	29.33	32.88	40.55	42.31	43.93	44.59	46.09
西北	18.96	10.57	12.09	13.14	13.04	9.46	10.28	9.90	9.68	8.83
层迭	54.92	1.04	2.36	3.46	9.38	16.74	24.75	29.01	36.24	40.42

整体来看,区域间医疗机构床位数基尼系数对中国欠发达地区基尼系数的贡献率在 2008 年后呈现逐年递减趋势,区域内医疗机构床位数基尼系数对

中国欠发达地区基尼系数的贡献率呈现逐年递增的趋势。2007—2016 年,中国欠发达地区医疗机构床位数基尼系数的贡献主体由区域间基尼系数向区域内基尼系数转变,中国欠发达地区医疗卫生床位数配置的公平性改善主要源于区域内(西南地区或西北地区)公平性的提高。

从中国欠发达地区医疗机构床位数基尼系数分解结构来看,西南地区医疗机构床位数基尼系数对中国欠发达地区医疗机构床位数基尼系数的贡献率在 2009 年后呈现逐年递增趋势,西北地区医疗机构床位数基尼系数对中国欠发达地区医疗机构床位数基尼系数的贡献率在 2008 年后呈现逐年递减趋势。由此说明,西南地区医疗机构床位数配置的公平性显著改善了中国欠发达地区医疗机构床位数配置的公平性。

(二) 人力资源基尼系数

按照医疗资源配置公平性评价指标结构,人力资源指标包含卫生技术人员数、执业医师数、注册护士数,分别对这三项指标进行基尼系数实证研究。

1.卫生技术人员数基尼系数实证分析

(1)基尼系数实证分析

根据基尼系数实证分析模型,对 2007—2016 年中国欠发达地区人力资源指标结构中的卫生技术人员数指标进行实证分析,得出卫生技术人员数基尼系数实证分析结果,如表 7-30 所示。

表 7-30　2007—2016 年中国欠发达地区卫生技术人员数基尼系数

年份 地区	2007	2008	2009	2010	2011	2012	2013	2014	2015	2016
西部	0.152	0.089	0.077	0.066	0.067	0.066	0.059	0.058	0.058	0.058
区间	0.020	0.055	0.045	0.036	0.030	0.022	0.013	0.010	0.005	0.003
区内	0.049	0.034	0.029	0.028	0.031	0.033	0.031	0.031	0.031	0.032
层选	0.083	0.001	0.002	0.002	0.006	0.011	0.015	0.017	0.021	0.024

整体来看,2007—2016年中国欠发达地区卫生技术人员数基尼系数呈递减趋势,且中国欠发达地区卫生技术人员基尼系数均高于0.4的警戒线,卫生技术人员配置处于高度不公平状态。究其原因,与中国欠发达地区的地域文化、传统观念、民族特征、民俗习性等因素有关。一直以来,中国欠发达地区的新生儿出生率均要高于发达地区,且农村地区新生儿出生率远远高于城区新生儿出生率。在医疗卫生资源总投入相对恒定的情况下,中国欠发地区卫生技术人员数量的增长速度远远低于人口出生率,人口总量与卫生技术人员总量出现不匹配,导致卫生技术人员的不公平程度增加,于是形成高度不公平配置现象。

从区域间分解结构来看,中国欠发达地区卫生技术人员基尼系数运动轨迹呈现先升后降态势。2007—2010年,区域间卫生技术人员配置的基尼系数由0.020上升到0.036,三年时间的涨幅为0.016;2011—2016年,区域间卫生技术人员配置的基尼系数呈持续降低态势,由2011年的0.030降低到2016年的0.003,且下降的幅度越来越小。由此说明,中国欠发达地区区域间卫生技术人员配置的公平性在稳步提高,近年来已经达到相对的公平。

从区域内分解结构来看,区域内卫生技术人员基尼系数有一定的波动,且波动幅度相对较窄。2007—2016年,区域内卫生技术人员数基尼系数在0.02—0.05区间范围内低位区波动,基尼系数在2007年最高(0.049)、2010年最低(0.028)。可以看出,中国欠发达地区区域内卫生技术人员配置高度公平。

(2)基尼系数贡献率实证分析

按照基尼系数实证分析模型,对2007—2016年中国欠发达地区人力资源指标结构中的卫生技术人员数指标进行实证分析,得出卫生技术人员数基尼系数贡献率分解结果,如表7-31所示。

表7-31　2007—2016年中国欠发达地区卫生技术人员数基尼系数贡献率分解

（单位:%）

年份 地区	2007	2008	2009	2010	2011	2012	2013	2014	2015	2016
区内	0.036	0.038	0.044	0.039	0.041	0.041	0.038	0.038	0.033	0.244
区间	0.002	0.002	0.003	0.004	0.008	0.008	0.009	0.009	0.007	0.286
西南	0.112	0.109	0.137	0.100	0.099	0.096	0.090	0.087	0.078	0.568
西北	0.073	0.069	0.090	0.057	0.050	0.047	0.043	0.040	0.038	0.037
层选	0.112	0.109	0.137	0.100	0.099	0.096	0.090	0.087	0.078	0.568

整体来看,区域内卫生技术人员数基尼系数对中国欠发达地区卫生技术人员数基尼系数的贡献率呈逐年缓慢递减状态,区域间卫生技术人员数基尼系数对中国欠发达地区卫生技术人员数基尼系数的贡献率呈现波浪式递增趋势。

从中国欠发达地区卫生技术人员基尼系数分解结构来看,西南地区卫生技术人员数基尼系数对中国欠发达地区卫生技术人员数基尼系数的贡献率呈现先增加后回落再反弹的趋势,西北地区卫生技术人员数基尼系数对中国欠发达地区卫生技术人员数基尼系数的贡献率呈窄幅波动状态。由此说明,西南地区卫生技术人员配置公平程度的减弱造成了中国欠发达地区卫生技术人员配置公平性的降低。

2.执业医师基尼系数实证分析

（1）基尼系数实证分析

根据基尼系数实证分析模型,对2007—2016年中国欠发达地区人力资源指标结构中的执业医师数指标进行实证分析,得出执业医师数基尼系数实证分析结果,如表7-32所示。

整体来看,2007—2015年中国欠发达地区执业医师数基尼系数在0.07—0.12区间范围内波动,呈现稳中有降趋势,9年时间中国欠发达地区执业医师数基尼系数下降幅度为30.36%。2016年,中国欠发达地区执业医师数基尼系数突破0.4的警戒线,达到0.568,执业医师配置状态由高度公平转向高度不公平。究其原因,主要是由于2014年开始国家放开生育政策,中国欠发达地区适龄生育人群掀起二孩生育高潮,新生儿出生率远远高于之前的平均水平,但执业医师数量的增长速度远远低于人口出生率,人口与执业医师严重不匹配,导致执业医师配置的不公平程度激增。

表7-32　2007—2016年中国欠发达地区执业医师数基尼系数

年份 地区	2007	2008	2009	2010	2011	2012	2013	2014	2015	2016
西部	0.112	0.109	0.137	0.100	0.099	0.096	0.090	0.087	0.078	0.568
区间	0.073	0.069	0.090	0.057	0.050	0.047	0.043	0.040	0.038	0.037
区内	0.036	0.038	0.044	0.039	0.041	0.041	0.038	0.038	0.033	0.244
层选	0.002	0.002	0.003	0.004	0.008	0.008	0.009	0.009	0.007	0.286

从区域间分解结构来看,区域间执业医师数基尼系数呈先小幅上升后下降的态势。2007—2009年,区域间执业医师数基尼系数出现小幅上升;到2009年,区域间执业医师数基尼系数达到峰值0.09;2009—2016年,区域间执业医师数基尼系数呈下降趋势;到2016年,区域间执业医师数基尼系数达到最低点0.037。由此说明,十年间区域间执业医师资源配置的公平性一直处于高度公平状态,并且公平性程度逐年提升。

从区域内分解结构来看,区域内执业医师数基尼系数呈先小幅上升后下降的态势。2007—2015年,区域内执业医师数基尼系数在0.03—0.05区间范围内波动;到2016年,区域内执业医师数基尼系数急转直上,达到峰值0.244,区域内执业医师配置状态从高度公平状态转向相对公平状态。

(2)基尼系数贡献率实证分析

按照基尼系数实证分析模型,对2007—2016年中国欠发达地区人力资源指标结构中的执业医师数指标进行实证分析,得出执业医师数基尼系数贡献率分解结果,如表7-33所示。

表7-33　2007—2016年中国欠发达地区执业医师数基尼系数贡献率分解

(单位:%)

年份 地区	2007	2008	2009	2010	2011	2012	2013	2014	2015	2016
区内	32.51	34.54	31.72	38.92	41.57	42.41	42.30	43.89	42.64	43.02
区间	65.62	63.40	65.87	56.81	50.40	49.14	47.84	46.18	48.29	6.57
西南	20.67	22.81	18.15	26.96	30.18	31.45	30.97	33.70	31.33	35.57
西北	11.84	11.73	13.57	11.96	11.39	10.96	11.33	10.19	11.31	7.45
层选	1.87	2.06	2.41	4.26	8.03	8.45	9.86	9.93	9.07	50.41

整体来看,区域间执业医师数基尼系数对中国欠发达地区执业医师数基尼系数的贡献率呈现逐年缓慢递减状态,区域内执业医师数基尼系数对中国欠发达地区执业医师数基尼系数的贡献率呈现缓慢递增趋势。2016年,中国欠发达地区执业医师资源配置的公平性出现急剧下降,且层选项贡献率突然激增为50.41%,表明西南地区执业医师配置的公平程度在不断减弱,以及一些外在政策的变化造成了中国欠发达地区执业医师配置的整体公平性有所降低。

从中国欠发达地区执业医师数基尼系数分解结构来看,西南地区执业医师数基尼系数对中国欠发达地区执业医师数基尼系数的贡献率处于18%—36%,西北地区执业医师数基尼系数对中国欠发达地区执业医师数基尼系数的贡献率一直稳定地保持在7%—12%。由此说明,西南地区执业医师配置公平程度的减弱在一定程度上造成了中国欠发达地区执业医师配置公平性的降低。

3.注册护士基尼系数实证分析

(1)基尼系数实证分析

根据基尼系数实证分析模型,对2007—2016年中国欠发达地区人力资源

指标结构中的注册护士数指标进行实证分析,得出注册护士数基尼系数实证
分析结果,如表 7-34 所示。

表 7-34 2007—2016 年中国欠发达地区注册护士数基尼系数

年份 地区	2007	2008	2009	2010	2011	2012	2013	2014	2015	2016
西部	0.114	0.113	0.110	0.107	0.107	0.097	0.083	0.072	0.064	0.590
区间	0.070	0.069	0.065	0.055	0.054	0.045	0.037	0.030	0.022	0.019
区内	0.041	0.040	0.038	0.043	0.043	0.041	0.034	0.029	0.026	0.245
层迭	0.003	0.004	0.007	0.009	0.009	0.011	0.012	0.012	0.016	0.326

整体来看,2007—2015 年中国欠发达地区注册护士数基尼系数在
0.06—0.12 区间范围内波动,呈现稳中微降趋势,9 年间中国欠发达地区注
册护士数基尼系数下降幅度为 43.86%。2016 年,中国欠发达地区注册护士
数基尼系数突破 0.4 的警戒线,达到最大值 0.59,注册护士配置状态由高度
公平转向高度不公平。究其原因,主要是由于 2014 年开始国家放开生育政
策,中国欠发达地区适龄生育人群掀起二孩生育高潮,注册护士数量的增长速
度远远低于人口出生率,人口与注册护士严重不匹配,导致注册护士的不公平
程度激增。

从区域间分解结构来看,区域间注册护士数基尼系数一直保持在 0.07 以
下,呈逐年下降态势。2007 年,区域间注册护士数基尼系数达到最高点 0.07;
之后一直处于下降通道,到 2016 年区域间注册护士数基尼系数达到 0.019,
接近最佳公平点。由此说明,十年间中国欠发达地区区域间注册护士配置的
公平性一直处于高度公平的位置。

从区域内分解结构来看,区域内注册护士数基尼系数呈不规则波动态势。
2007—2015 年,区域内注册护士数基尼系数一直保持在 0.02—0.045 区间范

围内,呈小幅度上下波动状态;2016 年,区域内注册护士数基尼系数急转直上,达到最高值 0.245,区域内注册护士配置状态从高度公平状态转向相对公平状态。

(2)基尼系数贡献率实证分析

按照基尼系数实证分析模型,对2007—2016 年中国西部欠发达地区人力资源指标结构中的注册护士数指标进行实证分析,得出注册护士数基尼系数贡献率分解结果,如表7-35 所示。

表7-35 2007—2016 年中国欠发达地区注册护士数基尼系数贡献率分解

(单位:%)

年份 地区	2007	2008	2009	2010	2011	2012	2013	2014	2015	2016
区内	35.99	35.6	34.66	40.32	40.44	42.37	40.38	40.82	39.93	41.52
区间	61.25	60.83	59.4	51.11	51.04	46.09	44.9	41.87	34.58	3.242
西南	23.75	24.11	23.06	28.82	29.53	30.79	27.98	28.33	26.06	34.39
西北	12.24	11.48	11.6	11.5	10.91	11.57	12.4	12.49	13.88	7.127
层迭	2.757	3.575	5.936	8.572	8.518	11.54	14.73	17.31	25.48	55.24

整体来看,区域间注册护士数基尼系数对中国欠发达地区注册护士数基尼系数的贡献率呈现逐年缓慢递减状态,区域内注册护士数基尼系数对中国欠发达地区注册护士数基尼系数的贡献率相对平稳。

从中国欠发达地区注册护士数基尼系数分解结构来看,2007—2015 年西南地区注册护士数基尼系数对中国欠发达地区注册护士数基尼系数的贡献率处于23%—31%,西北地区注册护士数基尼系数对中国欠发达地区注册护士数基尼系数的贡献率处于10%—14%范围内窄幅波动。2016 年,西南地区注册护士数基尼系数对中国欠发达地区注册护士数基尼系数的贡献率达到34.39%,西北地区注册护士数基尼系数对中国欠发达地区注册护士数基尼系数的贡献率突破平稳浮动带状区域达到最低点7.127%,此时层迭项贡献率突然激增为 55.24%。

（三）财力资源指标

按照医疗资源配置公平性评价指标结构,财力资源指标包含财政补助收入和财政专项支出,分别对这两项指标进行基尼系数实证研究。

1.财政补助收入基尼系数实证分析

（1）基尼系数实证分析

根据基尼系数实证分析模型,对2007—2016年中国欠发达地区财力资源指标结构中的财政补助收入指标进行实证分析,得出财政补助收入基尼系数实证分析结果,如表7-36所示。

表 7-36　2007—2016 年中国欠发达地区财政补助收入基尼系数　（单位:%）

年份 地区	2007	2008	2009	2010	2011	2012	2013	2014	2015	2016
西部	0.328	0.204	0.204	0.185	0.159	0.141	0.126	0.136	0.127	0.501
区间	0.190	0.128	0.136	0.132	0.100	0.096	0.092	0.103	0.090	0.079
区内	0.100	0.067	0.062	0.050	0.054	0.041	0.033	0.031	0.035	0.219
层选	0.038	0.008	0.006	0.002	0.006	0.004	0.001	0.003	0.002	0.204

整体来看,2007—2015 年中国欠发达地区财政补助收入基尼系数总体呈下降趋势,均没有突破0.4的警戒线,处于高度公平向相对公平转变的状态。2016 年,中国欠发达地区财政补助收入基尼系数突破0.4的警戒线,上升至0.501,财政补助收入配置由相对公平状态转向高度不公平状态。

从区域间分解结构来看,区域间财政补助收入基尼系数一直保持0.19以下,并呈逐年下降态势,平均每三年约下降30%。由此说明,十年间中国欠发达地区区域间财政补助收入配置一直处于高度公平的状态,且公平程度逐年呈上升趋势。

从区域内分解结构来看,2007—2015年区域内财政补助收入基尼系数一直保持在0.03—0.1区间范围内,处于高度公平的状态。2016年,区域内财政补助收入基尼系数急剧上升到0.219,从高度公平状态转向相对公平状态。

(2)基尼系数贡献率实证分析

按照基尼系数实证分析模型,对2007—2016年中国欠发达地区人力资源指标结构中的财政补助收入指标进行实证分析,得出财政补助收入基尼系数贡献率分解结果,如表7-37所示。

表7-37 2007—2016年中国欠发达地区财政补助收入基尼系数贡献率分解

（单位:%）

年份 地区	2007	2008	2009	2010	2011	2012	2013	2014	2015	2016
区内	30.57	33.07	30.51	27.21	33.66	28.81	25.89	22.55	27.46	43.63
区间	57.81	63.03	66.73	71.63	62.75	68.21	73.36	75.54	70.99	15.72
西南	13.50	19.24	18.38	13.41	18.54	13.93	11.16	9.63	14.29	35.72
西北	17.07	13.83	12.13	13.79	15.12	14.88	14.73	12.92	13.17	7.91
层选	11.62	3.89	2.76	1.17	3.59	2.98	0.74	1.91	1.55	40.64

整体来看,2007—2015年区域间财政补助收入基尼系数对中国欠发达地区财政补助收入基尼系数的贡献率一直保持在57%—76%,区域内财政补助收入基尼系数对中国欠发达地区基尼系数的贡献率一直平稳保持在22%—34%。2016年,区域间财政补助收入基尼系数对中国欠发达地区财政补助收入基尼系数的贡献率发生断崖式下滑至15.72%,区域内财政补助收入基尼系数对中国欠发达地区基尼系数的贡献率提高到43.63%。由此说明,2015年之前中国欠发达地区财政补助收入资源配置的高度公平状态主要由区域间的高度公平性来推动,2016年中国欠发达地区财政补助收入资源配置的高度不公平状态主要是区域内不公平程度加深所致。

从中国欠发达地区财政补助收入基尼系数分解结构来看,2007—2015年西南地区财政补助收入基尼系数对中国欠发达地区财政补助收入基尼系数的贡献率一直处于9%—20%，2016年下降至7.91%；2007—2015年西北地区财政补助收入基尼系数对中国欠发达地区财政补助收入基尼系数的贡献率呈现逐年降低趋势，2016年增加至40.64%。

2.财政专项支出基尼系数实证分析

（1）基尼系数实证分析

根据基尼系数实证分析模型，对2007—2016年中国欠发达地区财力资源指标结构中的财政专项支出指标进行实证分析，得出财政专项支出基尼系数实证分析结果，如表7-38所示。

表7-38　2007—2016年中国欠发达地区财政专项支出基尼系数

年份 地区	2007	2008	2009	2010	2011	2012	2013	2014	2015	2016
西部	0.267	0.216	0.191	0.139	0.163	0.168	0.149	0.158	0.127	0.523
区间	0.120	0.066	0.035	0.036	0.070	0.052	0.071	0.061	0.054	0.049
区内	0.111	0.095	0.100	0.067	0.064	0.081	0.062	0.074	0.058	0.234
层选	0.035	0.055	0.056	0.036	0.028	0.035	0.016	0.023	0.015	0.240

整体来看，2007—2016年中国欠发达地区财政专项支出基尼系数呈先下降后上升的"凹"形趋势。2007年中国欠发达地区财政专项支出基尼系数为0.267，2008年中国欠发达地区财政专项支出基尼系数为0.216，处于相对公平的位置；2009—2015年，中国欠发达地区财政专项支出基尼系数一直保持在0.1—0.2，处于高度公平的稳态；2016年，中国欠发达地区财政专项支出基尼系数突破0.4的警戒线，上升至0.523，处于高度不公平状态。

从区域间分解结构来看，区域间财政专项支出基尼系数稳定保持在0.03—0.12区间范围内，处于高度公平状态，且区域间财政专项支出配置的公平性程度依旧稳中有升。

从区域内分解结构来看,区域内财政专项支出基尼系数在 0.05 — 0.1 极窄区间范围内波动,一直处于高度公平状态。

(2)基尼系数贡献率实证分析

按照基尼系数实证分析模型,对 2007—2016 年中国欠发达地区人力资源指标结构中的财政专项支出指标进行实证分析,得出财政专项支出基尼系数贡献率分解结果,如表 7-39 所示。

表 7-39 2007—2016 年中国欠发达地区财政专项支出基尼系数贡献率分解

(单位:%)

年份 地区	2007	2008	2009	2010	2011	2012	2013	2014	2015	2016
区内	41.71	44.22	52.44	48.12	39.49	48.23	41.42	47.12	45.52	44.74
区间	45.13	30.53	18.05	25.87	43.04	30.88	47.60	38.37	42.59	9.41
西南	27.42	39.47	41.46	35.11	23.65	34.84	34.53	35.03	33.60	37.34
西北	14.29	4.75	10.98	13.01	15.84	13.39	6.89	12.09	11.92	7.41
层迭	13.16	25.26	29.50	26.00	17.47	20.89	10.98	14.51	11.90	45.85

整体来看,区域间财政专项支出基尼系数对中国欠发达地区财政专项支出基尼系数的贡献率呈不规则的波动趋势,区域内财政专项支出基尼系数对中国欠发达地区财政专项支出基尼系数的贡献率一直平稳保持在 41% —53% 区间范围内,未呈现大幅波动状态。就变化趋势而言,2015 年之前中国欠发达地区财政专项支出配置的高度公平状态主要是由区域间和区域内的高度公平性共同作用所致,而 2016 年中国欠发达地区财政专项支出配置的高度不公平状态主要是由区域内财政专项支出配置不公平程度加深和层迭项复杂程度加重所致。

从中国欠发达地区财政专项支出基尼系数分解结构来看,西南地区财政专项支出基尼系数对中国欠发达地区财政专项支出基尼系数的贡献率一直保持在 23% —40% 区间范围内,西北地区财政专项支出基尼系数对中国欠发达地区财政专项支出基尼系数的贡献率呈现波浪走势。

三、基尼系数实证分析结果及解释

(一) 总体变化趋势

基于基尼系数实证分析模型对2007—2016年中国欠发达地区医疗资源配置公平性实证分析结果,可以得出五个方面的结论:第一,中国欠发达地区医疗资源配置基尼系数曲线整体呈缓慢降低趋势。第二,部分医疗资源配置基尼系数在2016年出现拐点。第三,中国欠发达地区医疗资源配置指标中仅有医疗机构床位配置保持高度公平状态(基尼系数小于0.2),其他指标均表现出一定的不公平状态(基尼系数大于0.5)。第四,医疗资源配置公平性指标结构中的六项具体指标公平程度也存在较大差异性。六项具体指标按照公平程度由高到低的顺序为:医疗机构床位数>财政补助收入>财政专项支出>执业医师数>卫生技术人员数>注册护士数。第五,需要特别说明的是,各项指标的基尼系数和贡献率在2016年突然出现拐点,并对医疗资源配置的公平性产生很大的影响,这主要由2016年1月1日起正式实施"全面二孩政策"所致。基于基尼系数医疗资源指标公平程度排序,如表7-40所示。

表7-40　基于基尼系数医疗资源指标公平程度排序

地区	医疗卫生机构床位数	卫生技术人员数	执业医师数	注册护士数	财政补助收入	财政专项支出
西部	A	E	D	F	B	C
区间	A	C	D	B	F	E
区内	A	D	E	F	B	C
西南	A	C	F	D	B	E
西北	A	F	D	E	B	C

注:公平性由高到低排序,A表示公平性最高,F表示公平性最低。

（二）区域间与区域内医疗资源配置的公平性

基于基尼系数模型对 2007—2016 年中国欠发达地区医疗资源配置公平性分解实证分析结果,可以得出三个方面的结论:第一,医疗资源配置公平性指标结构中的六项具体指标,区域间和区域内的公平程度均高于中国欠发达地区平均水平。第二,医疗资源配置公平性指标结构中的六项具体指标,区域内整体公平程度要高于区域间整体公平程度。第三,医疗资源配置公平性基尼系数在区域内的分解,仅有医疗机构床位数指标在西南地区和西北地区始终保持着相对公平的状态,其他五项指标的公平程度在各个年度内有所差别。基于基尼系数医疗资源指标公平程度对比分析结果,如表 7-41 所示。

表 7-41　基于基尼系数医疗资源指标公平程度对比分析

地区	医疗卫生机构床位数	卫生技术人员数	执业医师数	注册护士数	财政补助收入	财政专项支出
区间与西部	>	>	>	>	>	>
区内与西部	>	>	>	>	>	>
区间与区内	>	>	>	>	>	>
西南与西部	<	>	>	>	>	>
西北与西部	>	>	>	>	>	>
西南与西北	<	<	<	<	<	<

注:">"表示前面项的公平程度大于后面项,"<"表示前面项的公平程度小于后面项。

（三）基尼系数分解贡献率

基于基尼系数模型对 2007—2016 年中国欠发达地区医疗资源配置公平性贡献率实证分析结果,可以得出两个方面的结论:第一,医疗资源配置公平性指标结构中的六项具体指标,基尼系数贡献率均大于 40%,且区域内贡献率远大于区域间贡献率。第二,医疗资源配置公平性指标结构中的六项具体指标,西南地区贡献率均大于 30%,且西南地区贡献率远大于西北地区贡献率。

第三节　医疗资源配置公平性
泰尔指数实证分析

一、泰尔指数基本原理

（一）泰尔指数模型及分解

1. 中国欠发达地区泰尔指数

泰尔指数（Theil Index）是西方经济学中用来衡量均衡性的一种统计方法，由荷兰经济学家泰尔（Theil）于1967年提出，主要通过考察人口与其相应的所测指标是否匹配来判断资源配置状况。

根据中国欠发达地区的区划范围，以西部12个省（自治区、直辖市）作为研究对象，T_{west}表示中国欠发达地区泰尔指数，于是得到中国欠发达地区泰尔指数实证分析模型为：

$$T_{west} = \sum_{i=1}^{n} P_i \times \ln\left(\frac{P_i}{R_i}\right) \tag{7-4}$$

其中，P_i表示第i个省份的人口在中国欠发达地区总人口中所占的比重，R_i表示第i个省份的医疗卫生资源在中国欠发达地区医疗卫生资源总量中所占的比重。

2. 中国欠发达地区泰尔指数的分解

根据泰尔指数原理，将中国欠发达地区泰尔指数（T_{west}）分解为区域间泰尔指数（$T_{between}$）和区域内泰尔指数（T_{inside}）。区域内泰尔指数（T_{inside}）按照地域继续划分为西南地区和西北地区两个地区，西南地区泰尔指数表示为$T_{southwest}$，西北地区泰尔指数表示为$T_{northwest}$。

将西南地区人口划分为m个省份，P_m为西南地区人口占中国欠发达地区总人口的比重，$\dfrac{P_i}{P_m}$ 为西南地区第 i 省的人口占西南地区总人口的比重，R_m 为西南地区医疗卫生资源占中国欠发达地区医疗卫生资源总量的比重，$\dfrac{R_i}{R_m}$ 为西南地区第 i 省的医疗卫生资源占西南地区医疗卫生资源总量的比重。

将西北地区人口划分为 w 个省份，P_w 为西北地区人口占中国欠发达地区总人口的比重，$\dfrac{P_i}{P_w}$ 为西北地区第 i 省的人口占西北地区总人口的比重，R_w 为西北地区医疗卫生资源占中国欠发达地区医疗卫生资源总量的比重，$\dfrac{R_i}{R_w}$ 为西北地区第 i 省的医疗卫生资源占西北地区医疗卫生资源的比重。

于是，得到中国欠发达地区泰尔指数经过分解后的实证分析模型：

$$
\begin{cases}
T_{west} = T_{between} + T_{inside} \\[2mm]
T_{between} = \displaystyle\sum_{i=1}^{s} P_i \times \ln\left(\frac{P_i}{R_i}\right) \\[2mm]
T_{inside} = \displaystyle\sum_{i=1}^{s} P_i T_i \\[2mm]
T_{southwest} = \displaystyle\sum_{i=1}^{m} \frac{P_i}{P_m} \times \ln\left(\frac{P_i}{P_m} \Big/ \frac{R_i}{R_m}\right) \\[2mm]
T_{northwest} = \displaystyle\sum_{i=1}^{w} \frac{P_i}{P_w} \times \ln\left(\frac{P_i}{P_w} \Big/ \frac{R_i}{R_w}\right)
\end{cases}
\tag{7-5}
$$

（二）泰尔指数贡献率计算及其方法

将中国欠发达地区泰尔指数贡献率分解为区域间泰尔指数贡献率（$TC_{between}$）和区域内泰尔指数贡献率（TC_{inside}），区域内泰尔指数贡献率（T_{inside}）继续分解为西南地区泰尔指数贡献率（$TC_{southwest}$）和西北地区泰尔指数贡献率($TC_{northwest}$)。于是，中国欠发达地区泰尔指数贡献率的实证分析模型为：

$$
\begin{cases}
TC_{between} = \dfrac{T_{between}}{T_{west}} \\[3mm]
TC_{inside} = \dfrac{T_{inside}}{T_{west}} \\[3mm]
TC_{southwest} = \dfrac{P_m T_{southwest}}{T_{west}} \\[3mm]
TC_{northwest} = \dfrac{P_w T_{northwest}}{T_{west}}
\end{cases}
\tag{7-6}
$$

其中，P_m 为西南地区人口占中国欠发达地区总人口的比重，P_w 为西北地区人口占中国欠发达地区总人口的比重。

（三）泰尔指数衡量公平程度的评价标准

泰尔指数由于是以人口为权重来分析医疗资源配置公平的异同性，在一定程度上对拥有医疗资源较少的人群具有相对较强的敏感性。泰尔指数越大，表明医疗资源分配的不公平性越大；泰尔指数越趋于零，表明资源分配越趋向公平。泰尔指数没有固定的数值衡量公平性程度，只能依靠医疗资源不同指标间泰尔指数的大小进行比较，从而判断医疗资源分配的公平性程度。

二、泰尔指数实证分析

（一）物力资源泰尔指数

按照医疗资源配置公平性评价指标结构，物力资源指标用医疗机构床位数来表征，物力资源泰尔指数主要对医疗机构床位数进行实证研究。

1. 医疗机构床位数泰尔指数实证分析

根据泰尔指数实证分析模型,对2007—2016年中国欠发达地区物力资源指标(医疗机构床位数)进行实证分析,得出医疗机构床位数泰尔指数实证分析结果,如表7-42所示。

表7-42 2007—2016年中国欠发达地区医疗机构床位数泰尔指数

年份 地区	2007	2008	2009	2010	2011	2012	2013	2014	2015	2016
西部	0.1149	0.0143	0.0108	0.0087	0.0087	0.0078	0.0059	0.0056	0.0055	0.0058
区间	0.0009	0.0065	0.0045	0.0028	0.0020	0.0011	0.0004	0.0002	0.0001	0.0000
区内	0.1141	0.0078	0.0063	0.0059	0.0067	0.0067	0.0055	0.0054	0.0054	0.0058
西南	0.0045	0.0063	0.0039	0.0036	0.0046	0.0068	0.0057	0.0061	0.0062	0.0070
西北	0.3335	0.0107	0.0111	0.0119	0.0107	0.0064	0.0050	0.0042	0.0037	0.0032

整体来看,2007—2016年中国欠发达地区医疗机构床位数泰尔指数呈"L"形趋势。2007年,中国欠发达地区医疗机构床位数泰尔指数达到最高点0.1149;2008年,中国欠发达地区医疗机构床位数泰尔指数下降到0.0143,下降幅度高达87.55%;2009—2016年,中国欠发达地区医疗机构床位数泰尔指数在0.005—0.011的带状区间中小幅波动。2007—2016年区域间医疗机构床位数泰尔指数稳定保持在0—0.007的超低位置,区域内医疗机构床位数泰尔指数也呈现逐年降低的趋势。由此看出,区域间医疗机构床位数泰尔指数和区域内医疗机构床位数泰尔指数结果具有相同的变化趋势,在两者共同作用下中国欠发达地区医疗资源配置的公平性日益提高,且医疗机构床位数配置的公平性跨区域差异一直不显著。

从不同区域来看,西北地区与西南地区医疗机构床位数泰尔指数表现为不同的阶段性特征。第一,2007—2011年,西北地区医疗机构床位数泰尔指数高于中国欠发达地区医疗机构床位数总体泰尔指数,且是中国欠发达地区医疗机构床位数泰尔指数的 1—3 倍。第二,2012—2013 年,西南地区医疗机构床位数泰尔指数和西北地区医疗机构床位数泰尔指数与中国欠发达地区医疗机构床位数泰尔指数几乎持平。第三,2014—2016 年,西南地区医疗机构床位数泰尔指数高于中国欠发达地区医疗机构床位数泰尔指数,且是中国欠发达地区医疗机构床位数泰尔指数的 1—1.2 倍。由此看出,2011 年以前西北地区医疗机构床位资源配置的不公平程度显著高于中国欠发达地区平均水平,2014 年以后西南地区医疗机构床位资源配置的不公平程度高于中国欠发达地区平均水平。也就是说,十年间西北地区医疗机构床位数配置的公平性得到较大改善,而西南地区医疗机构床位数配置的公平性却在逐渐减弱。

2.医疗机构床位数泰尔指数贡献率实证分析

按照泰尔指数实证分析模型,对 2007—2016 年中国欠发达地区物力资源指标(医疗机构床位数)的贡献率进行分解,得出医疗机构床位数泰尔指数贡献率分解结果,如表 7-43 所示。

表 7-43　2007—2016 年中国欠发达地区医疗机构床位数泰尔指数贡献率分解

(单位:%)

年份 地区	2007	2008	2009	2010	2011	2012	2013	2014	2015	2016
区内	99.26	54.53	58.66	68.36	77.15	86.41	93.31	96.08	98.78	99.71
区间	0.74	45.47	41.34	31.64	22.85	13.59	6.69	3.92	1.22	0.29
西南	2.65	29.69	24.38	27.14	35.40	58.65	64.39	71.17	75.36	80.66
西北	96.61	24.84	34.28	41.21	41.75	27.76	28.92	24.91	23.42	19.05

整体来看,区域间医疗机构床位数配置泰尔指数的贡献率与区域内医疗机构床位数配置泰尔指数的贡献率呈互斥走向。2009 年后区域间医疗机构床位数泰尔指数对中国欠发达地区医疗机构床位数泰尔指数的贡献率一直处

于45%以下,2012年之后下降至近10%。2009年后区域内医疗机构床位数泰尔指数对中国欠发达地区医疗机构床位数泰尔指数的贡献率一直处于55%以上,2012年提高到近90%。由此表明,中国欠发达地区医疗机构床位配置的公平性提升主要依靠区域内医疗机构床位数配置公平性的改善。

从区域内医疗机构床位数泰尔指数分解结构贡献率来看,西北地区和西南地区医疗机构床位数泰尔指数的贡献率呈阶段性波动趋势。第一,2007—2011年,西北地区医疗机构床位数泰尔指数的贡献率走势与区域内医疗机构床位数泰尔指数的贡献率走势一致;2009年以后,西南地区医疗机构床位数泰尔指数的贡献率与区域内医疗机构床位数泰尔指数的贡献率走势一致。第二,2011—2012年,西南地区医疗机构床位数泰尔指数的贡献率和西北地区医疗机构床位数泰尔指数的贡献率相同。由此表明,2011年之前西北地区医疗机构床位资源配置的公平程度对中国欠发达地区医疗机构床位配置的公平性影响十分显著(影响程度在41%以上),2012年以后,西南地区医疗机构床位资源配置的公平程度对中国欠发达地区医疗机构床位配置的公平性影响十分显著(影响程度达到58%以上)。

(二) 人力资源泰尔指数

按照医疗资源配置公平性评价指标结构,人力资源指标包含卫生技术人员数、执业医师数、注册护士数,分别对这三项指标进行泰尔指数实证研究。

1. 卫生技术人员数泰尔指数实证分析

(1)泰尔指数实证分析

根据泰尔指数实证分析模型,对2007—2016年中国欠发达地区人力资源指标结构中的卫生技术人员数指标进行实证分析,得出卫生技术人员数泰尔指数实证分析结果,如表7-44所示。

表7-44 2007—2016年中国欠发达地区卫生技术人员数泰尔指数

年份 地区	2007	2008	2009	2010	2011	2012	2013	2014	2015	2016
西部	0.0199	0.0191	0.0208	0.0164	0.0156	0.0138	0.0100	0.0085	0.0070	0.0068
区间	0.0124	0.0113	0.0126	0.0081	0.0075	0.0059	0.0042	0.0035	0.0026	0.0025
区内	0.0075	0.0078	0.0082	0.0083	0.0081	0.0079	0.0058	0.0050	0.0043	0.0043
西南	0.0060	0.0069	0.0064	0.0085	0.0088	0.0084	0.0048	0.0039	0.0025	0.0017
西北	0.0105	0.0095	0.0118	0.0079	0.0068	0.0071	0.0079	0.0070	0.0078	0.0093

整体来看,2007—2016年中国欠发达地区卫生技术人员数泰尔指数呈逐年下降趋势,十年间下降幅度为65.83%。2009年中国欠发达地区卫生技术人员数泰尔指数达到最高点0.0208,2016年中国欠发达地区卫生技术人员数泰尔指数达到最低点0.0068。区域间卫生技术人员数泰尔指数变化趋势与中国欠发达地区卫生技术人员数泰尔指数变化趋势较为相似,区域间卫生技术人员数泰尔指数在2009年达到最高值(0.0126)后进入下降通道。2007—2016年区域内卫生技术人员数泰尔指数稳定保持在0.004—0.009区间范围内,其值低于中国欠发达地区卫生技术人员数泰尔指数,表明区域内卫生技术人员配置的公平程度高于中国欠发达地区总体水平。

从不同区域来看,西南地区卫生技术人员数泰尔指数一直低于0.009,西北地区卫生技术人员数泰尔指数保持在0.006—0.012窄幅波动。比较西南地区和西北地区卫生技术人员数泰尔指数,可以发现仅有3个年度(2010年、2011年、2012年)出现西南地区卫生技术人员数泰尔指数高于西北地区卫生技术人员数泰尔指数的短暂现象,2013年之后西北地区卫生技术人员数泰尔指数是西南地区卫生技术人员数泰尔指数的2—6倍,且这一差距呈现逐年扩大趋势。

(2)泰尔指数贡献率实证分析

按照泰尔指数实证分析模型,对2007—2016年中国欠发达地区人力资源指标结构中的卫生技术人员数指标进行实证分析,得出卫生技术人员数泰尔指数贡献率分解结果,如表7-45所示。

表7-45 2007—2016年中国欠发达地区卫生技术人员数泰尔指数贡献率分解

(单位:%)

年份 地区	2007	2008	2009	2010	2011	2012	2013	2014	2015	2016
区内	37.66	40.61	39.42	50.59	52.01	57.44	57.85	58.91	61.98	62.85
区间	62.34	59.39	60.58	49.41	47.99	42.56	42.15	41.09	38.02	37.15
西南	20.21	24.07	20.59	34.43	37.31	40.07	31.43	30.92	24.07	16.58
西北	17.45	16.54	18.83	16.16	14.70	17.38	26.43	27.99	37.91	46.26

整体来看,区域间卫生技术人员数泰尔指数贡献率呈高位低走的趋势,区域内卫生技术人员数泰尔指数的贡献率呈低位高走趋势,两者是对称互斥走向。2010年之前,中国欠发达地区卫生技术人员配置公平性主要贡献来自区域间卫生技术人员的合理配置;2010年之后,中国欠发达地区卫生技术人员配置公平性主要贡献来自区域内卫生技术人员的合理配置。

从区域内卫生技术人员数泰尔指数分解结构贡献率来看,西北地区和西南地区卫生技术人员数泰尔指数的贡献率呈阶段性波动趋势。第一,2007—2012年,西南地区卫生技术人员数泰尔指数的贡献率走势与区域内卫生技术人员数泰尔指数的贡献率走势基本一致。第二,2012—2016年,西北地区卫生技术人员数泰尔指数的贡献率走势与区域内卫生技术人员数泰尔指数的贡献率走势高度吻合。第三,2014年以前,西南地区卫生技术人员配置的公平程度对中国欠发达地区卫生技术人员配置的公平性影响较强;2014年以后,西北地区卫生技术人员配置的公平程度对中国欠发达地区卫生技术人员配置的公平性影响较强。

2.执业医师数泰尔指数实证分析

(1)泰尔指数实证分析

根据泰尔指数实证分析模型,对2007—2016年中国欠发达地区人力资源指标结构中的执业医师数指标进行实证分析,得出执业医师数泰尔指数实证分析结果,如表7-46所示。

表7-46 2007—2016年中国欠发达地区执业医师数泰尔指数

年份 地区	2007	2008	2009	2010	2011	2012	2013	2014	2015	2016
西部	0.0213	0.0203	0.0319	0.0163	0.0154	0.0145	0.0127	0.0117	0.0094	0.0076
区间	0.0114	0.0102	0.0172	0.0069	0.0053	0.0048	0.0040	0.0035	0.0030	0.0030
区内	0.0099	0.0101	0.0147	0.0094	0.0100	0.0097	0.0087	0.0082	0.0064	0.0046
西南	0.0065	0.0074	0.0073	0.0075	0.0090	0.0092	0.0078	0.0084	0.0057	0.0037
西北	0.0168	0.0155	0.0297	0.0132	0.0121	0.0106	0.0104	0.0079	0.0078	0.0064

整体来看,2007—2016年中国欠发达地区执业医师数泰尔指数呈现先上升后缓慢下降的倒"U"形趋势。2007—2009年,中国欠发达地区执业医师数泰尔指数缓慢上升,并在2009年达到最高点(0.0319);2010—2016年,中国欠发达地区执业医师数泰尔指数进入下降通道,到2016年达到最低点(0.0076)。区域间执业医师数泰尔指数整体走势呈先升后降的趋势,2007—2016年区域间执业医师数泰尔指数在0.003—0.018区间范围内波动。区域内执业医师数泰尔指数变化相对比较平缓,一直保持在0.004—0.015区间范围内波动,仅在2016年快速下降到最低点0.0046。

从不同区域来看,西南地区与西北地区执业医师数泰尔指数变化趋势相似。西南地区执业医师数泰尔指数在0.003—0.01区间范围内波动,且低于中国欠发达地区执业医师数泰尔指数。西北地区执业医师数泰尔指数在0.006—0.03区间内波动,且与中国欠发达地区执业医师数泰尔指数变化趋势相似。

(2)泰尔指数贡献率实证分析

按照泰尔指数实证分析模型,对2007—2016年中国欠发达地区人力资源指标结构中的执业医师数指标进行实证分析,得出执业医师数泰尔指数贡献率分解结果,如表 7-47 所示。

表 7-47　2007—2016 年中国欠发达地区执业医师数泰尔指数贡献率分解

(单位:%)

年份 地区	2007	2008	2009	2010	2011	2012	2013	2014	2015	2016
区内	46.43	49.79	46.21	57.92	65.36	67.02	68.61	70.34	67.74	60.49
区间	53.57	50.21	53.79	42.08	34.64	32.98	31.39	29.66	32.26	39.51
西南	20.28	24.45	15.25	30.62	38.72	42.25	40.98	47.75	39.84	32.16
西北	26.15	25.35	30.96	27.30	26.64	24.77	27.63	22.60	27.90	28.33

　　整体来看,2010 年之前区域间执业医师数泰尔指数与区域内执业医师数泰尔指数贡献率没有明显的差别,均对所属地区的执业医师公平性配置产生积极作用。2010 年之后区域内执业医师数泰尔指数贡献率明显提升,区域间执业医师数泰尔指数贡献率显著下降。由此看出,区域间执业医师数泰尔指数与区域内执业医师数泰尔指数进行着内部转化。

　　从区域内执业医师数泰尔指数分解结构贡献率来看,西南地区与西北地区执业医师数泰尔指数对中国欠发达地区执业医师数泰尔指数的贡献率具有一定的差异性。西南地区执业医师数泰尔指数对中国欠发达地区执业医师数泰尔指数的贡献率呈不规则状态波动,且波动幅度相对较大。西北地区执业医师数泰尔指数对中国欠发达地区执业医师数泰尔指数的贡献率相对比较稳定,一直处于 22%—31% 区间范围内小幅波动。2009 年,西南地区执业医师数泰尔指数对中国欠发达地区执业医师数泰尔指数的贡献率达到最低点 15.25%,西北地区执业医师数泰尔指数对中国欠发达地区执业医师数泰尔指数的贡献率达到最高点 30.96%,二者差距在此时达到最大。

3.注册护士数泰尔指数实证分析

（1）泰尔指数实证分析

根据泰尔指数实证分析模型,对2007—2016年中国欠发达地区人力资源指标结构中的注册护士数指标进行实证分析,得出注册护士数泰尔指数实证分析结果,如表7-48所示。

表7-48 2007—2016年中国欠发达地区注册护士数泰尔指数

年份地区	2007	2008	2009	2010	2011	2012	2013	2014	2015	2016
西部	0.0223	0.0215	0.0197	0.0189	0.0189	0.0175	0.0127	0.0103	0.0086	0.0080
区间	0.0104	0.0100	0.0090	0.0064	0.0063	0.0043	0.0030	0.0020	0.0011	0.0008
区内	0.0120	0.0115	0.0107	0.0125	0.0126	0.0132	0.0097	0.0083	0.0075	0.0072
西南	0.0088	0.0088	0.0073	0.0110	0.0119	0.0132	0.0081	0.0071	0.0056	0.0042
西北	0.0184	0.0169	0.0176	0.0156	0.0139	0.0134	0.0128	0.0105	0.0111	0.0131

整体来看,2007—2016年中国欠发达地区注册护士数泰尔指数呈现缓慢下降趋势,十年间下降幅度为64.13%,平均每年泰尔指数下降约20%。特别是在2012年之后,中国欠发达地区注册护士数泰尔指数下降速度显著加快。区域间注册护士数泰尔指数与中国欠发达地区注册护士数泰尔指数趋势相似,呈缓慢下降趋势,2016年区域间注册护士数泰尔指数到达最低0.0008。区域内注册护士数泰尔指数相对稳定,一直处于0.007—0.014区间范围内小幅波动。可以看出,十年间区中国欠发达地区域内注册护士数泰尔指数一直高于区域间注册护士数泰尔指数,且这一差距随时间增大的趋势也十分显著。

从不同区域来看,西南地区注册护士数泰尔指数呈现先上升后下降的趋势,西北地区注册护士数泰尔指数呈现先下降后上升的趋势。十年间,西南地区注册护士数泰尔指数低于西北地区,由此表明西南地区注册护士配置的公平程度要高于西北地区。

（2）泰尔指数贡献率实证分析

按照泰尔指数实证分析模型,对2007—2016年中国欠发达地区人力资源指标结构中的注册护士数指标进行实证分析,得出注册护士数泰尔指数贡献率分解结果,如表7-49所示。

表7-49　2007—2016年中国欠发达地区注册护士数泰尔指数贡献率分解

（单位:%）

年份 地区	2007	2008	2009	2010	2011	2012	2013	2014	2015	2016
区内	53.50	53.36	54.16	66.26	66.53	75.52	76.24	80.75	87.29	89.90
区间	46.50	46.64	45.84	33.74	33.47	24.48	23.76	19.25	12.71	10.10
西南	26.25	27.37	24.59	38.45	41.72	49.72	42.41	46.08	43.67	34.50
西北	27.25	26.00	29.58	27.81	24.81	25.79	33.83	34.67	43.62	55.39

整体来看,区域内注册护士数泰尔指数对中国欠发达地区注册护士配置的贡献率和区域间注册护士数泰尔指数对中国欠发达地区注册护士配置的贡献率变化趋势呈相背离状态。

从区域内注册护士数泰尔指数分解结构贡献率来看,西南地区注册护士数泰尔指数对中国欠发达地区注册护士配置的贡献率与西北地区注册护士数泰尔指数对中国欠发达地区注册护士配置的贡献率呈盘旋上升走势。第一,2007—2009年,西南地区注册护士数泰尔指数对中国欠发达地区注册护士配置的贡献率与西北地区注册护士数泰尔指数对中国欠发达地区注册护士配置的贡献率几近一样,均在24%—30%区间范围内窄幅波动。第二,2010—2014年,西南地区注册护士数泰尔指数对中国欠发达地区注册护士配置的贡献率开始快速上升,虽然西北地区注册护士数泰尔指数对中国欠发达地区注册护士配置的贡献率也有所上升,但上升速度相对较缓。第三,2016年,两者运行趋势开始向背而行,随后发生反转,西北地区注册护士数泰尔指数对中国欠发达地区注册护士配置的贡献率高于西南地区。

（三）财力资源泰尔指数

按照医疗资源配置公平性评价指标结构,财力资源指标包含财政补助收入和财政专项支出,分别对这两项指标进行泰尔指数实证研究。

1.财政补助收入泰尔指数实证分析

（1）泰尔指数实证分析

根据泰尔指数实证分析模型,对2007—2016年中国欠发达地区物力资源指标结构中的财政补助收入指标进行实证分析,得出财政补助收入泰尔指数实证分析结果,如表7-50所示。

表7-50 2007—2016年中国欠发达地区财政补助收入泰尔指数

年份 地区	2007	2008	2009	2010	2011	2012	2013	2014	2015	2016
西部	0.1954	0.0706	0.0681	0.0571	0.0437	0.0374	0.0293	0.0335	0.0283	0.0241
区间	0.0731	0.0341	0.0382	0.0360	0.0208	0.0194	0.0178	0.0221	0.0169	0.0131
区内	0.1223	0.0365	0.0299	0.0210	0.0229	0.0180	0.0115	0.0114	0.0113	0.0110
西南	0.0741	0.0273	0.0246	0.0104	0.0123	0.0087	0.0032	0.0054	0.0061	0.0058
西北	0.2197	0.0552	0.0407	0.0419	0.0438	0.0363	0.0278	0.0230	0.0216	0.0214

整体来看,2007—2016年中国欠发达地区财政补助收入泰尔指数一直处于下降通道,十年间降幅为87.67%,平均每年降低9%。2007年,中国欠发达地区财政补助收入泰尔指数达到最高点0.1954;2016年,中国欠发达地区财政补助收入泰尔指数达到最低点0.0241。区域间财政补助收入泰尔指数变化趋势和区域内财政补助收入泰尔指数变化趋势与中国欠发达地区财政补助收入泰尔指数变化趋势十分相似,均为随时间的推移而缓慢降低,且区域间财政补助收入泰尔指数和区域内财政补助收入泰尔指数均低于中国欠发达地区财

政补助收入泰尔指数。区域内财政补助收入泰尔指数在三个年度(2007年、2008年和2011年)超过区域间财政补助收入泰尔指数,其余年度均低于区域间财政补助收入泰尔指数。由此表明,区域内财政补助收入和区域间财政补助收入配置的公平程度显著要高于中国欠发达地区。

从中国欠发达地区财政补助收入泰尔指数分解结构来看,西南地区财政补助收入泰尔指数呈现先降低后小幅上升的趋势,从2007年的最高点(0.0741)下降至2013年的最低点(0.0032),2016年又小幅上升(0.0058),且西南地区财政补助收入泰尔指数小于中国欠发达地区西南地区财政补助收入泰尔指数。西北地区财政补助收入泰尔指数呈早期快速下降、中后期稳态保持相对稳定的"L"形变化趋势,2007年西北地区财政补助收入配置的不公平程度十分显著(达到0.2197的最高位置),2008年大幅下降(降幅达到74.87%),2009—2016年一直处于相对稳定状态。由此表明,西北地区财政补助收入配置的公平程度要高于西北地区和中国欠发达地区。

(2)泰尔指数贡献率实证分析

按照泰尔指数实证分析模型,对2007—2016年中国欠发达地区物力资源指标结构中的财政补助收入指标进行实证分析,得出财政补助收入泰尔指数贡献率分解结果,如表7-51所示。

表7-51　2007—2016年中国欠发达地区财政补助收入泰尔指数贡献率分解

(单位:%)

年份 地区	2007	2008	2009	2010	2011	2012	2013	2014	2015	2016
区内	62.60	51.75	43.93	36.87	52.37	48.14	39.18	33.95	40.03	45.79
区间	37.40	48.25	56.07	63.13	47.63	51.86	60.82	66.05	59.97	54.21
西南	25.35	25.81	24.11	12.13	18.61	15.41	7.17	10.75	14.31	15.93
西北	37.25	25.93	19.82	24.74	33.76	32.73	32.01	23.19	25.73	29.86

整体来看,中国欠发达地区财政补助收入泰尔指数分解结构贡献率呈阶

段性变化特征。第一,2012 年之前,区域间财政补助收入泰尔指数对中国欠发达地区财政补助收入泰尔指数的贡献率和区域内财政补助收入泰尔指数对中国欠发达地区财政补助收入泰尔指数的贡献率在 50% 的基准线上下交错分布,表明 2012 年之前区域间和区域内对中国欠发达地区财政补助配置公平性的作用相互交替。第二,2012 年之后,区域间财政补助收入泰尔指数对中国欠发达地区财政补助收入泰尔指数的贡献率突破 50% 的基准线,且一直保持在 50%—70% 的高位水平,显著地高于区域内财政补助收入泰尔指数对中国欠发达地区财政补助收入泰尔指数的贡献率,表明 2012 年之后区域间财政补助收入配置对中国欠发达地区财政补助收入公平程度的影响加深,而区域内财政补助收入配置对中国欠发达地区财政补助收入公平程度的影响减弱。

从区域内财政补助收入泰尔指数分解结构贡献率来看,西南地区财政补助收入泰尔指数的贡献率和西北地区财政补助收入泰尔指数的贡献率变化趋势呈曲折的波浪形状。西南地区财政补助收入泰尔指数的贡献率在 7%—26% 区间范围内波动,西北地区财政补助收入泰尔指数的贡献率在 19%—38% 区间范围内平稳波动。2009 年以后西北地区财政补助收入配置的公平程度对中国欠发达地区财政补助收入配置的公平程度影响更大。

2. 财政专项支出泰尔指数实证分析

(1)泰尔指数实证分析

根据泰尔指数实证分析模型,对 2007—2016 年中国欠发达地区物力资源指标结构中的财政专项支出指标进行实证分析,得出财政专项支出泰尔指数实证分析结果,如表 7-52 所示。

整体来看,2007—2015 年中国欠发达地区财政专项支出泰尔指数呈逐年降低的趋势,2007 年起始位最高点(0.1233),到 2015 年达到最低点(0.0259),2016 年稍微有所回升(0.0266),十年间降幅为 78.43%。由此说明,中国欠发达地区财政专项支出配置的公平程度逐年提高。区域内财政专项支出泰尔指数变化趋势与中国欠发达地区财政专项支出泰尔指数变化趋势

表 7-52　2007—2016 年中国欠发达地区财政专项支出泰尔指数

年份 地区	2007	2008	2009	2010	2011	2012	2013	2014	2015	2016
西部	0.1233	0.0910	0.0669	0.0397	0.0501	0.0460	0.0380	0.0410	0.0259	0.0266
区间	0.0301	0.0093	0.0026	0.0028	0.0104	0.0058	0.0107	0.0078	0.0063	0.0052
区内	0.0932	0.0817	0.0643	0.0369	0.0397	0.0403	0.0273	0.0332	0.0196	0.0214
西南	0.0855	0.0948	0.0712	0.0381	0.0293	0.0358	0.0312	0.0337	0.0188	0.0152
西北	0.1089	0.0554	0.0503	0.0344	0.0603	0.0491	0.0197	0.0322	0.0213	0.0335

高度一致,呈现逐年下降趋势。区域内财政专项支出泰尔指数在 2007 年达到最高点(0.0932),2016 年达到最低点(0.0214),且略微低于中国欠发达地区财政专项支出泰尔指数。2008—2016 年区域间财政专项支出泰尔指数一直在 0—0.01 的狭窄低值区间范围内微幅波动,区域间财政专项支出泰尔指数只有中国欠发达地区财政专项支出泰尔指数的 1/10—1/5。由此表明,区域间财政专项支出配置的公平程度远高于区域内财政专项支出配置的公平程度,区域间财政专项支出配置的公平程度对中国欠发达地区财政专项支出配置的公平程度影响比较显著。

从中国欠发达地区财政专项支出泰尔指数分解结构贡献率来看,西南地区财政专项支出泰尔指数和西北地区财政专项支出泰尔指数均呈现逐年递减走势。西南地区财政专项支出泰尔指数在两个年度(2008 年、2009 年)高于中国欠发达地区财政专项支出泰尔指数,西北地区财政专项支出泰尔指数在三个年度(2011 年、2012 年、2016 年)高于中国欠发达地区财政专项支出泰尔指数。可以看出,西南地区财政专项支出泰尔指数与西北地区财政专项支出泰尔指数呈多重交叉分布和交替下降趋势。

(2)泰尔指数贡献率实证分析

按照泰尔指数实证分析模型,对 2007—2016 年中国欠发达地区物力资源指标结构中的财政专项支出指标进行实证分析,得出财政专项支出泰尔指数贡献率分解结果,如表 7-53 所示。

表 7-53 2007—2016 年中国欠发达地区财政专项支出泰尔指数贡献率分解

（单位:%）

年份 地区	2007	2008	2009	2010	2011	2012	2013	2014	2015	2016
区内	75.62	89.81	96.10	92.94	79.31	87.46	71.89	80.89	75.73	80.44
区间	24.38	10.19	3.90	7.06	20.69	12.54	28.11	19.11	24.27	19.56
西南	46.36	69.64	71.13	63.71	38.75	51.56	54.43	54.42	47.98	37.98
西北	29.25	20.17	24.97	29.23	40.56	35.90	17.46	26.47	27.75	42.46

整体来看,区域间财政专项支出泰尔指数对中国欠发达地区财政专项支出泰尔指数的贡献率呈先下降后上升的趋势,一直处于 3%—29% 低位区间范围内波动,2009 年区域间财政专项支出泰尔指数贡献率达到最低点(3.9%)。区域内财政专项支出泰尔指数对中国欠发达地区财政专项支出泰尔指数的贡献率呈先上升后下降的趋势,一直处于 71%—97% 高位区间范围内波动,2009 年区域内财政专项支出泰尔指数达到最高点(96.1%)。

从区域内财政专项支出泰尔指数贡献率分解结构来看,2013 年是西南地区财政专项支出泰尔指数的贡献率和西北地区财政专项支出泰尔指数的贡献率变化的一个分水岭。2013 年之前,西南地区财政专项支出泰尔指数贡献率与区域内财政专项支出泰尔指数贡献率变化趋势基本一致;2013 年之后,西北地区财政专项支出泰尔指数贡献率与区域内财政专项支出泰尔指数贡献率变化趋势基本一致。十年间,西南地区财政专项支出泰尔指数对中国欠发达地区财政专项支出泰尔指数的贡献率绝大多数时间高于 40% 的基准线,而西北地区财政专项支出泰尔指数对中国欠发达地区财政专项支出泰尔指数的贡献率绝大多数时间低于 40% 的基准线。由此表明,西南地区财政专项支出配置的公平程度对中国欠发达地区财政专项支出配置的公平程度影响更为显著,而西北地区财政专项支出配置的公平程度对中国欠发达地区财政专项支出配置的总体公平情况的影响相对较弱。

三、泰尔指数实证分析结果及解释

(一) 总体变化趋势

基于泰尔指数实证分析模型对 2007—2016 年中国欠发达地区医疗资源配置公平性实证分析结果,可以得出三个方面的结论:第一,中国欠发达地区医疗资源配置泰尔指数曲线呈先下降后上升的"凹"形趋势,相对显著的指标为医疗机构床位数、财政补助收入和财政专项支出。第二,医疗资源配置公平性指标结构中的六项具体指标公平程度也存在较大差异性。六项具体指标按照公平程度由高到低的顺序为:卫生技术人员数>医疗机构床位数>执业医师数>注册护士数>财政补助收入>财政专项支出。第三,需要特别说明的是,2009—2010 年中国欠发达地区医疗资源泰尔指数曲线的悬崖式下降,与 2009 年 4 月 6 日国家出台的《中共中央 国务院关于深化医药卫生体制改革的意见》有很大的关联性。该意见明确提出:"把基本医疗制度作为公共产品向全民提供,着力解决群众反映强烈的看病难、看病贵等突出问题,努力实现人人享有基本医疗服务",六项指标中有三项指标显著地表现出其公平性在 2010 年之后得到大幅度提高。基于泰尔指数的医疗资源指标公平程度排序,如表 7-54 所示。

表 7-54　基于泰尔指数的医疗资源指标公平程度排序

地区	医疗卫生机构床位数	卫生技术人员数	执业医师数	注册护士数	财政补助收入	财政专项支出
西部	A	B	C	D	E	F
区间	A	C	D	B	F	E
区内	C	A	B	D	E	F

续表

地区	医疗卫生机构床位数	卫生技术人员数	执业医师数	注册护士数	财政补助收入	财政专项支出
西南	E	A	B	C	D	F
西北	A	C	B	D	E	F

注:公平性由高到低排序,A表示公平性最高,F表示公平性最低,简单累计统计得分,得分越低表明公平程度越高,得分越高表明公平程度越低,仅用于指标间公平程度的比较,不具有理论意义。

(二) 区域间与区域内医疗资源配置的公平性

基于泰尔指数模型对2007—2016年中国欠发达地区医疗资源配置公平性分解实证分析结果,可以得出三个方面的结论:第一,区域间医疗资源配置公平性程度要高于中国欠发达地区医疗资源配置公平性程度。第二,区域内医疗资源配置公平性程度要低于中国欠发达地区医疗资源配置公平性程度。第三,西南地区医疗资源配置的公平程度要高于中国欠发达地区医疗资源配置的公平程度,西北地区医疗资源配置的公平程度要低于中国欠发达地区医疗资源配置的公平程度。基于泰尔指数医疗卫生指标公平程度对比分析,如表7-55所示。

表7-55 基于泰尔指数医疗卫生指标公平程度对比分析

地区	医疗卫生机构床位数	卫生技术人员数	执业医师数	注册护士数	财政补助收入	财政专项支出
区间与西部	>	>	>	>	>	>
区内与西部	<	>	>	>	>	>
区间与区内	>	>	>	>	<	>
西南与西部	<	>	>	>	>	>
西北与西部	>	<	>	<	>	<
西南与西北	<	>	>	>	>	>

注:">"表示前面项的公平程度大于后面项的公平程度,"<"表示前面项的公平程度小于后面项的公平程度。

（三）泰尔指数分解贡献率

基于泰尔指数模型对 2007—2016 年中国欠发达地区医疗资源配置公平性贡献率实证分析结果,可以得出三个方面的结论:第一,区域内医疗资源配置公平程度对中国欠发达地区医疗资源配置公平程度的贡献率均超过 60%。第二,区域内医疗资源配置公平程度对中国欠发达地区医疗资源配置公平程度的贡献率大于区域间医疗资源配置公平程度对中国欠发达地区医疗资源配置公平程度的贡献率。第三,西南地区医疗资源配置公平程度对中国欠发达地区医疗资源配置公平程度的贡献率要低于西北地区医疗资源配置公平程度对中国欠发达地区医疗资源配置公平程度的贡献率。

第四节　医疗资源配置公平性
变异系数实证分析

一、变异系数基本原理

（一）变异系数实证分析模型及其分解

1. 变异系数模型

变异系数是由美国经济学家威廉姆森(Oliver·Eaton·Williamson)提出,并用于区域间经济发展差异的测量。[1]

根据中国欠发达地区的区划范围,以西部 12 个省(自治区、直辖市)作为研究对象,CV_{west} 表示中国欠发达地区变异系数,于是得到中国欠发达地区变异系数实证分析模型为:

---

① Williamson J.," Regional Inequality and the Proces of National Development", *Economic Development and Culture Change*, Vol. 78, No.13, 1965, pp. 126–134.

$$CV_{west} = CV(R)^2 = \frac{1}{\overline{R}^2} \sum_{\substack{0 \leq i \leq s \\ 0 < j < h_i}} \frac{P_{ij}}{P} (\overline{R_{ij}} - \overline{R})^2 \tag{7-7}$$

其中，$\overline{R_{ij}}$ 表示 i 区域 j 省份的人均医疗卫生资源，P_{ij} 表示 i 区域 j 省份的人口数量，R_i 表示 i 区域的总医疗卫生资源，P_i 表示 i 区域的总人口数量，$\overline{R} = \dfrac{R_i}{P_i}$ 表示 i 区域的人均医疗卫生资源，$P = \sum\limits_{\substack{0 \leq i \leq s \\ 0 < j < h_i}} P_{ij}$ 表示中国欠发达地区总人口数量，$R = \sum\limits_{\substack{0 \leq i \leq s \\ 0 < j < h_i}} R_{ij}$ 表示中国欠发达地区总医疗卫生资源，$\overline{R} = \dfrac{R}{P}$ 表示中国欠发达地区的人均医疗卫生资源。

2. 变异系数的分解

根据变异系数原理，进一步将中国欠发达地区变异系数（CV_{west}）分解为区域间变异系数（$CV_{between}$）和区域内变异系数（CV_{inside}）。区域内变异系数（CV_{inside}）按照地域继续划分为西南地区和西北地区两个地区，西南地区变异系数表示为 $CV_{southwest}$，西北地区变异系数表示为 $CV_{northwest}$。

于是，得到中国欠发达地区变异系数经过分解后的实证分析模型：

$$
\begin{cases}
CV_{west} = CV_{between} + CV_{inside} \\[2mm]
CV(R)^2 = \sum\limits_{i=1}^{s} \left(\dfrac{P_i}{P}\right)\left(\dfrac{\overline{R_i}}{\overline{R}}\right)^2 CV(R)^2 + CV(\overline{R})^2 \\[2mm]
CV_{between} = CV(\overline{R})^2 = \dfrac{1}{(\overline{R})^2} \sum\limits_{i=1}^{s} \left(\dfrac{P_i}{P}\right)(\overline{R_i} - \overline{R})^2 \\[2mm]
CV_{inside} = \sum\limits_{i=1}^{s} \left(\dfrac{P_i}{P}\right)\left(\dfrac{\overline{R_i}}{\overline{R}}\right)^2 CV(R_i)^2 \\[2mm]
CV_{southwest} = CV(\overline{R}_{southwest})^2 = \dfrac{1}{(\overline{R})^2} \sum\limits_{j=1}^{h_i} \left(\dfrac{P_{ij}}{P_{southwest}}\right)(\overline{R_{ij}} - Y_{southwest}) \\[2mm]
CV_{northwest} = CV(\overline{R}_{northwest})^2 = \dfrac{1}{(\overline{R})^2} \sum\limits_{j=1}^{h_i} \left(\dfrac{P_{ij}}{P_{northwest}}\right)(\overline{R_{ij}} - Y_{northwest})
\end{cases} \tag{7-8}
$$

（二）变异系数贡献率的实证分析及其方法

按照变异系数实证分析模型的基本原理,区域间贡献率和区域内贡献率的实证分析模型为:

$$
\begin{cases}
C_{between} = \dfrac{CV_{between}}{CV_{west}} \\[2ex]
C_{inside} = \dfrac{CV_{inside}}{CV_{west}} \\[2ex]
C_{southwest} = \left(\dfrac{\overline{R}_{southwest}}{\overline{R}}\right)^2 \dfrac{P_{southwest}\,CV_{southwest}}{CV_{west}} \\[2ex]
C_{northwest} = \left(\dfrac{\overline{R}_{northwest}}{\overline{R}}\right)^2 \dfrac{P_{northwest}\,CV_{northwest}}{CV_{west}}
\end{cases}
\tag{7-9}
$$

其中, $P_{southwest}$ 表示西南地区人口数占中国欠发达地区总人口的比重, $P_{northwest}$ 表示西北地区人口数占中国欠发达地区总人口的比重, $\overline{R}_{southwest}$ 表示西南地区人均医疗卫生资源, $\overline{R}_{northwest}$ 表示西北地区的人均医疗卫生资源。

（三）变异系数衡量公平程度的评价标准

变异系数反映的是标准差与均值的比值的变化趋势,即每个单位均值下数值的偏差程度,以人口为权重的变异系数引入了地区人口分布的差异作为影响因素,得到重新配比空间分解后的变异系数。

相比于基尼系数和泰尔指数,变异系数使用人均医疗资源,对人均拥有医疗资源偏离基准水平人群具有较强的敏感性。变异系数越大,表明资源配置的不公平性越大;变异系数越趋于零,表明资源配置越趋向公平。变异系数没有固定的数值衡量公平性,只能依靠相对值和差别程度来判断医疗资源配置的公平性强弱。

二、变异系数实证分析

（一）物力资源变异系数

按照医疗资源配置公平性评价指标结构，物力资源指标用医疗机构床位数来表征，对这一指标进行变异系数实证研究。

1. 医疗机构床位数变异系数实证分析

根据变异系数实证分析模型，对2007—2016年中国欠发达地区物力资源指标（医疗机构床位数）进行实证分析，得出医疗机构床位数变异系数实证分析结果，如表7-56所示。

表7-56 2007—2016年中国欠发达地区医疗机构床位数变异系数

年份\地区	2007	2008	2009	2010	2011	2012	2013	2014	2015	2016
西部	0.1014	0.0310	0.0245	0.0199	0.0193	0.0157	0.0117	0.0110	0.0106	0.0110
区间	0.0017	0.0136	0.0093	0.0057	0.0041	0.0022	0.0008	0.0004	0.0001	0.0000
区内	0.0996	0.0174	0.0153	0.0142	0.0152	0.0136	0.0109	0.0105	0.0104	0.0110
西南	0.0087	0.0119	0.0077	0.0070	0.0091	0.0131	0.0109	0.0115	0.0118	0.0133
西北	0.2532	0.0237	0.0251	0.0243	0.0243	0.0143	0.0109	0.0087	0.0078	0.0066

整体来看，2007—2016年中国欠发达地区医疗机构床位数变异系数呈先快速下降后缓慢下降的趋势，下降幅度在2008年最显著（高达69%），2008年之后下降趋势较为平缓。这一趋势，刚好与2009年中国启动第三轮医疗卫生体制改革相对应，2009年之后中国欠发达地区医疗机构床位数变异系数变化幅度很小，这在一定程度上与医疗卫生体制改革进展和成效有很大的关联性。区域内医疗机构床位数变异系数变化趋势与中国欠发达地区医疗机构床位数变异系数变化趋势高度一致，也表现为先快速下降后缓慢下降的趋势。区域间医疗机构床位数变异系数在0—0.0136区间范围内窄幅波动，2014年以后处于

几乎接近零值的绝对公平状态。区域内医疗机构床位数变异系数和区域间医疗机构床位数变异系数均低于中国欠发达地区医疗机构床位数变异系数,区域内医疗机构床位数变异系数与中国欠发达地区医疗机构床位数变异系数的绝对值差异不显著,区域间医疗机构床位数变异系数与中国欠发达地区医疗机构床位数变异系数的绝对值差异相对明显。

从不同区域来看,西北地区医疗机构床位数变异系数与西南地区医疗机构床位数变异系数具有各自的变化特征。第一,西北地区医疗机构床位数变异系数变化趋势与中国欠发达地区医疗机构床位数变异系数变化趋势较为一致,2007—2011 年,西北地区医疗机构床位数变异系数大于中国欠发达地区;2012—2016 年,西北地区医疗机构床位数变异系数小于中国欠发达地区。第二,西南地区医疗机构床位数变异系数变化趋势与中国欠发达地区医疗机构床位数变异系数曲线变化趋势有较大的差异,呈不规则趋势变化。第三,2013 年以前,西北地区医疗机构床位数变异系数大于西南地区医疗机构床位数变异系数;2013 年,西南地区和西北地区医疗机构床位数变异系数趋于相同;2014 年以后,西南地区医疗机构床位数变异系数大于西北地区医疗机构床位数变异系数。

2.医疗机构床位数变异系数贡献率实证分析

按照变异系数实证分析模型,对 2007—2016 年中国欠发达地区物力资源指标(医疗机构床位数)的贡献率进行分解,得出医疗机构床位数变异系数贡献率分解结果,如表 7-57 所示。

表 7-57　2007—2016 年中国欠发达地区医疗机构床位数变异系数贡献率分解

(单位:%)

年份 地区	2007	2008	2009	2010	2011	2012	2013	2014	2015	2016
区内	98.29	56.12	62.16	71.41	78.88	86.28	93.19	95.92	98.73	99.70
区间	1.71	43.88	37.84	28.59	21.12	13.72	6.81	4.08	1.27	0.30

续表

年份 地区	2007	2008	2009	2010	2011	2012	2013	2014	2015	2016
西南	5.41	21.66	18.28	20.91	28.43	51.45	59.37	67.63	73.12	79.10
西北	92.88	34.45	43.88	50.50	50.45	34.83	33.82	28.30	25.60	20.60

整体来看,区域内医疗机构床位数变异系数对中国欠发达地区医疗机构床位数变异系数的贡献率和区域间医疗机构床位数变异系数对中国欠发达地区医疗机构床位数变异系数的贡献率表现为在50%基准线反向波动趋势,且区域内医疗机构床位数变异系数对中国欠发达地区医疗机构床位数变异系数的贡献率一直处于50%基准线的上方。由此表明,决定中国欠发达地区医疗机构床位数配置公平性程度的关键因素来自区域内医疗机构床位数配置的公平程度。

从中国欠发达地区医疗机构床位数变异系数分解结构贡献率来看,西北地区医疗机构床位数变异系数对中国欠发达地区医疗机构床位数变异系数的贡献率呈下降趋势,西南地区医疗机构床位数变异系数对中国欠发达地区医疗机构床位数变异系数的贡献率呈上升趋势。由此表明,这段时期是西北地区与西南地区医疗机构床位数变异系数的一个转折点,中国欠发达地区医疗机构床位数变异系数的主要贡献力量由西北地区转移到西南地区。

（二）人力资源变异系数

按照医疗资源配置公平性评价指标结构,人力资源指标包含卫生技术人员数、执业医师数、注册护士数,分别对这三项指标进行变异系数实证研究。

1. 卫生技术人员变异系数实证分析

（1）变异系数实证分析

根据基尼系数实证分析模型,对2007—2016年中国欠发达地区人力资源指标结构中的卫生技术人员数指标进行实证分析,得出卫生技术人员变异基尼系数实证分析结果,如表 7-58 所示。

表 7-58　2007—2016 年中国欠发达地区卫生技术人员数变异系数

年份 地区	2007	2008	2009	2010	2011	2012	2013	2014	2015	2016
西部	0.0429	0.0401	0.0444	0.0328	0.0308	0.0270	0.0202	0.0170	0.0141	0.0141
区间	0.0265	0.0241	0.0269	0.0170	0.0157	0.0123	0.0088	0.0072	0.0055	0.0052
区内	0.0164	0.0160	0.0175	0.0158	0.0151	0.0147	0.0114	0.0098	0.0087	0.0088
西南	0.0110	0.0126	0.0121	0.0160	0.0166	0.0157	0.0091	0.0075	0.0048	0.0032
西北	0.0213	0.0189	0.0222	0.0150	0.0129	0.0131	0.0143	0.0129	0.0142	0.0170

整体来看,2007—2016 年中国欠发达地区卫生技术人员数变异系数呈现先小幅上升后缓慢下降的变化趋势,2009 年卫生技术人员数变异系数达到最高点(0.0444),2016 年卫生技术人员数变异系数达到最低点(0.0141),十年间卫生技术人员数变异系数降幅为 67.13%。区域间卫生技术人员数变异系数变化趋势与中国欠发达地区卫生技术人员数变异系数变化趋势一致,区域内卫生技术人员数变异系数保持在 0.008—0.018 区间范围内波动,区域内卫生技术人员配置的公平程度和区域间卫生技术人员配置的公平程度均优于中国欠发达地区卫生技术人员配置的公平程度。

从不同区域来看,西南地区卫生技术人员数变异系数低于中国欠发达地区卫生技术人员数变异系数,西北地区卫生技术人员数变异系数呈不同变化趋势。2013 年以前,西南地区卫生技术人员数变异系数与西北地区卫生技术人员数变异系数呈交错变动趋势。2013 年以后,西北地区卫生技术人员数变异系数显著上升,西南地区卫生技术人员数变异系数显著回落。

（2）变异系数贡献率实证分析

按照变异系数实证分析模型,对2007—2016年中国欠发达地区人力资源指标结构中的卫生技术人员数指标的贡献率进行分解,得出卫生技术人员数变异系数贡献率分解结果,如表7-59所示。

表7-59 2007—2016年中国欠发达地区卫生技术人员数变异系数贡献率分解

（单位:%）

年份 地区	2007	2008	2009	2010	2011	2012	2013	2014	2015	2016
区内	38.34	39.90	39.48	48.18	48.96	54.48	56.51	57.74	61.42	62.94
区间	61.66	60.10	60.52	51.82	51.04	45.52	43.49	42.26	38.58	37.06
西南	13.39	16.63	14.24	26.59	29.53	32.66	26.03	25.82	20.17	13.50
西北	24.96	23.27	25.24	21.59	19.43	21.82	30.48	31.92	41.25	49.44

整体来看,区域间卫生技术人员数变异系数对中国欠发达地区卫生技术人员数变异系数的贡献率和区域内卫生技术人员数变异系数对中国欠发达地区卫生技术人员数变异系数的贡献率的分布趋同,两者均在37%—63%区间范围内波动。虽然如此,但区域间对中国欠发达地区卫生技术人员数变异系数的贡献率表现为逐步弱化的趋势,而区域内对中国欠发达地区卫生技术人员数变异系数的贡献率表现为逐步强化的趋势。

从中国欠发达地区卫生技术人员数变异系数分解结构贡献率来看,西南地区卫生技术人员数变异系数对中国欠发达地区卫生技术人员数变异系数贡献率呈先升后降的趋势,西北地区卫生技术人员数变异系数对中国欠发达地区卫生技术人员数变异系数贡献率呈先降后升的趋势。由此表明,西南地区卫生技术人员配置对中国欠发达地区卫生技术人员配置影响由强变弱,而西北地区卫生技术人员配置对中国欠发达地区卫生技术人员配置影响由弱变强。

2.执业医师配置变异系数实证分析

(1)变异系数实证分析

根据变异系数实证分析模型,对2007—2016年中国欠发达地区人力资源指标结构中的执业医师数指标进行实证分析,得出执业医师数变异系数实证分析结果,如表7-60所示。

表7-60　2007—2016年中国欠发达地区执业医师数变异系数

年份 地区	2007	2008	2009	2010	2011	2012	2013	2014	2015	2016
西部	0.0468	0.0439	0.0781	0.0346	0.0321	0.0298	0.0264	0.0239	0.0195	0.0159
区间	0.0242	0.0216	0.0368	0.0144	0.0111	0.0099	0.0083	0.0072	0.0063	0.0062
区内	0.0226	0.0223	0.0413	0.0202	0.0210	0.0199	0.0181	0.0167	0.0132	0.0097
西南	0.0119	0.0138	0.0144	0.0148	0.0181	0.0185	0.0162	0.0173	0.0115	0.0075
西北	0.0329	0.0308	0.0636	0.0261	0.0242	0.0212	0.0204	0.0155	0.0154	0.0126

整体来看,2007—2016年中国欠发达地区执业医师数变异系数呈先增后减的变化趋势。2007—2009年为上升通道,到2009年达到最高值0.0781;2010—2016年进入下降通道,到2016年达到最低值0.0159。区域间执业医师数变异系数在0.006—0.037区间波动,区域内执业医师数变异系数在0.009—0.042区间波动,且区域间执业医师数变异系数和区域内执业医师数变异系数均低于中国欠发达地区执业医师数变异系数。由此表明,区域内执业医师配置的公平性与区域间执业医师配置的公平性都要高于中国欠发达地区执业医师配置的公平性。

从中国欠发达地区执业医师数变异系数分解结构来看,西北地区执业医师数变异系数变化趋势与中国欠发达地区执业医师数变异系数变化趋势较为一致,均在2009年出现波峰状态,2016年达到波谷状态。西南地区执业医师数变异系数变化趋势较为平稳,一直在0.007—0.019区间范围内波动,2012

年达到最大值 0.0185,2016 年达到最小值 0.0075。十年间,西北地区执业医师数变异系数除 2014 年外均高于西南地区。由此表明,西南地区执业医师配置的公平程度高于西北地区执业医师配置的公平程度。

（2）变异系数贡献率实证分析

按照变异系数实证分析模型,对 2007—2016 年中国欠发达地区人力资源指标结构中的执业医师数指标的贡献率进行分解,得出执业医师数变异系数贡献率分解结果,如表 7-61 所示。

表 7-61 2007—2016 年中国欠发达地区执业医师数变异系数贡献率分解

（单位:%）

年份 地区	2007	2008	2009	2010	2011	2012	2013	2014	2015	2016
区内	48.25	50.86	52.89	58.44	65.42	66.68	68.68	69.85	67.74	60.80
区间	51.75	49.14	47.11	41.56	34.58	33.32	31.32	30.15	32.26	39.20
西南	13.52	16.93	9.18	23.75	31.91	35.60	35.54	42.47	34.87	27.78
西北	34.73	33.93	43.72	34.69	33.51	31.08	33.14	27.38	32.87	33.02

整体来看,区域内执业医师数变异系数对中国欠发达地区执业医师数变异系数的贡献率与区域间执业医师数变异系数对中国欠发达地区执业医师数变异系数的贡献率呈相反变化趋势。区域内执业医师数变异系数对中国欠发达地区执业医师数变异系数贡献率基本处于 50% 基准线的上方,而区域间和区域内执业医师数变异系数对中国欠发达地区执业医师数变异系数的贡献率绝大部分时间处于 50% 基准线下方。由此表明,区域内和区域间执业医师配置的公平程度对中国欠发达地区执业医师配置的总公平程度贡献力量比例约为 3 : 2。

从中国欠发达地区执业医师数变异系数分解结构贡献率来看,西南地区执业医师数变异系数对中国欠发达地区执业医师数变异系数的贡献率呈波浪式上升趋势,西北地区执业医师数变异系数对中国欠发达地区执业医师数变异系数的贡献率在30%—40%范围内平稳波动。2010年以前,西南地区执业医师数变异系数对中国欠发达地区执业医师数变异系数的贡献率与西北地区执业医师数变异系数对中国欠发达地区执业医师数变异系数的贡献率差距较大(10%以上);2011年以后,西南地区执业医师数变异系数对中国欠发达地区执业医师数变异系数的贡献率与西北地区执业医师数变异系数对中国欠发达地区执业医师数变异系数的贡献率差距基本缩小在5%以内。

3.注册护士配置变异系数实证分析

(1)变异系数实证分析

根据基尼系数实证分析模型,对2007—2016年中国欠发达地区人力资源指标结构中的注册护士数指标进行实证分析,得出注册护士数基尼系数实证分析结果,如表7-62所示。

表7-62 2007—2016年中国欠发达地区注册护士数变异系数

年份 地区	2007	2008	2009	2010	2011	2012	2013	2014	2015	2016
西部	0.0498	0.0469	0.0427	0.0386	0.0372	0.0317	0.0235	0.0183	0.0151	0.0143
区间	0.0220	0.0213	0.0191	0.0134	0.0133	0.0089	0.0062	0.0041	0.0022	0.0016
区内	0.0278	0.0256	0.0236	0.0253	0.0240	0.0228	0.0173	0.0143	0.0129	0.0127
西南	0.0170	0.0174	0.0139	0.0206	0.0214	0.0209	0.0130	0.0109	0.0085	0.0061
西北	0.0384	0.0336	0.0338	0.0302	0.0264	0.0250	0.0232	0.0192	0.0200	0.0236

整体来看,2007—2016年中国欠发达地区注册护士数变异系数呈下降趋势。2007年中国欠发达地区注册护士数变异系数达到最高点0.0498,2016年中国欠发达地区注册护士数变异系数达到最低点0.0143,且区域间注册护士数变异系数和区域内注册护士数变异系数均小于中国欠发达地区注册护士数变异系数。

从中国欠发达地区注册护士数变异系数分解结构来看,西北地区注册护士数变异系数的变化与中国欠发达地区注册护士数变异系数的变化比较一致,均呈缓慢降低趋势。2007—2016年,西南地区注册护士数变异系数均低于中国欠发达地区注册护士数变异系数,也低于西北地区注册护士数变异系数。由此表明,十年间西南地区注册护士配置的公平程度最高,不仅高于中国欠发达地区,也高于西北地区。

（2）变异系数贡献率实证分析

按照变异系数实证分析模型,对2007—2016年中国欠发达地区人力资源指标结构中的注册护士数指标的贡献率进行分解,得出注册护士数变异系数贡献率分解结果,如表7-63所示。

表7-63　2007—2016年中国欠发达地区注册护士数变异系数贡献率分解

（单位:%）

年份 地区	2007	2008	2009	2010	2011	2012	2013	2014	2015	2016
区内	55.78	54.63	55.29	65.38	64.38	71.89	73.46	77.90	85.30	88.53
区间	44.22	45.37	44.71	34.62	35.62	28.11	26.54	22.10	14.70	11.47
西南	18.28	19.96	17.74	29.85	32.19	37.90	32.55	36.04	34.65	26.54
西北	37.49	34.67	37.55	35.54	32.20	33.99	40.91	41.86	50.65	62.00

整体来看,2009年是中国欠发达地区注册护士数变异系数贡献率变化的一个重要节点。2007—2009年,区域间注册护士数变异系数对中国欠发达地区注册护士数变异系数的贡献率在45%左右,区域内注册护士数变异系数对中国欠发达地区注册护士数变异系数的贡献率在55%左右;到2010年以后,区域间注册护士数变异系数对中国欠发达地区注册护士数变异系数的贡献率和区域内注册护士数变异系数对中国欠发达地区注册护士数变异系数的贡献率呈反向变化趋势。

从区域内注册护士数变异系数分解结构贡献率来看,西南地区注册护士数变异系数对中国欠发达地区注册护士数变异系数的贡献率一直保持在17%—38%范围内波动,西北地区注册护士数变异系数对中国欠发达地区注册护士数变异系数的贡献率呈缓慢上升的态势。西北地区注册护士数变异系数对中国欠发达地区注册护士数变异系数的贡献率除2012年外均高于西南地区。

(三)财力资源变异系数

按照医疗资源配置公平性评价指标结构,财力资源指标包含财政补助收入和财政专项支出,分别对这两项指标进行变异系数实证研究。

1. 财政补助收入变异系数实证分析

(1)变异系数实证分析

根据基尼系数实证分析模型,对2007—2016年中国欠发达地区财力资源指标结构中的财政补助收入指标进行实证分析,得出财政补助收入基尼系数实证分析结果,如表7-64所示。

表7-64　2007—2016年中国欠发达地区财政补助收入变异系数

年份 地区	2007	2008	2009	2010	2011	2012	2013	2014	2015	2016
西部	0.7029	0.1917	0.1734	0.1455	0.1107	0.0955	0.0726	0.0816	0.0681	0.0578
区间	0.1623	0.0744	0.0837	0.0785	0.0447	0.0416	0.0381	0.0476	0.0362	0.0278
区内	0.5406	0.1172	0.0897	0.0671	0.0660	0.0539	0.0345	0.0341	0.0319	0.0300
西南	0.6940	0.0977	0.0760	0.0275	0.0304	0.0276	0.0070	0.0169	0.0154	0.0150
西北	0.3692	0.1169	0.0871	0.0848	0.0909	0.0728	0.0568	0.0454	0.0448	0.0435

整体来看,2007—2016年中国欠发达地区财政补助收入变异系数呈先快速下降后缓慢下降的变化趋势。2007年,中国欠发达地区财政补助收入变异

系为 0.7029,说明中国欠发达地区财政补助收入配置极不公平;到 2008 年,中国欠发达地区财政补助收入变异系数快速下降到 0.1917,降幅高达 72.73%;2009—2016 年,中国欠发达地区财政补助收入变异系数逐年小幅度降低,年平均降幅为 10%—20%。区域间财政补助收入变异系数和区域内财政补助收入变异系数均低于中国欠发达地区财政补助收入变异系数,区域间财政补助收入变异系数十年降幅为 82.87%,区域内财政补助收入变异系数十年降幅为 94.45%。

从中国欠发达地区财政补助收入变异系数分解结构来看,西南地区财政补助收入变异系数从 2007 年的 0.694 降低到 2016 年的 0.015,西北地区财政补助收入变异系数从 2007 年的 0.3692 降低到 2016 年的 0.0435。由此表明,西南地区财政补助收入配置的公平性程度要显著高于西北地区。

(2)变异系数贡献率实证分析

按照变异系数实证分析模型,对 2007—2016 年中国欠发达地区财力资源指标结构中的财政补助收入指标的贡献率进行分解,得出财政补助收入变异系数贡献率分解结果,如表 7-65 所示。

表 7-65　2007—2016 年中国欠发达地区财政补助收入变异系数贡献率分解

(单位:%)

年份 地区	2007	2008	2009	2010	2011	2012	2013	2014	2015	2016
区内	76.91	61.16	51.72	46.09	59.62	56.45	47.49	41.73	46.82	51.94
区间	23.09	38.84	48.28	53.91	40.38	43.55	52.51	58.27	53.18	48.06
西南	33.88	22.25	18.56	8.02	13.11	13.98	4.75	9.80	11.20	13.36
西北	43.02	38.91	33.16	38.07	46.50	42.47	42.74	31.94	35.62	38.57

整体来看,中国欠发达地区财政补助收入变异系数分解结构贡献率在 50% 的基准线上下徘徊。2007—2009 年,区域间财政补助收入变异系数对中

国欠发达地区财政补助收入变异系数的贡献率和区域内财政补助收入变异系数对中国欠发达地区财政补助收入变异系数的贡献率均逐渐向 50% 的基准线聚集;2010—2016 年,区域间财政补助收入变异系数对中国欠发达地区财政补助收入变异系数的贡献率曲线和区域内财政补助收入变异系数对中国欠发达地区财政补助收入变异系数的贡献率曲线围绕 50% 的基准线进行上下交互波动,波动带范围为 40%—60%。

从区域内财政补助收入变异系数分解结构贡献率来看,西南地区财政补助收入变异系数对中国欠发达地区财政补助收入变异系数的贡献率呈逐年降低趋势,西北财政补助收入变异系数对中国欠发达地区财政补助收入变异系数的贡献率一直保持在 31%—47% 区间范围内波动,且西南地区财政补助收入变异系数对中国欠发达地区财政补助收入变异系数的贡献率要低于西北地区财政补助收入变异系数对中国欠发达地区财政补助收入变异系数的贡献率。

2. 财政专项支出变异系数实证分析

(1)变异系数实证分析

根据基尼系数实证分析模型,对 2007—2016 年中国欠发达地区财力资源指标结构中的财政专项支出指标进行实证分析,得出财政专项支出基尼系数实证分析结果,如表 7-66 所示。

表 7-66　2007—2016 年中国欠发达地区财政专项支出变异系数

年份\地区	2007	2008	2009	2010	2011	2012	2013	2014	2015	2016
西部	0.3993	0.1808	0.1182	0.0703	0.1049	0.1008	0.0727	0.0818	0.0548	0.0576
区间	0.0655	0.0196	0.0054	0.0058	0.0219	0.0121	0.0226	0.0165	0.0132	0.0108
区内	0.3338	0.1612	0.1129	0.0645	0.0830	0.0887	0.0501	0.0653	0.0416	0.0468
西南	0.4001	0.1689	0.1184	0.0584	0.0451	0.0729	0.0578	0.0627	0.0371	0.0300
西北	0.2499	0.1458	0.1032	0.0725	0.1202	0.1062	0.0397	0.0661	0.0459	0.0671

整体来看,中国欠发达地区财政专项支出变异系数的变动趋势十分显著。2007—2010 年,中国欠发达地区财政专项支出变异系数由 0.3993 迅猛降低到 0.0703,降幅高达 83.39%;2011—2012 年,中国欠发达地区财政专项支出变异系数稍有回升;2013—2016 年,中国欠发达地区财政专项支出变异系数来回波动。区域内财政专项支出变异系数与中国欠发达地区财政专项支出变异系数的变化趋势一致,区域间财政专项支出的变异系数一直保持在 0—0.07 区间范围内波动,且区域内财政专项支出变异系数均大于区域间财政专项支出变异系数。由此表明,区域间财政专项支出的公平性要高于区域内财政专项支出的公平性,且区域间财政专项支出配置的公平性一直相对稳定。

从中国欠发达地区财政专项支出变异系数分解结构来看,西南地区财政专项支出变异系数仅在 2007 年、2009 年略超出中国欠发达地区专项支出变异系数,西北地区财政专项支出变异系数在 2010 年、2011 年、2012 年和 2016 年均超过中国欠发达地区专项支出变异系数。由此表明,西南地区财政专项支出的公平程度要高于西北地区财政专项支出的公平程度,且这种不平衡性有逐渐扩大趋势。

(2)变异系数贡献率实证分析

按照变异系数实证分析模型,对 2007—2016 年中国欠发达地区财力资源指标结构中的财政专项支出指标的贡献率进行分解,得出财政专项支出变异系数贡献率分解结果,如表 7-67 所示。

表 7-67　2007—2016 年中国欠发达地区财政专项支出变异系数贡献率分解

(单位:%)

地区 \ 年份	2007	2008	2009	2010	2011	2012	2013	2014	2015	2016
区内	83.60	89.16	95.45	91.77	79.12	88.03	68.95	79.87	75.96	81.19
区间	16.40	10.84	4.55	8.23	20.88	11.97	31.05	20.13	24.04	18.81

续表

年份 地区	2007	2008	2009	2010	2011	2012	2013	2014	2015	2016
西南	45.04	50.73	60.14	49.26	22.82	40.73	42.00	41.94	37.83	29.61
西北	38.56	38.43	35.31	42.51	56.30	47.29	26.94	37.93	38.13	51.58

整体来看,区域内财政专项支出系数对中国欠发达地区财政专项支出系数的贡献率一直在75%—96%的高位区间,区域间财政专项支出系数对中国欠发达地区财政专项支出系数的贡献率一直在4%—32%的低位区间。由此表明,区域内财政专项支出的合理性与优化配置情况是影响中国欠发达地区财政专项支出公平程度的主导力量。

从区域内财政专项支出变异系数分解结构贡献率来看,西南地区财政专项支出系数对中国欠发达地区财政专项支出系数的贡献率与西北地区财政专项支出系数对中国欠发达地区财政专项支出系数的贡献率呈相反的变化趋势。

三、变异系数实证研究结果及解释

(一)总体变化趋势

基于变异系数实证分析模型对2007—2016年中国欠发达地区医疗资源配置公平性实证分析结果,可以得出四个方面的结论:第一,医疗资源配置公平性指标结构中的六项具体指标公平程度呈"L"形、"三角"形和"斜线"形三种形式。医疗机构床位数、财政补助收入和财政专项支出三项指标呈"L"形变化趋势,卫生技术人员数和执业医师数两项指标呈"三角"形变化趋势,注册护士数指标呈"斜线"形变化趋势。第二,医疗资源配置公平性指标结构中的六项具体指标公平程度也存在较大差异性。六项具体指标按照公平程度由高到低的顺序为:医疗机构床位数>卫生技术人员数>注册护士数>执业医师数>财政专项支出>财政补助收入。第三,按照指标树形结构,物力资源配置公平性等级为A(公平程度最高),人力资源配置公平性等级为C,财力资源配置公平性等级为D(公平程度最低)。第四,十年间,医疗资源配置公平性指标结构中的六项具体指标公平程度的改善速度由快到慢的顺序为:财政补助收入指标(91.78%)>医疗机构床位数指标(90.4%)>财政专项支出指标(85.57%)>卫生技术人员数指标(67.13%)>执业医师数指标(66.03%)>注册护士数指标(17.07%),可以看出人力资源的公平性在医疗资源配置中的改善难度最大。基于变异系数的医疗卫生指标公平程度排序,如表7-68所示。

表7-68　基于变异系数的医疗卫生指标公平程度排序

地区	人均医疗卫生机构床位数	卫生技术人员数	执业医师数	注册护士数	财政补助收入	财政专项支出
西部	A	B	D	C	F	E
区间	A	C	D	B	F	E
区内	C	A	B	D	E	F
西南	D	A	C	B	E	F
西北	A	C	B	D	E	F
等级	A	C			D	

注:公平性由高到低排序,A表示公平性最高,F表示公平性最低;综合公平程度等级由A、B、C表示,A表示综合公平程度最高,B次之,C最低。

(二) 区域间与区域内医疗资源配置的公平性

基于变异系数模型对2007—2016年中国欠发达地区医疗资源配置公平性分解实证分析结果,可以得出两个方面的结论:第一,医疗资源配置公平性指标结构中的六项具体指标,表现为区域间医疗资源配置的公平性和区域内医疗资源配置的公平性均高于中国欠发达地区,且区域间医疗资源配置公平性高于区域内。第二,在西南地区和西北地区医疗资源配置公平性实证分析中,仅有医疗机构床位数指标表现为西南地区配置的公平性低于中国欠发达地区,其余五项指标均表现为西南地区配置的公平性高于中国欠发达地区。基于变异系数医疗资源指标公平程度对比分析表,如表7-69所示。

表7-69　基于变异系数医疗资源指标公平程度对比分析表

地区	人均医疗卫生机构床位数	卫生技术人员数	执业医师数	注册护士数	财政补助收入	财政专项支出
区间与西部	>	>	>	>	>	>
区内与西部	>	>	>	>	>	>
区间与区内	>	>	>	>	>	>
西南与西部	<	>	>	>	>	>
西北与西部	>	<	>	<	>	<
西南与西北	<	>	>	>	>	>

注:">"表示前面项的公平程度大于后面项的公平程度,"<"表示前面项的公平程度小于后面项的公平程度。

(三) 变异系数分解贡献率

基于变异系数模型对2007—2016年中国欠发达地区医疗资源配置公平性贡献率实证分析结果,可以得出两个方面的结论:第一,区域内医疗资源配置的公平性对中国欠发达地区医疗资源配置公平性的贡献强于区域间医疗资源配置的公平性对中国欠发达地区医疗资源配置公平性的贡献,且区域内医疗资源配置的公平性对中国欠发达地区医疗资源配置公平性的贡献率在60%以上。第二,西北地区医疗资源配置的公平性对中国欠发达地区医疗资源配置公平性的贡献强于西南地区医疗资源配置的公平性对中国欠发达地区医疗资源配置公平性的贡献。

第八章　实证研究Ⅴ:效率分析

　　"效率"是经济学理论中被高频使用的术语,不同研究领域对"效率"有着不同的内涵界定,"效率"可以理解为"使用有限的资源实现系统产出最大化"①。这一解释包含了三层含义:(1)资源不存在浪费。(2)生产成本最小。(3)有效的产出。著名经济学家保罗·萨缪尔森(Paul Samuelson)和威廉·诺德豪斯(William Nordhaus)认为,效率是指最有效地使用社会资源以满足人类的愿望和需要。②

　　从经济理论来看,效率体现的是经济上的投入与产出、成本与收益之间的比例关系,利用尽可能少的生产要素创造出尽可能多的产品。从福利经济学的角度来看,"效率"就是在技术水平和资源存量保持不变的条件下,通过资源优化配置和有效利用,为社会提供最大福利。因此,可以这样来理解经济学的"效率",即通过对资源的优化配置和合理使用,最大程度地增加社会总财富,最大限度地满足社会总需求,获得最高的投入产出比。由此看出,效率决定着经济社会发展的速度与方向,效率也决定着人的行为的合理性。

　　对于医疗资源配置效率而言,表现为医疗资源在不同医疗机构(或医疗

---

　　①　Stephen Palmer, David J., "Difinitions of Eciency", *The British Medical Journal*, Vol. 177, No.318, 1999, pp.1136-1139.

　　②　萨缪尔森、诺德豪斯:《经济学》,于健译,人民邮电出版社 2013 年版,第 147 页。

服务项目)之间的合理分配,从而在一定经济资源和技术资源条件下获得最大的健康产出。具体而言,医疗资源配置效率主要体现在两方面:(1)筹资方面,全社会应该筹集多少经济资源来提供各种医疗服务,满足居民对健康的基本需求,从而提高全社会健康水平。(2)福利方面,在保持对医疗卫生事业经济资源投入比重不变的前提下,对医疗资源进行优化配置,使医疗资源配置达到帕累托最优状态。医疗资源配置效率是衡量医疗卫生事业发展的重要标准之一。一般而言,医疗资源配置效率的调节,主要是通过政府对分配机制的改革创新来实现合理化分配。

第一节 医疗资源配置效率判别标准与研究方法

一、判别标准

(一) 帕累托最优标准

帕累托最优状态,指的是资源在某种配置状态下,如果不使其他人的福利减少,就不可能由重新组合生产和分配来使一个人或多个人的福利增加;或者说,增加某个人的福利必须以减少其他人的福利为代价,那么这种配置就已达到了帕累托最优状态或最适度状态。在这种状态下,福利经济学认为资源配置十分有效。然而,现实情况是,医疗资源配置过程中情况比较复杂,影响因素十分多,且这些影响因素具有动态特征(即时刻发生着变化)。在研究过程中,尽量按照帕累托最优标准来衡量医疗资源配置的效率性。

(二) 效率最大化标准

根据"投入—产出"理论,资源配置的效率是指最有效地使用社会资源满足人类的需要,以最低的成本获得最大的收益。医疗资源配置的效率,主要从两个具体问题来研究:一是全社会应该投入多少资源来保障公众的健康水平? 必须明确国家财政对医疗卫生事业发展的投入比重,以及全社会医疗卫生产品的供给与需求。二是在医疗资源投入既定条件下,如何实现医疗资源的内部帕累托最优? 鉴于医疗资源的特殊性,应该选择能达到预期目标且成本最低的配置方式,将经济学一般均衡论中的"成本—收益"转换为资源配置的"成本—效益"来进行衡量。

二、研究方法

(一) 理论界常用的研究方法

关于医疗卫生系统配置效率问题,国内外理论界从不同领域采用不同方法展开系统研究。其中,最具代表性的研究方法为美国"供给学派经济学之父"马丁·费尔德斯坦(Martin Feldstein)的计量分析模型,模型运用计量经济学的二阶最小二乘法估算出医疗机构的生产函数和医疗卫生工作人员收入、医疗资源效率等经济变量,费尔德斯坦的研究思路为后来的随机前沿分析(SFA)在医疗卫生投入与产出研究中产生了极为重要的影响。1991 年,美国经济学家迪特曼(D.Dittman)尝试首次运用数据包络分析(Data envelopment a-nalysis,DEA)研究医疗机构的资源效率同地区劳动力市场、医疗服务机构间的竞争,以及医疗机构服务区域内居民的健康情况。随后,理论界逐步认可数据包络分析对医疗资源配置的研究,并在早期的数据包络分析上进行了创新。

(二) 研究方法的选择

鉴于研究的可靠性与前沿性,关于医疗卫生系统效率的研究,主要采用数据包络分析法及其演化方法来分析。

1978年,美国著名运筹学家查恩斯(A.Charnes)、库伯(W.W.Cooper)和罗兹(E.Rhodes)提出了数据包络分析的方法,用于评价部门间的相对有效性。数据包络分析方法是以相对效率概念为基础的一种效率评价方法,由评价单元、评价指标、数学模型三部分构成。

数据包络分析采用线性规划方法构造出一个非参数阻断线性的包络面(又称为"前沿面"),将数据包络起来,根据包络面来测算决策单元(Decision Making Unit,DMU)的效率。

数据包络分析是分析评价医疗资源投入和医疗服务产出效率的常用方法,政府决策部门经常用数据包络分析进行医疗资源配置效率的测算,从而作出科学合理的决策。运用数据包络分析的不同模型对医疗资源配置规模的有效性、技术的有效性和总体的有效性进行量化评价,进一步判断医疗资源配置效率的科学性与合理性。与其他研究方法相比,数据包络分析的优点在于只需要"多指标投入—多指标产出"规模效率分析就能够测量规模无效单位改进方向和程度,不需要通过传统的生产函数来测算。正是由于数据包络分析通过"多指标投入—多指标产出"规模效率分析同类单位的相对效率的优势,适用于对医疗资源配置效率的研究。

(三) 基于数据包络分析研究医疗资源配置效率的思路

1. 总体思路

由数据包络分析的基本原理可知,数据包络分析的研究对象是决策单元。根据决策单元的含义和基本特征,可将中国医疗资源视为医疗资源决策单元,医疗资源决策单元具有特定的输入和输出,医疗资源配置过程其实也是一个输入转化为输出的过程,运用数据包络分析来研究医疗资源配置效率能够在很大程度上为医疗资源均衡配置提供理论支撑。研究思路如图8-1所示。

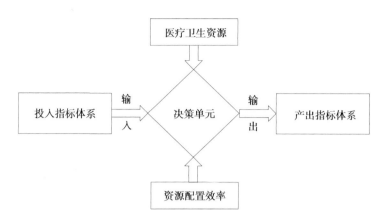

图 8-1　数据包络分析研究医疗资源配置效率的总体思路

2.具体步骤

一般而言,数据包络分析主要是按照五个步骤进行,具体如下:

第一步:确定评价目标。

数据包络分析的基本功能是评价具体决策单元的效率问题,需要通过构建输入和输出指标体系来进行测算。运用数据包络分析对医疗资源配置效率进行研究,其目标可以解释为:医疗资源配置效率高,就可以说明决策单元能够用相对较少的医疗资源输入获得相对较多的医疗服务产出。

第二步:选择决策单元。

在运用数据包络分析法进行分析的过程中,确定参考集是关键(即决策单元的选择)。从技术和经验层面来看,数据包络分析对决策单元的个数有一定的要求和限制:(1)参考集中决策单元应具有可比性和同类型的特征。这个要求指出参考集中的决策单元的输入指标、输出指标、外部环境要具有一致性。(2)参考集中决策单元的个数不少于输入输出指标总数的 2 倍。就医疗资源配置效率而言,区域间横向比较,选择同一时点中国欠发达地区 12 个省份的医疗资源配置状况作为决策单元,符合决策单元的选择标准。

第三步:建立输入输出指标体系。

输入指标和输出指标是数据包络分析的核心,在构建输入指标体系和输出指标体系时,要遵循三个原则:(1)指标体系必须能够充分反映研究目的和内容。(2)避免输入集和输出集内部指标之间的强线性关系。(3)尽可能考虑多指标体系。本书中医疗资源配置的输入指标体系主要涵盖了物力资源投入、人力资源投入和财力资源投入三个方面,输出指标体系也考虑了医疗卫生产出规模和产出效率两个方面。

第四步:选择数据包络分析模型。

随着数据包络分析研究方法的成熟,理论层面衍生出多种数据包络分析模型。对于医疗资源配置效率的研究,主要采用医疗卫生领域中运用得相对成熟的C^2R模型、BC^2模型、复合数据包络分析模型和数据包络分析最优分割模型。

第五步:实证分析。

通过统计软件对研究对象展开实证分析,主要包括基础数据的收集与整理、数据包络分析模型求解、评价结果检验。根据数据包络分析结果,对实际问题进行验证是数据包络分析中的重要环节,必须将研究对象背景情况、发展趋势、阶段性矛盾等内容结合起来,充分听取具有学科背景、专业知识、实践经验的专家学者意见,最后对医疗资源配置的效率作出科学客观的判断。对于判断结果的运用,应该注意两个方面:(1)如果实证分析结果通过实践检验,就能够直接为决策者提供有效信息。(2)一旦实证分析结果不能通过实践检验,则需要重新审视指标体系的结构,或者重新选择分析模型。

第六步:得出评价结论。

根据数据包络分析模型求解结果,就可以得到数据包络分析的有效性、相对规模收益情况、相对有效性生产前沿面及决策单元在其上的投影、决策单元的相对有效性与各输入(输出)指标之间的关系、不同指标对决策单元的影响。根据这些信息,结合医疗资源配置的历史背景和现实情况,就能够准确找到影响医疗资源配置的核心因素。

第二节 指标系统与数据结构

一、数据包络分析对输入输出指标系统的总体要求

(一) 决策单元指标数量的最优选择

根据数据包络分析基本原理,可以看出数据包络分析为非参数前沿分析。相对于参数方法而言,数据包络分析法对决策单元的指标个数要求相对较少,但决策单元数量过少也会导致分析出现误差(诸如出现大部分甚至全部决策单元均有效的情况),从而影响最终的决策行为。一般而言,数据包络分析过程中对决策单元个数的要求是不少于输入和输出指标数量的乘积,同时决策单元个数还应该不少于输入和输出指标总量的3倍。[①] 设定数据包络分析模型中的决策单元个数为 n,输入指标数量为 m,输出指标个数为 s,n 必须满足如下条件:

$$n > \max\{m \times n, 3 \times (m + s)\} \tag{8-1}$$

(二) 决策单元指标数量的最优选择

由于中国欠发达地区共有12个省(自治区、直辖市),根据数据包络分析对输入输出指标结构的总体要求,输入输出指标应该在9项以内比较合适。同时,在构建医疗资源配置的输入指标体系与输出指标体系时,指标结构应充分反映医疗资源配置的基本信息,并具有一定的代表性、确定性和独立性,还要能够充分反映医疗资源配置中的物力资源、人力资源、财力资源的投入及医疗服务的产出。

[①] 成刚:《数据包络分析方法与 MaxDEA 软件》,知识产权出版社 2014 年版,第85页。

二、输入输出数据结构

（一）输入数据结构

医疗资源配置的输入系统，指的是全社会为医疗机构正常运转所投入的资源总和。按照经济学理论，投入要素分为物力资源投入、人力资源投入和财力资源投入三类，具体涵盖医疗机构数量、床位情况、医疗技术人员、医疗设备、医疗经费投入等方面。因此，医疗资源配置的输入指标结构也按照物力资源投入、人力资源投入和财力资源投入三类进行设置。

按照决策单元指标数量最优选择标准，考虑到数据可获得性，医疗资源输入系统数据结构确定为五项：医疗机构总数、医疗机构床位总数、医疗人员总数、卫生总费用、财政医疗卫生支出（见表8-1）。

表8-1　医疗资源配置输入数据结构

结构		指标名称	单位	指标解释
输入系统	X_1	医疗机构总数	个	衡量医疗卫生物力资源投入情况
	X_2	医疗机构床位总数	张	衡量医疗卫生物力资源投入情况
	X_3	医疗卫生人员总数	万人	衡量医疗卫生人力资源投入情况
	X_4	卫生总费用	亿元	衡量医疗卫生财力资源投入情况
	X_5	财政医疗卫生支出	亿元	衡量医疗卫生财力资源投入情况

（二）输出数据结构

医疗卫生事业的输出系统，指的是医疗系统向社会提供的医疗服务、疾病预防、健康管理等所有产出的综合收益。按照经济学理论，产出包含产出规模、产出能力和产出效率，具体涵盖接收住院人数、诊疗范围、病床使用情况等方面。因此，医疗资源输出数据的选取按照确保医疗机构高效运转、满足医疗机构的经济效益、社会健康产出的最大效益三个基本原则来进行设定。

按照决策单元指标数量最优选择的标准,考虑到数据的可获得性,医疗资源输出数据指标结构确定为4项:住院人数、诊疗人次、病床使用率、孕产妇死亡率(见表8-2)。

表8-2　医疗资源配置输出数据结构

结构	指标名称		单位	指标解释
输出系统	Y_1	住院人数	万人	衡量医疗卫生产出规模
	Y_2	诊疗人次	万人	衡量医疗卫生产出能力
	Y_3	病床使用率	%	衡量医疗卫生产出效率
	Y_4	孕产妇死亡率	1/10万	衡量医疗卫生产出效率

三、输入输出系统原始数据变化趋势

为了直观显示中国欠发达地区12个省份医疗资源配置输入系统与输出系统的变化趋势,针对2007—2016年输入系统与输出系统的9项指标数据进行描述性分析。

(一) 输入系统数据结构变化趋势

1.医疗机构总数

从输入系统指标医疗机构总数的变化趋势来看,十年间中国欠发达地区12个省份的总体趋势为正向增长。根据数据变化趋势可以看出,在2009年这个时间节点上医疗机构总数呈显著快速增长趋势。2009年之前,各个地区的医疗机构总数处于较低的水平,自2009年开始出现井喷式增长趋势。出现这一现象的主要原因是国家在2009年3月17日出台了《中共中央　国务院关于深化医药卫生体制改革的意见》,第三轮医疗卫生体制改革正式启动,国家对医疗卫生基础设施建设的投入逐步增加,最直接的体现就是医疗机构总数的变化。输入系统指标医疗机构总数变化趋势,如表8-3所示。

表 8-3　医疗机构总数变化趋势　　　　　（单位：个）

年份 地区	2007	2008	2009	2010	2011	2012	2013	2014	2015	2016
内蒙古	9076	6293	10060	21380	5956	9693	1322	9708	12024	1619
重庆	7162	6265	10427	20738	5848	9249	1326	8812	10534	1582
广西	22677	16497	32355	72914	24707	22365	4959	33928	25299	5959
四川	22565	17495	32741	74285	25420	22888	4960	35696	26673	5781
贵州	22908	17650	34026	75815	25943	23248	6602	36396	26632	5887
云南	23046	17961	34152	76557	27404	23395	6660	36271	26401	5948
西藏	23257	18926	33943	80037	29177	24264	6725	37137	26697	6020
陕西	23426	18767	34667	81070	28995	24281	6795	37247	27916	6241
甘肃	23886	19806	34439	80109	28712	24181	6814	37030	27799	6223
青海	24002	19933	34253	79513	28017	24234	6835	36598	28197	6291
宁夏	9076	6293	10060	21380	5956	9693	1322	9708	12024	1619
新疆	7162	6265	10427	20738	5848	9249	1326	8812	10534	1582

2.医疗机构床位总数

从输入系统指标医疗机构床位总数的变化趋势来看，十年间中国欠发达地区 12 个省份的总体趋势为正向增长，增长的速度相对较平稳。输入系统医疗机构床位总数变化趋势，如表 8-4 所示。

表 8-4　医疗机构床位总数变化趋势　　　　　（单位：张）

年份 地区	2007	2008	2009	2010	2011	2012	2013	2014	2015	2016
内蒙古	73900	74635	105223	214512	79150	119038	6750	117851	70290	16050
重庆	81068	81950	118365	243746	83103	127560	8720	125189	76581	17352
广西	87390	92709	131569	275085	97527	140187	8502	134431	81520	19223
四川	93350	103624	143695	301227	105277	157143	8838	142334	90410	20451
贵州	100633	115627	152039	334663	117534	173434	9592	153847	94907	23117

续表

年份 地区	2007	2008	2009	2010	2011	2012	2013	2014	2015	2016
云南	110788	130813	168691	390147	139211	194707	8352	169230	112296	26018
西藏	120065	147436	187216	426635	166724	210125	11003	185139	116064	29529
陕西	129011	160579	201600	459596	182189	224899	11929	199372	122412	33007
甘肃	133889	176549	214485	488755	196422	237597	14013	211885	127743	34546
青海	139236	190850	224471	519205	210279	253555	14456	225400	134346	34749
宁夏	73900	74635	105223	214512	79150	119038	6750	117851	70290	16050
新疆	81068	81950	118365	243746	83103	127560	8720	125189	76581	17352

3. 医疗卫生人员总数

从输入系统指标医疗卫生人员总数的变化趋势来看，十年间中国欠发达地区 12 个省份的总体趋势为正向增长。根据数据变化趋势可以看出，2010年和 2013 年是两个分界点，2010 年之后医疗卫生人员总数的增速明显放缓，2013 年增速进一步放缓。输入系统医疗卫生人员总数变化趋势，如表 8-5所示。

表 8-5　医疗卫生人员总数变化趋势　　　　　　　　（单位：万人）

年份 地区	2007	2008	2009	2010	2011	2012	2013	2014	2015	2016
内蒙古	12.62	10.36	17.84	31.14	10.11	14.94	1.02	17.77	10.18	2.39
重庆	13.12	10.90	19.02	32.45	10.60	15.19	1.17	18.35	10.42	2.56
广西	17.77	14.60	24.56	43.78	14.39	19.68	1.60	24.54	12.64	3.44
四川	16.89	16.01	26.61	46.71	15.42	20.77	1.67	26.01	13.75	3.52
贵州	17.52	17.08	28.35	50.57	16.91	21.53	2.22	27.55	14.57	3.88
云南	18.39	18.41	30.38	54.90	19.11	23.34	2.16	29.38	15.19	4.08
西藏	19.60	19.77	33.48	59.60	22.16	26.55	2.47	32.19	16.07	4.47
陕西	20.30	21.05	35.76	62.69	23.75	28.28	2.65	33.63	17.90	4.64

续表

年份 地区	2007	2008	2009	2010	2011	2012	2013	2014	2015	2016
甘肃	21.25	22.71	37.48	64.65	25.91	30.46	2.91	34.99	18.14	4.84
青海	22.11	24.28	39.06	67.04	27.74	32.98	2.92	37.26	18.68	4.97
宁夏	12.62	10.36	17.84	31.14	10.11	14.94	1.02	17.77	10.18	2.39
新疆	13.12	10.90	19.02	32.45	10.60	15.19	1.17	18.35	10.42	2.56

4.卫生总费用

从输入系统指标卫生总费用的变化趋势来看,十年间中国欠发达地区 12 个省份的总体趋势为正向增长。输入系统卫生总费用变化趋势,如表 8-6 所示。

表 8-6　卫生总费用变化趋势　　　　　　　　　　（单位:亿元）

年份 地区	2007	2008	2009	2010	2011	2012	2013	2014	2015	2016
内蒙古	175.64	187.20	265.72	463.93	175.05	271.12	30.71	232.53	181.11	109.92
重庆	197.61	223.47	306.15	546.86	139.09	345.84	19.26	290.56	188.37	52.12
广西	274.19	269.80	368.17	679.82	175.80	377.81	25.70	355.65	239.69	65.79
四川	297.14	333.81	444.22	823.71	214.09	465.73	23.62	391.94	215.22	72.77
贵州	353.80	426.74	530.29	1026.26	264.82	545.86	27.31	459.22	267.67	73.22
云南	400.17	443.29	560.81	1172.13	339.42	602.51	22.62	499.32	300.95	79.01
西藏	466.98	532.33	683.87	1403.06	422.21	728.26	34.61	611.75	344.39	96.84
陕西	544.83	633.43	784.21	1670.22	540.29	847.20	52.03	704.67	401.68	120.11
甘肃	619.24	763.81	896.12	1874.67	667.21	957.52	59.29	841.22	460.03	147.29
青海	700.90	906.60	1024.88	2123.90	766.90	1109.01	69.33	984.94	535.59	189.63
宁夏	175.64	187.20	265.72	463.93	175.05	271.12	30.71	232.53	181.11	109.92
新疆	197.61	223.47	306.15	546.86	139.09	345.84	19.26	290.56	188.37	52.12

5.财政医疗卫生支出

从输入系统指标财政医疗卫生支出的变化趋势来看,十年间中国欠发达地区 12 个省份总体趋势为正向增长。但是,在 2012—2013 年出现了整体性下降的现象。究其原因,主要是受欧洲债务危机和国内需求不足的共同影响,财政遭受外部压力突然增加,财政医疗卫生支出也就出现降低趋势。输入系统财政医疗卫生支出变化趋势,如表 8-7 所示。

表 8-7 财政医疗卫生支出变化趋势　　　　（单位:亿元）

年份 地区	2007	2008	2009	2010	2011	2012	2013	2014	2015	2016
内蒙古	4.28	5.12	4.13	11.30	2.71	6.12	2.33	4.43	10.80	1.30
重庆	4.01	5.77	4.17	16.42	2.57	7.21	1.22	5.73	4.70	0.94
广西	7.41	8.07	10.23	26.95	4.27	12.29	1.48	7.24	7.33	1.81
四川	10.75	14.59	16.61	32.38	6.41	18.42	1.75	11.67	12.19	1.80
贵州	11.40	18.18	22.28	40.38	8.74	22.81	1.43	15.63	20.45	3.81
云南	15.73	14.68	22.70	30.83	9.54	28.76	2.88	15.21	11.45	2.32
西藏	23.11	25.22	41.16	45.20	15.24	37.15	2.70	26.76	23.28	6.74
陕西	28.95	27.27	50.71	53.57	17.19	44.45	2.08	28.24	24.37	4.86
甘肃	34.12	39.47	59.04	69.72	27.46	53.26	3.34	38.94	29.05	10.98
青海	39.68	42.93	65.57	80.76	30.79	57.51	4.44	37.78	31.81	11.67
宁夏	4.28	5.12	4.13	11.30	2.71	6.12	2.33	4.43	10.80	1.30
新疆	4.01	5.77	4.17	16.42	2.57	7.21	1.22	5.73	4.70	0.94

（二）输出系统数据结构变化趋势

1.住院人数

从输出系统指标住院人数的变化趋势来看,十年间中国欠发达地区 12 个省份每年收纳的住院病人数量都在递增,医疗机构服务能力也在不断提升。输出系统住院人数变化趋势,如表 8-8 所示。

表8-8　住院人数变化趋势　　　　　　　　　　　（单位:万人）

年份 地区	2007	2008	2009	2010	2011	2012	2013	2014	2015	2016
内蒙古	107.11	124.16	140.15	216.41	174.79	209.16	283.62	300.47	295.91	329.48
重庆	122.72	132.70	156.07	336.65	211.66	256.80	507.15	551.33	831.15	631.37
广西	193.40	220.02	254.84	590.20	325.84	387.87	818.75	832.78	591.07	860.36
四川	359.46	409.00	497.84	1058.33	648.93	817.71	1451.85	1508.79	1546.75	1655.96
贵州	124.49	148.12	194.43	419.97	243.34	324.30	653.52	640.14	633.88	661.93
云南	205.07	240.77	283.78	483.60	373.65	451.92	675.03	728.55	748.89	819.44
西藏	7.52	9.28	12.23	16.74	12.08	11.05	19.47	22.93	28.99	34.38
陕西	194.37	220.14	257.35	369.85	323.67	391.90	547.37	595.67	625.47	680.65
甘肃	96.27	115.94	133.03	215.42	171.08	214.21	318.82	338.61	351.85	400.20
青海	27.82	33.52	38.15	54.82	46.98	56.48	82.33	86.48	84.13	91.18
宁夏	39.63	44.15	50.06	66.23	60.22	72.00	90.71	96.44	97.96	106.72
新疆	176.00	203.64	2233.83	352.96	311.54	351.44	464.05	490.83	512.15	535.11

2.诊疗人次

从输出系统指标诊疗人次的变化趋势来看,十年间中国欠发达地区12个省份的总体趋势为正向增长。尤其是2010年后,各个地区的诊疗人次的增长速度十分显著。输出系统诊疗人次变化趋势,如表8-9所示。

表8-9　诊疗人次变化趋势　　　　　　　　　　　（单位:万人）

年份 地区	2007	2008	2009	2010	2011	2012	2013	2014	2015	2016
内蒙古	2333.62	2531.05	7954.08	4389.43	870.08	9334.09	9882.85	10033.63	10244.85	10340.42
重庆	2765.26	3037.50	11255.23	6542.42	12521.53	13304.98	13909.95	13797.98	14500.30	14905.67
广西	5158.82	5410.50	18533.17	1091.56	20528.57	23189.20	24969.88	24932.61	25188.36	25423.36
四川	7868.20	8406.50	35188.29	17965.27	3891.25	42438.89	43548.61	44520.60	45081.93	4642.46
贵州	2029.18	2054.31	9664.33	4351.04	10810.70	11515.13	12662.41	13016.03	13201.16	13844.50
云南	4331.56	4891.88	1661.57	9426.56	18024.87	20009.25	21119.83	21890.23	22836.65	24460.15

续表

年份 地区	2007	2008	2009	2010	2011	2012	2013	2014	2015	2016
西藏	255.06	325.00	1009.47	690.46	1050.24	1012.37	1178.43	1313.10	1376.17	1394.20
陕西	3796.37	4216.68	13639.17	6017.47	14665.95	16052.35	17191.66	17508.46	17501.11	18499.82
甘肃	2203.50	2390.25	9116.59	4254.50	10700.07	11920.56	123.96	12328.70	12530.78	13042.06
青海	560.10	638.26	1784.02	1141.33	2082.68	2134.07	2203.53	2253.42	2281.71	2356.53
宁夏	953.64	993.39	2452.42	1554.53	2812.36	3115.17	3338.53	3562.08	3576.99	3832.20
新疆	3054.33	3238.56	7374.01	4842.92	7680.39	8386.56	9381.95	9978.97	10333.27	10923.03

3. 病床使用率

从输出系统指标病床使用率的变化趋势来看,十年间中国欠发达地区12个省份的总体表现为先增高后下降,然后趋于稳定。2012年和2015年是分界点。2012年之前,各个地区病床使用率呈现出增长的趋势;2013—2015年,各个地区病床使用率呈现出下降的趋势;2015年之后,各个地区病床使用率呈现出相对稳定的趋势。究其原因,主要是2009年国家第三轮医疗卫生体制改革之后,中央财政加大了对医疗卫生基础设施的投入,欠发达地区之前紧缺的病床问题得到了有效缓解,更多的患者能够得到住院治疗,病床使用率就得到快速提升。随着中央财政对医疗卫生事业投入的增加,医疗机构病床数开始接近饱和状态,甚至出现病床数超出实际需求数量的现象,这时病床使用率就开始出现递减趋势。医疗卫生主管部门发现这一现象之后,对这一现象作出了政策性调整,使2015年之后病床使用率出现区域稳定状态,如表8-10所示。

表8-10 病床使用率变化趋势 （单位:%）

年份 地区	2007	2008	2009	2010	2011	2012	2013	2014	2015	2016
内蒙古	68.0	71.4	75.5	78.0	81.1	82.8	78.7	76.0	73.2	74.7

续表

年份 地区	2007	2008	2009	2010	2011	2012	2013	2014	2015	2016
重庆	79.7	82.2	86.4	90.1	91.2	91.9	89.6	88.5	86.8	84.4
广西	79.1	81.9	86.4	89.9	93.3	95.6	97.5	95.1	89.8	88.0
四川	83.0	87.5	93.8	95.1	96.7	97.4	95.4	92.0	89.6	90.2
贵州	75.7	79.3	84.0	86.4	87.1	89.1	85.2	82.7	80.9	78.2
云南	83.8	81.9	87.8	88.1	88.7	89.1	85.4	85.5	82.9	83.0
西藏	65.3	71.7	70.5	65.3	69.6	72.0	73.7	75.4	73.2	74.5
陕西	70.0	74.6	80.4	82.2	84.0	89.8	87.7	86.7	83.4	82.2
甘肃	65.7	72.8	76.4	78.6	82.1	85.6	84.6	83.4	82.2	82.6
青海	58.1	73.5	77.0	79.6	77.3	88.0	86.2	81.3	76.0	74.4
宁夏	78.0	82.6	87.0	89.8	91.1	92.2	89.7	87.7	83.2	84.4
新疆	79.8	82.4	86.0	89.2	92.5	92.1	88.4	86.8	86.9	86.5

4. 孕产妇死亡率

从输出系统指标孕产妇死亡率的变化趋势来看,十年间中国欠发达地区 12 个省份均有所降低。虽然个别年份出现增长情况,但整体表现为降低态势,如表 8-11 所示。

表 8-11 孕产妇死亡率变化趋势　　　　　　　　（单位:1/10 万）

年份 地区	2007	2008	2009	2010	2011	2012	2013	2014	2015	2016
内蒙古	35.4	30.7	30.2	35.2	16.7	20.1	15.5	19.6	18.3	15.6
重庆	50.2	35.2	30.1	23.0	21.6	15.0	17.1	18.3	11.1	13.1
广西	26.0	21.7	23.5	20.7	18.7	17.4	14.2	14.1	14.2	12.7
四川	48.6	39.1	29.1	22.8	23.1	18.9	20.7	18.6	17.8	17.5
贵州	66.7	56.2	50.4	35.4	24.3	26.1	22.6	26.8	20.5	22.4
云南	50.4	47.7	41.5	37.3	34.7	28.0	26.7	22.1	23.6	23.3
西藏	265.4	234.0	232.2	174.8	180.7	176.1	154.5	108.9	100.9	109.9

续表

年份 地区	2007	2008	2009	2010	2011	2012	2013	2014	2015	2016
陕西	36.6	25.5	21.9	17.3	13.3	10.7	13.3	11.6	9.2	9.5
甘肃	62.6	41.7	36.2	33.2	30.7	24.4	23.0	19.5	15.1	17.1
青海	78.7	50.6	48.2	45.1	46.1	36.2	44.0	33.3	31.9	31.5
宁夏	47.4	25.1	20.7	29.7	22.8	27.5	15.1	14.8	23.1	20.0
新疆	73.7	62.0	41.4	43.2	39.1	34.1	33.8	39.1	38.5	31.9

四、数据时间结构与原始数据处理

(一) 数据时间结构与原始数据

1.数据时间结构

医疗卫生事业发展是一个动态的过程,随着国家医疗卫生体制改革的深化而发生变化。为了能够全方位反映数据的本质特征,在数据选取过程中采用医疗资源配置输入和输出指标体结构的面板数据作为样本数据。按照投入—产出理论,在对效率评价时,由于当年的投入并不能完全得到实质性的产出,产出可能在投入要素之后才能得到体现。针对中国欠发达地区医疗资源配置效率问题,采用当年的投入和产出数据,也就是投入和产出的指标结构数据都取自同一年。然而,由于医疗资源的投入具有滞后性,当年对医疗资源的投入可能在之后一段期间才能得到数据上的实质性体现。一般而言,按照投入与产出的时滞关系,当年的物质资料投入在第三年才能实现产出最大效率。因此,对于医疗资源配置的决策单元效率的评价,采取两年为一个步长,更能够反映投入项与产出项的关系。对于2007—2016年共十个年度的面板数据而言,研究中国欠发达地区医疗资源配置效率问题,分别选择2007年、2009年、2011年、2013年、2015年的样本数据来分析。

2. 样本原始数据

按照数据包络分析输入输出指标系统,选取 2007 年、2009 年、2011 年、2013 年、2015 年共五个年度的统计数据进行分析。

(1)2007 年数据包络分析输入输出指标系统原始数据

按照数据包络分析输入输出指标系统,根据 2008 年《中国卫生和计划生育统计年鉴》和《中国统计年鉴》,整理得到 2007 年度数据包络分析输入输出指标系统原始数据,如表 8-12 所示。

表 8-12 2007 年数据包络分析输入输出指标系统原始数据

指标\地区	X_1	X_2	X_3	X_4	X_5	Y_1	Y_2	Y_3	Y_4
内蒙古	9076	73900	12.62	175.64	4.28	107.11	2333.62	68.0	35.4
重庆	6293	74635	10.36	187.20	5.12	122.72	2765.26	79.7	50.2
广西	10060	105223	17.84	265.72	4.13	193.40	5158.82	79.1	26.0
四川	21380	214512	31.14	463.93	11.30	359.46	7868.20	83.0	48.6
贵州	5956	79150	10.11	175.05	2.71	124.49	2029.18	75.7	66.7
云南	9693	119038	14.94	271.12	6.12	205.07	4331.56	83.8	50.4
西藏	1322	6750	1.02	30.71	2.33	7.52	255.06	65.3	262.4
陕西	9708	117851	17.77	232.53	4.43	194.37	3796.37	70.0	36.6
甘肃	12024	70290	10.18	181.11	10.80	96.27	2203.50	65.7	62.6
青海	1619	16050	2.39	109.92	1.30	27.82	560.10	58.1	78.7
宁夏	1530	18927	3.07	50.42	1.11	39.63	953.64	78.0	47.4
新疆	7465	90329	12.76	216.37	4.20	176.00	3054.33	79.8	73.7

(2)2009 年数据包络分析输入输出指标系统原始数据

按照数据包络分析输入输出指标系统,根据 2010 年《中国卫生和计划生育统计年鉴》和《中国统计年鉴》,整理得到 2009 年度数据包络分析输入输出指标系统原始数据,如表 8-13 所示。

表 8-13 2009 年数据包络分析输入输出指标系统原始数据

指标 / 地区	X_1	X_2	X_3	X_4	X_5	Y_1	Y_2	Y_3	Y_4
内蒙古	22677	87390	17.77	274.19	7.41	140.15	2687.77	75.5	30.2
重庆	16497	92709	14.60	269.80	8.07	156.07	3267.94	86.4	30.1
广西	32355	131569	24.56	368.17	10.23	254.84	5802.87	86.4	23.5
四川	72914	275085	43.78	679.82	26.95	497.84	9536.68	93.8	29.1
贵州	24707	97527	14.39	175.80	4.27	194.43	2413.97	84.0	50.4
云南	22365	140187	19.68	377.81	12.29	283.79	5234.63	87.8	41.5
西藏	4959	8502	1.60	25.70	1.48	12.23	382.37	70.5	232.2
陕西	33928	134431	24.54	355.65	7.24	257.35	4782.99	80.4	21.9
甘肃	25299	81520	12.64	239.69	7.33	133.03	2495.34	76.4	36.2
青海	5959	19223	3.44	65.79	1.81	38.15	756.00	77.0	48.2
宁夏	4149	22142	3.77	71.48	2.94	50.06	1100.36	87.0	20.7
新疆	14244	107243	14.69	319.98	9.90	233.83	3423.21	86.0	41.4

(3)2011 年数据包络分析输入输出指标系统原始数据

按照数据包络分析输入输出指标系统,根据 2012 年《中国卫生和计划生育统计年鉴》和《中国统计年鉴》,整理得到 2011 年度数据包络分析输入输出指标系统原始数据,如表 8-14 所示。

表 8-14 2011 年数据包络分析输入输出指标系统原始数据

指标 / 地区	X_1	X_2	X_3	X_4	X_5	Y_1	Y_2	Y_3	Y_4
内蒙古	22908	100633	17.52	353.80	11.40	174.79	3137.95	81.1	16.7
重庆	17650	115627	17.08	426.74	18.18	211.66	3872.66	91.2	21.6
广西	34026	152039	28.35	530.29	22.28	325.84	6444.99	93.3	18.7
四川	75815	334663	50.57	1026.30	40.38	648.93	11047.60	96.7	23.1
贵州	25943	117534	16.91	264.82	8.74	243.34	2910.53	87.1	24.3
云南	23248	173434	21.53	545.86	22.81	373.65	6232.76	88.7	34.7

续表

指标 地区	X_1	X_2	X_3	X_4	X_5	Y_1	Y_2	Y_3	Y_4
西藏	6602	9592	2.22	27.31	1.43	12.08	399.86	69.6	180.7
陕西	36396	153847	27.55	459.22	15.63	323.67	5269.23	84.0	13.3
甘肃	26632	94907	14.57	267.67	20.45	171.08	2771.94	82.1	30.7
青海	5887	23117	3.88	73.22	3.81	46.98	891.86	77.3	46.1
宁夏	4132	25805	4.18	108.81	6.78	60.22	1237.33	91.1	22.8
新疆	22908	100633	17.52	353.80	11.40	174.79	3137.95	81.1	16.7

(4)2013年数据包络分析输入输出指标系统原始数据

按照数据包络分析输入输出指标系统,根据2014年《中国卫生和计划生育统计年鉴》和《中国统计年鉴》,整理得到2013年度数据包络分析输入输出指标系统原始数据,如表8-15所示。

表8-15　2013年数据包络分析输入输出指标系统原始数据

指标 地区	X_1	X_2	X_3	X_4	X_5	Y_1	Y_2	Y_3	Y_4
内蒙古	23257	120065	19.60	466.98	23.11	231.42	3862.18	78.7	15.5
重庆	18926	147436	19.77	532.33	25.22	302.85	4933.72	89.6	17.1
广西	33943	187216	33.48	683.87	41.16	438.51	7752.04	97.5	14.2
四川	80037	426635	59.60	1403.10	45.20	908.00	13862.90	95.4	20.7
贵州	29177	166724	22.16	422.21	15.24	406.87	4063.16	85.2	22.6
云南	24264	210125	26.55	728.26	37.15	491.18	7632.02	85.4	26.7
西藏	6725	11003	2.47	34.61	2.70	15.71	432.42	73.7	154.5
陕西	37137	185139	32.19	611.75	26.76	441.39	6432.83	87.7	13.3
甘肃	26697	116064	16.07	344.39	23.28	241.60	3451.87	84.6	23.0
青海	6020	29529	4.47	96.84	6.74	63.57	969.46	86.2	44.0
宁夏	4231	31134	4.76	135.05	8.12	80.67	1550.80	89.7	15.1
新疆	23257	120065	19.60	466.98	23.11	231.42	3862.18	78.7	15.5

（5）2015 年数据包络分析输入输出指标系统原始数据

按照数据包络分析输入输出指标系统,根据 2016 年《中国卫生和计划生育统计年鉴》和《中国统计年鉴》,整理得到 2015 年度数据包络分析输入输出指标系统原始数据,如表 8-16 所示。

表 8-16　2015 年数据包络分析输入输出指标系统原始数据

指标 地区	X_1	X_2	X_3	X_4	X_5	Y_1	Y_2	Y_3	Y_4
内蒙古	23886	133889	21.25	619.24	34.12	249.57	4405.81	73.2	18.3
重庆	19806	176549	22.71	763.81	39.47	390.03	6022.70	86.8	11.1
广西	34439	214485	37.48	896.12	59.04	499.50	8702.58	89.8	14.2
四川	80109	488755	64.65	1874.70	69.72	1042.70	16008.20	89.6	17.8
贵州	28712	196422	25.91	667.21	27.46	471.64	4965.35	80.9	20.5
云南	24181	237597	30.46	957.52	53.26	578.46	8815.14	82.9	23.6
西藏	6814	14013	2.91	59.29	3.34	24.62	548.61	73.2	100.9
陕西	37030	211885	34.99	841.22	38.94	521.29	7294.15	83.4	9.2
甘肃	27799	127743	18.14	460.03	29.05	273.96	3947.09	82.2	15.1
青海	6223	34546	4.84	147.29	10.98	72.45	1108.30	76.0	31.9
宁夏	4288	33804	5.26	176.20	12.90	87.51	1713.94	83.2	23.1
新疆	18798	150263	20.85	713.09	36.25	397.17	4982.43	86.9	38.5

（二）原始数据标准化

1.数据标准化统计学方法

由于不同的量纲会引起个别变量取值形成较大的分散程度,导致总体方差受方差较大变量的控制。研究过程中采用的多维指标数据体系具有不同量纲、不同数量级,而不同量纲、不同数量级的数据放在一起直接进行比较将直接影响统计分析结果。因此,在实证研究过程中需要对原始数据进行标准化处理,以消除其量纲、数量级上的差异,使其更真实反映两者之间的关联性。

数据标准化处理方法如下：

p 维向量 $X = (X_1, X_2, \cdots, X_n)^T$，$n$ 个样本 $X = (X_{i1}, X_{i2}, \cdots, X_{ip})^T$，$i = 1$，$2, \cdots, p$ 且 $n > p$，构造样本阵元进行如下标准化变化：

$$\begin{cases} Z_{ij} = \dfrac{X_{ij} - \overline{X_j}}{S_j} \\[3mm] \overline{X_j} = \dfrac{\sum\limits_{i=1}^{n} X_{ij}}{n} \qquad , \ i = 1, 2, \cdots, n; \ j = 1, 2, \cdots, p \\[3mm] S_j{}^2 = \dfrac{\sum\limits_{i=1}^{n} (X_{ij} - \overline{X_j})}{n-1} \end{cases} \qquad (8\text{-}2)$$

于是，得到标准化矩阵 Z。

2. 标准化数据处理

(1) 2007 年数据包络分析输入输出指标系统标准化数据

按照数据标准化处理的统计学方法，对 2007 年数据包络分析输入输出指标系统原始数据进行标准化处理，得到 2007 年数据包络分析输入输出指标系统标准化数据矩阵 Z_{2007}，如表 8-17 所示。

表 8-17 2007 年数据包络分析输入输出指标系统标准化数据

指标 地区	ZX_1	ZX_2	ZX_3	ZX_4	ZX_5	ZY_1	ZY_2	ZY_3	ZY_4
内蒙古	0.1914	-0.1474	0.0733	-0.1854	-0.1649	-0.3171	-0.2842	-0.7146	-0.5508
重庆	-0.3085	-0.1343	-0.2012	-0.0834	0.0920	-0.1559	-0.0827	0.7146	-0.3150
广西	0.3681	0.4073	0.7073	0.6099	-0.2107	0.5738	1.0346	0.6413	-0.7004
四川	2.4014	2.3426	2.3228	2.3599	1.9817	2.2884	2.2993	1.1177	-0.3397
贵州	-0.3690	-0.0544	-0.2316	-0.1907	-0.6450	-0.1377	-0.4263	0.2260	-0.0515
云南	0.3022	0.6520	0.3551	0.6576	0.3978	0.6943	0.6484	1.2154	-0.3113
西藏	-1.2014	-1.3364	-1.3357	-1.4650	-0.7612	-1.3454	-1.2545	-1.0444	3.0732
陕西	0.3049	0.6309	0.6988	0.3169	-0.1190	0.5839	0.3986	-0.4703	-0.5310

续表

指标 地区	ZX_1	ZX_2	ZX_3	ZX_4	ZX_5	ZY_1	ZY_2	ZY_3	ZY_4
甘肃	0.7209	-0.2113	-0.2231	-0.1371	1.8289	-0.4290	-0.3450	-0.9956	-0.1160
青海	-1.1480	-1.1718	-1.1693	-0.7657	-1.0761	-1.1358	-1.1121	-1.9239	0.1405
宁夏	-1.1640	-1.1208	-1.0867	-1.2910	-1.1342	-1.0138	-0.9284	0.5069	-0.3589
新疆	-0.0980	0.1436	0.0903	0.1742	-0.1893	0.3942	0.0522	0.7268	0.0609

（2）2009 年数据包络分析输入输出指标系统标准化数据

按照数据标准化处理的统计学方法,对 2009 年数据包络分析输入输出指标系统原始数据进行标准化处理,得到 2009 年数据包络分析输入输出指标系统标准化数据矩阵,如表 8-18 所示。

表 8-18　2009 年数据包络分析输入输出指标系统标准化数据

指标 地区	ZX_1	ZX_2	ZX_3	ZX_4	ZX_5	ZY_1	ZY_2	ZY_3	ZY_4
内蒙古	-0.0356	-0.1738	0.1284	0.0310	-0.1351	-0.3565	-0.3130	-1.0685	-0.3486
重庆	-0.3683	-0.0993	-0.1463	0.0064	-0.0378	-0.2370	-0.0867	0.5719	-0.3504
广西	0.4854	0.4453	0.7166	0.5582	0.2805	0.5043	0.9019	0.5719	-0.4640
四川	2.6688	2.4563	2.3815	2.3063	2.7444	2.3280	2.3582	1.6855	-0.3676
贵州	0.0737	-0.0318	-0.1645	-0.5208	-0.5978	0.0509	-0.4198	0.2107	-0.0009
云南	-0.0524	0.5660	0.2938	0.6123	0.5841	0.7215	0.6803	0.7826	-0.1541
西藏	-0.9894	-1.2792	-1.2724	-1.3628	-1.0090	-1.3165	-1.2122	-1.8210	3.1292
陕西	0.5701	0.4854	0.7148	0.4880	-0.1601	0.5231	0.5042	-0.3311	-0.4915
甘肃	0.1056	-0.2561	-0.3160	-0.1625	-0.1469	-0.4099	-0.3881	-0.9331	-0.2453
青海	-0.9355	-1.1290	-1.1130	-1.1379	-0.9603	-1.1220	-1.0664	-0.8428	-0.0387
宁夏	-1.0330	-1.0881	-1.0844	-1.1060	-0.7938	-1.0326	-0.9321	0.6622	-0.5122
新疆	-0.4895	0.1044	-0.1385	0.2879	0.2319	0.3466	-0.0262	0.5117	-0.1558

（3）2011年数据包络分析输入输出指标系统标准化数据

按照数据标准化处理的统计学方法，对2011年数据包络分析输入输出指标系统原始数据进行标准化处理，得到2011年数据包络分析输入输出指标系统标准化数据矩阵 Z_{2011} ，如表8-19所示。

表8-19　2011年数据包络分析输入输出指标系统标准化数据

指标 地区	ZX_1	ZX_2	ZX_3	ZX_4	ZX_5	ZY_1	ZY_2	ZY_3	ZY_4
内蒙古	−0.0944	−0.2106	−0.0687	−0.0822	−0.4325	−0.3845	−0.2905	−0.6622	−0.4966
重庆	−0.3683	−0.0376	−0.1019	0.1888	0.2058	−0.1735	−0.0418	0.6428	−0.3890
广西	0.4847	0.3826	0.7502	0.5735	0.5918	0.4799	0.8288	0.9142	−0.4527
四川	2.6614	2.4901	2.4301	2.4163	2.2959	2.3289	2.3867	1.3535	−0.3561
贵州	0.0637	−0.0156	−0.1148	−0.4128	−0.6830	0.0078	−0.3675	0.1131	−0.3297
云南	−0.0767	0.6295	0.2345	0.6314	0.6417	0.7535	0.7570	0.3198	−0.1014
西藏	−0.9438	−1.2612	−1.2255	−1.2953	−1.3712	−1.3157	−1.2173	−2.1482	3.1041
陕西	0.6081	0.4035	0.6897	0.3095	−0.0343	0.4675	0.4309	−0.2875	−0.5712
甘肃	0.0995	−0.2767	−0.2917	−0.4022	0.4195	−0.4058	−0.4144	−0.5330	−0.1892
青海	−0.9810	−1.1051	−1.1000	−1.1247	−1.1471	−1.1160	−1.0507	−1.1532	0.1489
宁夏	−1.0724	−1.0741	−1.0773	−0.9925	−0.8675	−1.0402	−0.9338	0.6299	−0.3626
新疆	−0.3807	0.0751	−0.1246	0.1903	0.3809	0.3981	−0.0873	0.8108	−0.0048

（4）2013年数据包络分析输入输出指标系统标准化数据

按照数据标准化处理的统计学方法，对2013年数据包络分析输入输出指标系统原始数据进行标准化处理，得到2013年数据包络分析输入输出指标系统标准化数据矩阵 Z_{2013} ，如表8-20所示。

表8-20　2013年数据包络分析输入输出指标系统标准化数据

指标 地区	ZX_1	ZX_2	ZX_3	ZX_4	ZX_5	ZY_1	ZY_2	ZY_3	ZY_4
内蒙古	−0.1239	−0.2482	−0.1321	−0.0801	−0.0256	−0.4164	−0.2978	−1.2659	−0.4560

续表

指标 地区	ZX_1	ZX_2	ZX_3	ZX_4	ZX_5	ZY_1	ZY_2	ZY_3	ZY_4
重庆	-0.3386	0.0006	-0.1213	0.0994	0.1304	-0.1205	-0.0065	0.4289	-0.4152
广西	0.4058	0.3622	0.7522	0.5155	1.3091	0.4413	0.7596	1.6572	-0.4892
四川	2.6909	2.5385	2.4164	2.4906	1.6078	2.3857	2.4207	1.3307	-0.3234
贵州	0.1696	0.1760	0.0310	-0.2031	-0.6075	0.3103	-0.2432	-0.2553	-0.2749
云南	-0.0740	0.5705	0.3107	0.6374	1.0126	0.6595	0.7269	-0.2242	-0.1703
西藏	-0.9435	-1.2395	-1.2235	-1.2675	-1.5347	-1.3097	-1.2301	-2.0434	3.0900
陕西	0.5642	0.3433	0.6700	0.3175	0.2443	0.4533	0.4010	0.1335	-0.5121
甘肃	0.0466	-0.2845	-0.3570	-0.4168	-0.0130	-0.3742	-0.4094	-0.3486	-0.2647
青海	-0.9784	-1.0711	-1.0961	-1.0966	-1.2360	-1.1115	-1.0842	-0.0998	0.2711
宁夏	-1.0671	-1.0565	-1.0776	-0.9917	-1.1339	-1.0407	-0.9261	0.4444	-0.4662
新疆	-0.3517	-0.0913	-0.1729	-0.0047	0.2465	0.1229	-0.1108	0.2423	0.0108

(5)2015年数据包络分析输入输出指标系统标准化数据

按照数据标准化处理的统计学方法,对2015年数据包络分析输入输出指标系统原始数据进行标准化处理,得到2015年数据包络分析输入输出指标系统标准化数据矩阵Z_{2015},如表8-21所示。

表8-21 2015年数据包络分析输入输出指标系统标准化数据

指标 地区	ZX_1	ZX_2	ZX_3	ZX_4	ZX_5	ZY_1	ZY_2	ZY_3	ZY_4
内蒙古	-0.1053	-0.2728	-0.1679	-0.1287	-0.0214	-0.4821	-0.3081	-1.5967	-0.3526
重庆	-0.3080	0.0651	-0.0825	0.1710	0.2488	0.0214	0.0740	0.7787	-0.6439
广西	0.4188	0.3656	0.7812	0.4453	1.2372	0.4138	0.7074	1.3027	-0.5185
四川	2.6869	2.5381	2.3701	2.4736	1.7766	2.3609	2.4340	1.2677	-0.3728
贵州	0.1343	0.2225	0.1046	-0.0292	-0.3578	0.3139	-0.1759	-0.2518	-0.2636
云南	-0.0907	0.5487	0.3707	0.5725	0.9453	0.6968	0.7340	0.0975	-0.1382
西藏	-0.9532	-1.2223	-1.2404	-1.2893	-1.5760	-1.2885	-1.2197	-1.5967	2.9888

续表

指标 地区	ZX_1	ZX_2	ZX_3	ZX_4	ZX_5	ZY_1	ZY_2	ZY_3	ZY_4
陕西	0.5474	0.3450	0.6356	0.3315	0.2220	0.4919	0.3745	0.1849	-0.7207
甘肃	0.0890	-0.3215	-0.3498	-0.4587	-0.2775	-0.3947	-0.4165	-0.0247	-0.4821
青海	-0.9825	-1.0597	-1.1275	-1.1069	-1.1902	-1.1170	-1.0875	-1.1076	0.1976
宁夏	-1.0786	-1.0656	-1.1029	-1.0470	-1.0932	-1.0631	-0.9443	0.1499	-0.1584
新疆	-0.3580	-0.1431	-0.1913	0.0659	0.0862	0.0469	-0.1718	0.7962	0.4645

（三）负数的统计学处理

1. 负数处理的统计学方法

运用数据包络分析软件 DEAP2.1 的测算过程中,对数据的要求具有正数的特征(即所分析的数据不能为负值或 0)。然而,在原始数据标准化之后得到矩阵 Z 中,有负数的存在。因此,还必须对标准化后的矩阵 Z 中的负数进行处理。处理的方法为:

$$\begin{cases} z_{ij} = z_{ij}, \ z_{ij} > 0 \\ z_{ij} = 0.1 + 0.9 \dfrac{z_{ij} - z_{\min}}{z_{\max} - z_{\min}}, \ z_{ij} < 0 \\ z_{\min} = \min(Z) = \min(z_{11}, z_{12}, \cdots, z_{np}) \\ z_{\max} = \max(Z) = \max(z_{11}, z_{12}, \cdots, z_{np}) \end{cases}, \ i = 1, 2, \cdots, n; \ j = 1, 2, \cdots, p$$

$$(8-3)$$

对标准化矩阵 Z 中负数处理后,得到用于数据包络分析的数据矩阵 D。

2. 标准化数据的负数处理

（1）2007 年数据包络分析输入输出指标系统分析数据

按照负数处理的统计学方法,对 2007 年数据包络分析输入输出指标系统标准化数据 Z_{2007} 进行负数处理,得到 2007 年数据包络分析输入输出指标系

统分析数据矩阵 D_{2007},如表 8-22 所示。

表 8-22 2007 年数据包络分析输入输出指标系统分析数据

指标 地区	DX_1	DX_2	DX_3	DX_4	DX_5	DY_1	DY_2	DY_3	DY_4
内蒙古	0.1914	3.8794	0.0733	3.8188	3.8515	3.6091	3.6614	2.9759	3.2368
重庆	3.6228	3.9002	3.7936	3.9813	0.0920	3.8658	3.9824	0.7146	3.6124
广西	0.3681	0.4073	0.7073	0.6099	3.7785	0.5738	1.0346	0.6413	2.9985
四川	2.4014	2.3426	2.3228	2.3599	1.9817	2.2884	2.2993	1.1177	3.5730
贵州	3.5263	4.0275	3.7453	3.8105	3.0868	3.8949	3.4351	0.2260	4.0321
云南	0.3022	0.6520	0.3551	0.6576	0.3978	0.6943	0.6484	1.2154	3.6183
西藏	2.2005	1.9853	1.9865	1.7805	2.9017	1.9711	2.1159	2.4505	3.0732
陕西	0.3049	0.6309	0.6988	0.3169	3.9246	0.5839	0.3986	3.3650	3.2683
甘肃	0.7209	3.7776	3.7588	3.8957	1.8289	3.4308	3.5647	2.5283	3.9293
青海	2.2854	2.2477	2.2516	2.8945	2.4000	2.3050	2.3427	1.0495	0.1405
宁夏	2.2600	2.3288	2.3831	2.0577	2.3075	2.4992	2.6353	0.5069	3.5425
新疆	3.9581	0.1436	0.0903	0.1742	3.8126	0.3942	0.0522	0.7268	0.0609

(2)2009 年数据包络分析输入输出指标系统分析数据

按照负数处理的统计学方法,对 2009 年数据包络分析输入输出指标系统标准化数据 Z_{2009} 进行负数处理,得到 2009 年数据包络分析输入输出指标系统分析数据矩阵 D_{2009},如表 8-23 所示。

表 8-23 2009 年数据包络分析输入输出指标系统分析数据

指标 地区	DX_1	DX_2	DX_3	DX_4	DX_5	DY_1	DY_2	DY_3	DY_4
内蒙古	4.0575	3.8373	0.1284	0.0310	3.8990	3.5463	3.6155	2.4121	3.5588
重庆	3.5276	3.9560	3.8812	0.0064	4.0539	3.7367	3.9760	0.5719	3.5561
广西	0.4854	0.4453	0.7166	0.5582	0.2805	0.5043	0.9019	0.5719	3.3751

指标 地区	DX_1	DX_2	DX_3	DX_4	DX_5	DY_1	DY_2	DY_3	DY_4
四川	2.6688	2.4563	2.3815	2.3063	2.7444	2.3280	2.3582	1.6855	3.5286
贵州	0.0737	4.0636	3.8522	3.2845	3.1619	0.0509	3.4455	0.2107	4.1128
云南	4.0307	0.5660	0.2938	0.6123	0.5841	0.7215	0.6803	0.7826	3.8687
西藏	2.5382	2.0764	2.0873	1.9434	2.5070	2.0171	2.1833	1.2135	3.1292
陕西	0.5701	0.4854	0.7148	0.4880	3.8591	0.5231	0.5042	3.5868	3.3312
甘肃	0.1056	3.7063	3.6107	3.8553	3.8802	3.4612	3.4960	2.6279	3.7234
青海	2.6239	2.3158	2.3412	2.3016	2.5844	2.3270	2.4154	2.7717	4.0524
宁夏	2.4687	2.3809	2.3868	2.3524	2.8497	2.4693	2.6293	0.6622	3.2983
新疆	3.3344	0.1044	3.8936	0.2879	0.2319	0.3466	4.0725	0.5117	3.8660

(3)2011 年数据包络分析输入输出指标系统分析数据

按照负数处理的统计学方法,对 2011 年数据包络分析输入输出指标系统标准化数据 Z_{2011} 进行负数处理,得到 2011 年数据包络分析输入输出指标系统分析数据矩阵 D_{2011} ,如表 8-24 所示。

表 8-24　2011 年数据包络分析输入输出指标系统分析数据

指标 地区	DX_1	DX_2	DX_3	DX_4	DX_5	DY_1	DY_2	DY_3	DY_4
内蒙古	3.9637	3.7787	4.0048	3.9832	3.4252	3.5016	3.6514	3.0593	3.3232
重庆	3.5275	4.0543	3.9518	0.1888	0.2058	3.8377	4.0475	0.6428	3.4945
广西	0.4847	0.3826	0.7502	0.5735	0.5918	0.4799	0.8288	0.9142	3.3931
四川	2.6614	2.4901	2.4301	2.4163	2.2959	2.3289	2.3867	1.3535	3.5470
贵州	0.0637	4.0894	3.9313	3.4566	3.0262	0.0078	3.5288	0.1131	3.5890
云南	3.9920	0.6295	0.2345	0.6314	0.6417	0.7535	0.7570	0.3198	3.9527
西藏	2.6108	2.1052	2.1621	2.0509	1.9299	2.0184	2.1752	0.6923	3.1041
陕西	0.6081	0.4035	0.6897	0.3095	4.0595	0.4675	0.4309	3.6562	3.2043
甘肃	0.0995	3.6734	3.6495	3.4735	0.4195	3.4678	3.4541	3.2651	3.8128

指标 地区	DX_1	DX_2	DX_3	DX_4	DX_5	DY_1	DY_2	DY_3	DY_4
青海	2.5515	2.3538	2.3620	2.3226	2.2869	2.3365	2.4404	2.2772	0.1489
宁夏	2.4059	2.4032	2.3982	2.5332	2.7323	2.4572	2.6267	0.6299	3.5365
新疆	3.5077	0.0751	3.9156	0.1903	0.3809	0.3981	3.9751	0.8108	4.1066

(4)2013年数据包络分析输入输出指标系统分析数据

按照负数处理的统计学方法,对2013年数据包络分析输入输出指标系统标准化数据 Z_{2013} 进行负数处理,得到2013年数据包络分析输入输出指标系统分析数据矩阵 D_{2013} ,如表8-25所示。

表8-25 2013年数据包络分析输入输出指标系统分析数据

指标 地区	DX_1	DX_2	DX_3	DX_4	DX_5	DY_1	DY_2	DY_3	DY_4
内蒙古	3.9168	3.7189	3.9037	3.9866	4.0734	3.4509	3.6398	2.0976	3.3878
重庆	3.5748	0.0006	3.9210	0.0994	0.1304	3.9222	4.1037	0.4289	3.4528
广西	0.4058	0.3622	0.7522	0.5155	1.3091	0.4413	0.7596	1.6572	3.3350
四川	2.6909	2.5385	2.4164	2.4906	1.6078	2.3857	2.4207	1.3307	3.5991
贵州	0.1696	0.1760	0.0310	3.7907	3.1465	0.3103	3.7268	3.7076	3.6763
云南	3.9963	0.5705	0.3107	0.6374	1.0126	0.6595	0.7269	3.7571	3.8429
西藏	2.6113	2.1397	2.1653	2.0951	1.6695	2.0279	2.1546	0.8592	3.0900
陕西	0.5642	0.3433	0.6700	0.3175	0.2443	0.4533	0.4010	0.1335	3.2984
甘肃	0.0466	3.6609	3.5455	3.4503	4.0935	3.5181	3.4621	3.5589	3.6926
青海	2.5556	2.4080	2.3682	2.3673	2.1453	2.3436	2.3872	3.9552	0.2711
宁夏	2.4144	2.4312	2.3977	2.5345	2.3079	2.4564	2.6389	0.4444	3.3715
新疆	3.5540	3.9688	3.8388	4.1066	0.2465	0.1229	3.9376	0.2423	0.0108

(5)2015年数据包络分析输入输出指标系统分析数据

按照负数处理的统计学方法,对2015年数据包络分析输入输出指标系统

标准化数据 Z_{2015} 进行负数处理,得到 2015 年数据包络分析输入输出指标系统分析数据矩阵 D_{2015},如表 8-26 所示。

表 8-26　2015 年数据包络分析输入输出指标系统分析数据

指标 地区	DX_1	DX_2	DX_3	DX_4	DX_5	DY_1	DY_2	DY_3	DY_4
内蒙古	3.9464	3.6796	3.8467	3.9092	4.0800	3.3461	3.6233	1.5708	3.5525
重庆	3.6236	0.0651	3.9827	0.1710	0.2488	0.0214	0.0740	0.7787	3.0885
广西	0.4188	0.3656	0.7812	0.4453	1.2372	0.4138	0.7074	1.3027	3.2883
四川	2.6869	2.5381	2.3701	2.4736	1.7766	2.3609	2.4340	1.2677	3.5203
贵州	0.1343	0.2225	0.1046	4.0676	3.5442	0.3139	3.8340	3.7131	3.6942
云南	3.9697	0.5487	0.3707	0.5725	0.9453	0.6968	0.7340	0.0975	3.8940
西藏	2.5958	2.1671	2.1383	2.0604	1.6037	2.0617	2.1712	1.5708	2.9888
陕西	0.5474	0.3450	0.6356	0.3315	0.2220	0.4919	0.3745	0.1849	2.9661
甘肃	0.0890	3.6021	3.5570	3.3835	3.6721	3.4854	3.4507	4.0748	3.3463
青海	2.5491	2.4262	2.3181	2.3509	2.2183	2.3348	2.3819	2.3498	0.1976
宁夏	2.3960	2.4168	2.3573	2.4464	2.3728	2.4208	2.6099	0.1499	3.8618
新疆	3.5438	3.8862	3.8095	0.0659	0.0862	0.0469	3.8404	0.7962	0.4645

五、数据结构的相关性分析

数据包络分析模型对原始数据有一定的要求,主要是所选取的输入结构指标与输出结构指标应具有同向性。也就是说,投入与产出的变化趋势应一致(同步增长或同步降低)。因此,对输入结构和输出结构原始数据进行标准化之后,还需要对输入结构与输出结构数据进行同向性关系的测试,以确保输入结构与输出结构数据符合数据包络分析模型的同向性前置条件。

运用统计软件 SPSS19.0 对输入系统医疗机构总数(X_1)、医疗机构床位总数(X_2)、医疗卫生人员总数(X_3)、卫生总费用(X_4)、财政医疗卫生支出(X_5)和输出系统住院人数(Y_1)、诊疗人次(Y_2)、病床使用率(Y_3)、孕产妇死亡率(Y_4)进行 Pearson 相关性判定,判定结果如表 8-27 所示。

表 8-27　输入系统与输出系统数据的相关系数

指标		输出系统			
		住院人数 (Y_1)	诊疗人次 (Y_2)	病床使用率 (Y_3)	孕产妇死亡率 (Y_4)
输入系统	医疗机构总数(X_1)	0.743	0.710	0.825	−0.870
	医疗机构床位总数(X_2)	0.999	0.998	0.782	−0.936
	医疗卫生人员总数(X_3)	0.985	0.978	0.856	−0.959
	卫生总费用(X_4)	0.981	0.991	0.835	−0.887
	财政医疗卫生支出(X_5)	0.972	0.982	0.836	−0.880

　　根据表 8-27 输入系统指标与输出系统指标的相关系数,可以看出:(1)输入系统指标中的医疗机构总数(X_1)、医疗机构床位总数(X_2)、医疗卫生人员总数(X_3)、卫生总费用(X_4)、财政医疗卫生支出(X_5)与输出系统指标中的住院人数(Y_1)、诊疗人次(Y_2)、病床使用率(Y_3)的相关系数为正值,相关系数均大于 0.7,说明呈严格的正相关关系。(2)输入系统指标中的医疗机构总数(X_1)、医疗机构床位总数(X_2)、医疗人员总数(X_3)、卫生总费用(X_4)、财政医疗卫生支出(X_5)与输出系统指标孕产妇死亡率(Y_4)的相关系数为负值,相关系数均大于 0.8,说明呈严格的负相关关系。特别说明,输出系统指标中的孕产妇死亡率(Y_4)是一个负向指标(随着投入的增加,其数值越来越小,结果也就越来越好),可以理解为随着输入系统的投入导致输出系统指标(孕产妇死亡率)越来越小,产出效率越来越高。

　　因此,可以判定医疗资源配置效率的输入系统指标与输出系统指标之间呈严格的正相关关系,满足数据包络分析模型的同向性前置条件,可以进行数据包络分析。

第三节　数据包络分析基本模型

一、数据包络分析模型基本原理

数据包络分析评价方法有多种模型,研究医疗资源配置效率主要采用相对成熟的 DEA-C^{2}R 模型和 DEA-BC^{2}模型。

(一) DEA-C^{2}R 模型

1978 年,查恩斯(A.Charnes)、库伯(W.W.Cooper)和罗兹(E.Rhodes)将法瑞尔(M.J.Farrell)提出的技术效率单一产出延伸为技术效率多种产出,用技术效率多种产出来衡量决策单元总效率,即 DEA-C^{2}R 模型。DEA-C^{2}R 模型主要用来测度决策单元配置的总体效率 θ,它通过建立一个带有非阿基米德无穷小评价第 J 个决策单元相对有效的模型来进行测算。

假设有 n 个 DMU_j($1 \leqslant j \leqslant n$),每个决策单元 DMU_j 由 m 项输入指标和 s 项输出指标,则 DMU_j 的输入输出项为:

输入项: $X_j = (X_{1j}, X_{2j}, \cdots, X_{mj})$,$j = 1, 2, \cdots, m$　　　　(8-4)

输出项: $Y_j = (Y_{1j}, Y_{2j}, \cdots, Y_{nj})$,$j = 1, 2, \cdots, n$　　　　(8-5)

一般而言,对决策单元评价,还需要对决策单元的输入指标和输出指标赋权。然而,在医疗资源配置的投入—产出研究中,输入变量与输出变量之间存在间接、延迟、不明确的信息结构,在一定程度上很难厘清变量之间的替代关系。为了避免实际研究过程中受人为主观意志的影响,在实证分析中对输入指标和输出指标进行赋权,将输入指标和输出指标权系数作为向量。假设决策单元输入指标和输出指标的权重向量为:

$$\begin{cases} v = (v_1, v_2, \cdots, v_m) T \\ u = (u_1, u_2, \cdots, u_s) T \end{cases}$$　　　　(8-6)

于是,第 j 个决策单元 DMU_j 的效率指数可表示为:

$$h_j = \frac{u_1 y_{1j} + u_2 y_{2j} +, \cdots, + u_s y_{sj}}{v_1 y_{1j} + v_2 y_{2j} +, \cdots, + v_m y_{mj}} = \frac{uy_j^T}{vx_j^T} = \frac{\sum\limits_{k=1}^{s} u_k y_{kj}}{\sum\limits_{i=1}^{m} v_i y_{ij}} , j = 1, 2, \cdots, n \quad (8\text{-}7)$$

选取权系数 u 和 v,使 $h_j \leqslant 1(j=1,2,\cdots,n)$,满足生产可能集的约束条件,以第 j 个 DMU_j 的效率指数 h_j 最大化为目标,构造评价第 j 个医疗资源配置 DMU_j 相对效率的 DEA-C^{2}R 模型:

$$D = \begin{cases} \max \dfrac{\sum\limits_{k=1}^{s} u_k y_{kj}}{\sum\limits_{i=1}^{m} v_i y_{ij}} = h_j \\[4mm] s.t. \dfrac{\sum\limits_{k=1}^{s} u_k y_{kj}}{\sum\limits_{i=1}^{m} v_i y_{ij}} \leqslant 1 \qquad , j = 1, 2, \cdots, n \\[4mm] v = (v_1, v_2, \cdots, v_m) T \geqslant 0 \\[2mm] u = (u_1, u_2, \cdots, u_s) T \geqslant 0 \end{cases} \quad (8\text{-}8)$$

上述 DEA-C^{2}R 模型是一个分式规划问题,利用 Charnes-Cooper 变换将上式转化为一个等价的线性规划问题。令:

$$t = \frac{1}{v^T x}, \ w = tv, \ \mu = tu \qquad (8\text{-}9)$$

于是,分式规划可以变为线性规划 p:

$$p = \begin{cases} \max u^T y_j = V_p \\ s.t. \ W^T x_j - u^T y_j \geqslant 0 \\ w^T x_j = 1 \qquad , j = 1,2,\cdots,n \\ w \geqslant 0 \\ u \geqslant 0 \end{cases} \qquad (8\text{-}10)$$

按照线性规划中的对偶理论,上述线性规划可以转化为对偶规划,为简化最优解判别过程,需要在对偶规划模型中引入松弛变量和非阿基米德无穷小量 ε ,线性规划 p 的对偶规划 D_ε 表示为:

$$D_\varepsilon = \begin{cases} \min\theta = V_{D_\varepsilon} \\ s.t. \sum_{j=0}^{n} \lambda_j x_j + S^- = \theta x_j \\ \sum_{j=0}^{n} \lambda_j x_j - S^+ = y_j \qquad , j = 1,2,\cdots,n \\ \lambda_j \geqslant 0 \\ S^- \geqslant 1 \\ S^+ \geqslant 0 \end{cases} \qquad (8-11)$$

DEA-C^{2}R 线性规划模型所涉及的变量的经济含义为:

(1) θ 表示第 j 个决策单元(DMU_j)的相对综合效率, θ 的取值范围为 $[0,1]$ 。 θ 值的大小反映了 DMU_j 医疗资源配置效率的高低。 θ 值越高,说明 DMU_j 的医疗资源配置效率越高,医疗资源配置状态也就越趋于合理; θ 值越低,则说明 DMU_j 的医疗资源配置效率越低,医疗资源浪费程度也就越显著; $\theta = 1$,则说明此时 DMU_j 的医疗资源投入—产出比可能达到了最佳的生产前沿面。

(2) λ 表示决策单元的线性组合权重。若干个决策单元通过这种线性组合,可以重构出一个相对于所有被评价单元而言效率最高的虚拟决策单元。数据包络分析方法正是以所有决策单元在最优化状态下形成的有效前沿面为标准,对各个决策单元的医疗资源配置效率进行评价。

(3) S^+ 和 S^- 表示松弛变量, $S^+ \neq 0$ 表示投入冗余量, $S^- \neq 0$ 表示产出不足量。具体有三种情况:①当 $\theta = 1$,且 $S^+ = S^- = 0$,表示 DMU_j 是 DEA 有效的。这种配置状态,说明相对于其他决策单元而言, DMU_j 既没有因投入多余而造成医疗资源使用上的浪费,也没有因产出不足而产生医疗资源分配上的效率损失，DMU_j 是所有决策单元中医疗资源配置最合理的状态，DMU_j 的医疗资源配置效率也是最优的。②当 $\theta = 1$，且 $S^+ \neq 0$ 或 $S^- \neq 0$，表示 DMU_j 是弱 DEA 有效的。这种配置状态，说明 DMU_j 已接近医疗资源配置相对最优的状态，还有进一步改进的空间。可以在保持原有产出不变的情况下减少 S^- 单位的资源投入，也可以在保持现有投入水平不变的情况下增加 S^+ 单位的产出。③当 $\theta < 1$ 时，表示 DMU_j 是非 DEA 有效的。这种配置状态，说明 DMU_j 远未达到医疗资源最优配置状态，可以在保持产出不变的情况下对所有医疗资源投入压缩 θ 倍。

（二）DEA-BC² 模型

1984 年，查恩斯（A.Charnes）、库伯（W.W.Cooper）和班克（R.D.Banker）进一步将 DEA-C²R 模型中的规模收益固定假设放宽为变动规模收益的假设，将无效率的原因分成技术无效率和营运规模不当，并引用谢泼德距离函数（Shephard Distance Function）思路导出 DEA-BC² 模型。DEA-BC² 模型用于衡量各决策单位的技术效率，把 DEA-C²R 模型的总效率细分为技术效率（Technical Efficiency, TE）和规模效率（Scale Efficiency, SE）。

DEA-BC² 模型的具体结构为：

$$D_2 = \begin{cases} \min\theta = V_{D_2} \\ s.t. \displaystyle\sum_{j=1}^{n} \lambda_j x_j \leqslant \theta x_j \\ \displaystyle\sum_{j=0}^{n} \lambda_j y_j \geqslant y_j \qquad , j = 1, 2, \cdots, n \\ \lambda_j \geqslant 0 \\ \displaystyle\sum_{j=1}^{n} \lambda_j = 1, \forall \lambda_j \geqslant 0 \end{cases} \qquad (8\text{-}12)$$

同样，在求解线性规划 DEA-BC² 模型及识别决策单元相对有效性的过程中，需要引入松弛变量和非阿基米德无穷小量 ε，这样可以简化求解过程和判别最优解的过程。因此，DEA-BC^{2}模型还可表达为：

$$
D_{\varepsilon2} = \begin{cases}
\min\theta = V_{D_{\varepsilon2}} \\
s.t. \displaystyle\sum_{j=1}^{n} \lambda_j x_j + S^- = \theta x_j \\
\displaystyle\sum_{j=1}^{n} \lambda_j x_j - S^+ = y_j \quad , j = 1,2,\cdots,n \\
\lambda_j \geqslant 0 \\
\displaystyle\sum_{j=1}^{n} \lambda_j = 1, \forall \lambda_j \geqslant 0 \\
S^- \geqslant 1, S^+ \geqslant 0
\end{cases}
\tag{8-13}
$$

DEA-BC^{2}模型所涉及的变量的经济含义为：

（1）θ表示第j个决策单元（DMU_j）的相对综合效率，θ的取值范围为$[0,1]$。θ值的大小反映了DMU_j医疗资源配置的效率程度。θ值越高，说明DMU_j的医疗资源配置效率越高，医疗资源配置状态也就越趋于合理；θ值越低，则说明DMU_j的医疗资源配置效率越低，医疗资源浪费程度也就越显著；$\theta = 1$，则说明此时DMU_j的医疗资源投入—产出比可能达到了最佳的生产前沿面。

（2）λ表示决策单元的线性组合权重。若干个决策单元通过这种线性组合，可以重构出一个相对于所有被评价单元而言效率最高的虚拟决策单元。数据包络分析方法正是以所有决策单元在最优化状态下形成的有效前沿面为标准，对各个决策单元的医疗资源配置效率进行评价。

（3）S^+和S^-表示松弛变量，$S^+ \neq 0$表示投入冗余量，$S^- \neq 0$表示产出不足量。假设，上述线性规划模型$D_{\varepsilon2}$的最优解为λ^*、s^{*-}、s^{*+}、θ^*，于是就有两种情况：①若$D_{\varepsilon2}$模型的最优解满足$\theta^* = 1$，且满足$s^{*-} = s^{*+} = 0$，则称DMU_{j0}为DEA有效。这种配置状态，说明相对于其他决策单元而言，DMU_{j0}既没有因投入多余而造成医疗资源使用上的浪费，也没有因产出不足而产生医疗资源分配上的效率损失，DMU_{j0}是所有决策单元中医疗资源配置最合理的状态,DMU_{j0} 的医疗资源配置效率也是最优的。②若 D_{ε^2} 模型的最优解仅满足 $\theta^* \approx 1$,则称 DMU_{j0} 为弱 DEA 有效。这种配置状态,说明 DMU_{j0} 已接近医疗资源配置相对最优的状态,还有进一步改进的空间,可以在保持原有产出不变的情况下减少 S^- 单位的资源投入,也可以在保持现有投入水平不变的情况下增加 S^+ 单位的产出。③若 D_{ε^2} 模型的最优解 $\theta^* < 1$,则称 DMU_{j0} 为非 DEA 有效。这种配置状态,说明 DMU_{j0} 远未达到医疗资源最优配置状态,可以在保持产出不变的情况下对所有医疗资源投入压缩 θ^* 倍。

二、基于 DEA-C²R 模型综合效率分析

按照 DEA 效率分析理论,决策单元有效性的经济学含义为"在输出水平保持不变(或者输出水平提高)的条件下,以实际输入水平为参照,最优化目标值 θ 为决策单元的投入要素同比例减少可以达到的最小值"。在保持输出水平不变的条件下,θ 值的大小反映了输入要素的使用效率。(1)如果 $\theta = 1$,则表明决策单元中至少有一个投入要素已经达到了最小值,且这一个(或几个)投入要素不能再被减少。一旦减少这一个(或几个)投入要素,必然会降低输出数量。一旦所有投入要素都同时达到最小值(即投入要素的最低限),决策单元则处于完全效率的边界上。(2)如果 $\theta < 1$,则表明决策单元的投入要素集中的某一个(或几个)投入要素可以进一步减少,一直减少到使 $\theta = 1$。综合效率值 θ 一般通过 DEA-C²R 模型测算得出。

运用数据包络分析软件 DEAP2.1 测算,得到中国欠发达地区 12 个省份的综合效率值,如表8-28 所示。

根据迈克尔·诺曼和巴里·斯托克(Michael Norman 和 Barry Stocker,1991)对综合效率提出的效率强度标准①,按照综合效率值 θ 的大小,可以将

① Michael Norman, Barry Stocker, *Data Envelopment Analysis——the Assessment of Performance*, John Wiley &Sons, Inc., 1991, pp. 126-131.

中国欠发达地区医疗资源配置综合效率值中的 12 个决策单元划分为强势效率单位、边缘效率单位、边缘非效率单位、明显非效率单位四类（见表 8-29）。

表 8-28　中国欠发达地区医疗资源配置综合效率值（DEA-BC^{2}模型）

年份 地区	2007	2009	2011	2013	2015	平均值
内蒙古	1.0000	1.0000	1.0000	1.0000	1.0000	1.0000
重庆	1.0000	1.0000	0.9100	0.9710	1.0000	0.9762
广西	1.0000	0.6960	0.7700	1.0000	1.0000	0.8932
四川	0.9700	0.9420	0.9740	1.0000	1.0000	0.9772
贵州	1.0000	1.0000	1.0000	1.0000	1.0000	1.0000
云南	0.9210	0.8160	0.8260	0.9920	1.0000	0.9110
西藏	0.9470	0.8990	0.9360	0.9820	0.9590	0.9446
陕西	1.0000	1.0000	1.0000	1.0000	0.9620	0.9924
甘肃	1.0000	1.0000	1.0000	1.0000	1.0000	1.0000
青海	1.0000	0.8970	1.0000	1.0000	1.0000	0.9794
宁夏	0.9580	1.0000	0.9880	1.0000	1.0000	0.9892
新疆	1.0000	1.0000	0.8830	1.0000	1.0000	0.9766

表 8-29　中国欠发达地区医疗资源配置综合效率的四大类别

类别	地区
强势效率单位	内蒙古、贵州、甘肃
边缘效率单位	重庆、广西、陕西、青海、宁夏、新疆
边缘非效率单位	四川、云南
明显非效率单位	西藏

1. 强势效率单位（The Robustly Ecient Units）

以综合效率值 θ 的大小作为判断依据,强势效率单位以分析年度中所有 $\theta=1$ 为判断标准。符合判断标准的分别是内蒙古、贵州、甘肃三个地区。这三个强势效率单位的医疗资源配置综合效率在较长时期内都保持相对较高的数值。

2. 边缘效率单位(The Marginal Ecient Units)

以综合效率值 θ 的大小作为判断依据,边缘效率单位以分析年度的 $\theta = 1$ 出现 3 次以上(包含 3 次)为判断标准。符合判断标准的有重庆、广西、陕西、青海、宁夏、新疆六个地区。这六个边缘效率单位的效率变化与投入项、产出项的关系十分明显,当投入项、产出项发生变动时,必然会引起边缘效率单位整体效率产生波动。

3. 边缘非效率单位(The Marginal Inecient Units)

以综合效率值 θ 的大小作为判断依据,边缘非效率单位以分析年度的 $\theta = 1$ 出现 2 次以下(包含 2 次)为判断标准。符合判断标准的分别是四川、云南两个地区。这两个边缘非效率单位,只需要在投入项、产出项方面作出适度的调整,效率值就会得到大幅的提升。

4. 明显非效率单位(The Distinctly Inecient Units)

按照综合效率值 θ 的大小作为判断依据,边缘非效率单位以分析年度的 $\theta < 1$ 的情况作为判断标准。符合判断标准的只有西藏一个地区。这一个明显非效率单位的医疗资源配置效率相对较低,需要在投入项和产出项作出较大的调整。

由于数据包络分析的效率值仅代表相对效率,实证分析所得的三个强势效率单位地区(内蒙古、贵州、甘肃),并不是说明其医疗资源配置不具有调整的余地,只是表明在中国欠发达地区 12 个省份中这三个省份的医疗资源配置效率相对较高。

实证研究结论中有两个现象需要特别说明:第一,某些个别地区医疗资源富集,但医疗资源的总体配置效率水平却相对较低,比如四川省。深入分析这一结论背后的原因,主要有两个方面:(1)医疗资源内部配置的严重不合理导致整体配置效率低。四川省的医疗资源富集,却高度集中于省会城市(成都市),成都市的医疗资源在全国省会城市中排在前列,在中国欠发达地区12个省份中处于绝对优势地位。四川省除成都市之外的其他17个地级市医疗资源却严重不足,无论是总量还是人均量,均低于全国平均水平和西部地区平均水平。(2)区域内发展差距大导致医疗资源配置效率低。四川省是中国欠发达地区经济发展相对较好的省份,地区生产总值在中国欠发达地区12个省份中一直处于领先地位。但省内各个市(州)、县(区)发展的"剪刀差"明显,经济社会发展的差距导致医疗资源投入的差距,进而影响了医疗资源的综合效率。第二,个别地区经济社会发展相对缓慢,医疗资源并非十分富集,但医疗资源的总体配置效率水平却相对较高,比如甘肃省。深入分析,导致这个现象的根本性原因主要有两个方面:(1)发展程度低导致整体处于低水平状态,医疗资源配置在省域范围内处于一种低水平阶段。地处西北的甘肃省,发展相对缓慢且整体性特征十分显著,区域范围内的市(州)、县(区)差距并不是特别显著,省会城市(兰州市)略好于其他非省会城市,但并没有显著的差距。整体发展水平不高,导致对区域内医疗资源的投入也就相对欠缺(大部分依靠中央财政的投入,地方财政配套难以持续,市场化发展内生动力不足),区域内基本处于一种相对均衡的低效率配置状态。也就是说,市(州)之间、县(区)之间医疗资源配置没有显著区别。在实证统计分析上,呈现出一种低效率的均衡性。(2)区域内医疗卫生事业运行处于一种相对低层级的水平,医疗服务供给与需求矛盾突出,这严重制约了区域内医疗卫生事业的发展。

三、基于 DEA-BC² 模型技术效率分析

运用数据包络分析软件 DEAP2.1 测算,得到中国欠发达地区12个省份的技术效率值,如表8-30所示。

测算结果显示:(1)医疗资源配置技术效率值均为1的有7个省份,即内蒙古、重庆、广西、贵州、云南、陕西、甘肃。(2)医疗资源配置技术效率值为1出现4次的有3个省份,即青海、宁夏、新疆。(3)医疗资源配置技术效率值

为 1 出现 3 次的有 1 个省份，即四川。(4)医疗资源配置技术效率值为 1 出现 1 次的有 1 个省份，即西藏。

表 8-30 中国欠发达地区医疗资源配置技术效率值(DEA-BC² 模型)

年份 地区	2007	2009	2011	2013	2015	平均值
内蒙古	1.0000	1.0000	1.0000	1.0000	1.0000	1.0000
重庆	1.0000	1.0000	1.0000	1.0000	1.0000	1.0000
广西	1.0000	1.0000	1.0000	1.0000	1.0000	1.0000
四川	0.9960	0.9970	1.0000	1.0000	1.0000	0.9986
贵州	1.0000	1.0000	1.0000	1.0000	1.0000	1.0000
云南	1.0000	1.0000	1.0000	1.0000	1.0000	1.0000
西藏	0.9480	1.0000	0.9970	0.9940	0.9640	0.9806
陕西	1.0000	1.0000	1.0000	1.0000	1.0000	1.0000
甘肃	1.0000	1.0000	1.0000	1.0000	1.0000	1.0000
青海	1.0000	0.9050	1.0000	1.0000	1.0000	0.9810
宁夏	0.9600	1.0000	1.0000	1.0000	1.0000	0.9920
新疆	1.0000	1.0000	0.8840	1.0000	1.0000	0.9768

四、基于 DEA-BC² 模型规模效率分析

运用数据包络分析软件 DEAP2.1 测算，得到中国欠发达地区 12 个省份的规模效率值如表 8-31 所示。

表 8-31 中国欠发达地区医疗资源配置规模效率值(DEA-BC² 模型)

年份 地区	2007	2009	2011	2013	2015	平均值
内蒙古	1.0000	1.0000	1.0000	1.0000	1.0000	1.0000
重庆	1.0000	1.0000	0.9100	0.9710	1.0000	0.9762
广西	1.0000	0.6960	0.7700	1.0000	1.0000	0.8932

续表

年份 地区	2007	2009	2011	2013	2015	平均值
四川	0.9730	0.9450	0.9740	1.0000	1.0000	0.9784
贵州	1.0000	1.0000	1.0000	1.0000	1.0000	1.0000
云南	0.9210	0.8160	0.8260	0.9920	1.0000	0.9110
西藏	0.9990	0.8990	0.9390	0.9880	0.9950	0.9640
陕西	1.0000	1.0000	1.0000	1.0000	0.9620	0.9924
甘肃	1.0000	1.0000	1.0000	1.0000	1.0000	1.0000
青海	1.0000	0.9910	1.0000	1.0000	1.0000	0.9982
宁夏	0.9980	1.0000	0.9880	1.0000	1.0000	0.9972
新疆	1.0000	1.0000	0.9990	1.0000	1.0000	0.9998

测算结果显示:2007—2016年,中国欠发达地区12个省份医疗资源配置规模效率并非处于逐年增长的趋势,而是呈不同程度的波动,且有3个省份(内蒙古、贵州、甘肃)的医疗资源配置规模效率值一直为1。究其原因,主要是由于医疗资源要素配置具有一定的特殊性,医疗资源配置的规模效率并不完全取决于外生性资源要素投入数量的变化。具体体现在,医疗资源配置中外生性资源要素(如医疗机构建筑面积、床位数、经费等)投入规模不断增大,而医疗资源配置中内生性资源要素(如技术、信息、重大攻关项目等)的利用和整合能力相对不足,于是就造成了一定程度的供给与需求的不匹配。

五、数据包络分析模型效率分析的差异性

根据中国欠发达地区医疗资源配置的综合效率分析、技术效率分析和规模效率分析的结果,进一步分析中国欠发达地区医疗资源配置效率的差异性。通过测算不同年份中国欠发达地区12个省份在综合效率分析、技术效率分析和规模效率分析结果上的方差,研究方差在时间序列上的特征。

运用统计软件SPSS19.0对中国欠发达地区医疗资源配置的综合效率分析、

技术效率分析和规模效率分析的结果进行方差测算,测算结果如表 8-32 所示。

表 8-32　中国欠发达地区医疗资源配置效率差异

年份 效率	2007	2009	2011	2013	2015
综合效率	0.02738	0.09703	0.07834	0.00942	0.01539
技术效率	0.01797	0.02736	0.03342	0.00173	0.01039
规模效率	0.02333	0.09726	0.0777	0.00878	0.01093

根据中国欠发达地区医疗资源配置效率差异的分析结果,可以得出以下结论:(1)从 2007—2016 年中国欠发达地区医疗资源配置的综合效率方差数值来看,区域之间医疗资源配置效率方差差距并不明显,十年间没有显著的变化。2009 年,中国启动第三轮医疗卫生体制改革,改革效果在 2011 年之后得到了一定体现。从数据上分析,2007—2016 年中国欠发达地区医疗资源配置的综合效率差异呈"先增长,后下降"趋势,即 2007 年综合效率方差为 0.02738,到 2009 年达到短期最高值 0.09703,到 2013 年下降到 0.00942,到 2015 年又呈现上升趋势。(2)从 2007—2016 年中国欠发达地区医疗资源配置的技术效率方差数值来看,十年期间区域之间医疗资源配置效率方差有一定的波动。从数据上分析,2007—2016 年中国欠发达地区医疗资源配置的技术效率差异也呈"先增长、后下降、再小幅回升"趋势。(3)从 2007—2016 年中国欠发达地区医疗资源配置的规模效率方差数值来看,中国欠发达地区 12 个省份医疗资源配置规模效率差距在十年期间有十分明显的波动。从数据上分析,2007—2016 年中国欠发达地区医疗资源配置的规模效率差异也呈"先增长、后下降、再小幅回升"趋势(见图 8-2)。

总体来看,2007—2016 年中国欠发达地区都存在不同程度的失衡问题,2009 年国家第三轮医疗卫生体制改革,也试图通过调整医疗机构整体布局来缓解当前失衡状态。但是,由于政策的实施与成效有一定的时滞,同时政策执

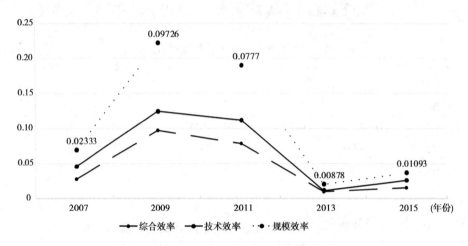

图8-2　中国欠发达地区医疗资源配置效率差异

行与现实情况也需要有一个相互适应的过程,政策在执行中会根据实际情况进行修正,从而导致配置效率产生不规则波动现象。

第四节　复合数据包络分析模型

一、复合数据包络分析模型

(一)复合数据包络分析模型基本原理

数据包络分析是利用线性规划技术评价系统相对效率的非参数方法。复合数据包络分析模型是建立在 DEA-C^2R 模型和 DEA-BC^2 模型基础上的一种优化。

假设决策单元个数共为 k 个,输入类型的种类为 n,输出类型的种类为 m,第 i 类输入用符号 $X_i(i=1,2,\cdots,n)$ 表示,第 i 类输出则用符号 $Y_i(i=1,2,\cdots,m)$ 表示。那么,复合数据包络分析的指标体系就可以表示为:

$$D = \{X_1, X_2, \cdots, X_n \mid Y_1, Y_2, \cdots, Y_m\} \tag{8-14}$$

假设在其中第 k 个决策单元中随机选取第 i 类指标的输入,并且记作

X_i^k,于是则有:

$$X_i^k = (X_1^k, X_2^k, \cdots, X_n^k) \tag{8-15}$$

在其中第 k 个决策单元中随机选取第 i 类指标的输出,并且记作 Y_i^k,于是则有:

$$Y_i^k = (Y_1^k, Y_2^k, \cdots, Y_m^k) \tag{8-16}$$

按照相应的研究对象选定特定的数据包络分析评价模型,进而得出各个决策单元的有效性系数,最后将不同决策单元的有效性系数组合而成一个向量 $\theta(D)$。$\theta(D)$ 表示各决策单元的相对效率值 $\theta_i(D)$ 构成的向量集合,则有:

$$\theta(D) = \{\theta_1(D), \theta_2(D), \cdots, \theta_n(D)\}^T, \tag{8-17}$$

如果 $D_1, D_2, \cdots, D_t$ 是 t 个由 D 中部分指标组成的不同子指标集,于是有 $(D_i \subset D)$,得到 D_i 下以各决策单元相对效率值为分量的向量 $\theta(D_i)$,则有:

$$\theta(D_i) = \{\theta_1(D_i), \theta_2(D_i), \cdots, \theta_n(D_i)\}^T, i = 1, 2, \cdots, t \tag{8-18}$$

以 $\theta(D), \theta(D_i), \cdots, \theta(D_t)$ 为自变量,建立泛函数 F,泛函数 F 的数学表达式为:

$$F = F\{\theta(D), \theta(D_i), \cdots, \theta(D_t)\} \tag{8-19}$$

从泛函数 F 中可以得到效率变化的信息。

(二) 复合数据包络分析模型的应用范围

1. 分析某一指标对评价系统中决策单元的影响

假定 D_i 表示 D 中去掉第 i 个指标后的指标体系,得到的 $\theta(D)$ 和 $\theta(D_i)$,定义:

$$S_j(i) = \frac{\theta_j(D) - \theta_j(D_i)}{\theta_j(D_i)}, j = 1, 2, \cdots, n \tag{8-20}$$

如果决策单元 j_0 满足以下条件:

$$S_{j_0}(i) = \max\{S_j(i)\}, j = 1, 2, \cdots, n \tag{8-21}$$

则表明,决策单元 j_0 就第 i 个指标而言,相对其他决策单元在投入或产出方面具有相对优势,因为加入 i 个指标后其相对效率值增加最大。若其为投入指标,也可能表示该指标的投入严重不够,对投入产出相对效率的影响显著。

2. 分析某一无效单元形成的原因

若某一决策单元 j_0 在 D 指标下为非 DEA 有效,即 $\theta_{j0} < 1$,定义:

$$S_j(i) = \frac{\theta_{j0}(D) - \theta_{j0}(D_i)}{\theta_{j0}(D_i)} \ , \ i = 1, 2, \cdots, t \tag{8-22}$$

设 $i_0 = \min(S_1, S_2, \cdots, S_i)$,这表示指标 i_0 是对决策单元 j_0 无效性影响最大的指标,可能由于该指标对应的投入存在冗余、利用率太低,或者该指标对应的产出效率偏低,未达到有效的产出规模。

二、医疗资源配置复合数据包络分析模型效率测算

复合数据包络分析模型旨在判断某一指标对评价系统中决策单元的影响,以及分析某一无效单元形成的内在原因。引入复合数据包络分析模型对中国欠发达地区 12 个省份医疗资源配置的效率进行测度,能够更加准确地判断各个投入要素对中国医疗资源配置效率的影响程度。

运用软件 DEAP2.1,测算得出 5 项输入指标和 4 项输出指标对医疗资源配置效率的影响程度,结果如表 8-33 所示。

表 8-33　输入输出指标不同情况下的复合数据包络分析模型测算结果

地区	初始结果	删除项								
		X_1	X_2	X_3	X_4	X_5	Y_1	Y_2	Y_3	Y_4
内蒙古	0.9178	0.8524	0.9034	0.8172	0.9144	0.9164	0.7560	0.9158	0.9174	0.9178
重庆	1.0000	1.0000	1.0000	1.0000	0.9836	0.9736	1.0000	1.0000	1.0000	1.0000
广西	1.0000	1.0000	1.0000	1.0000	1.0000	1.0000	1.0000	1.0000	1.0000	1.0000
四川	0.9330	0.8532	0.8850	0.8336	0.9326	0.9038	0.7246	0.9314	0.9326	0.9330
贵州	0.9816	0.7984	0.9800	0.9816	0.9800	0.9750	0.9558	0.9816	0.9816	0.9816

续表

地区	初始结果	删除项								
		X_1	X_2	X_3	X_4	X_5	Y_1	Y_2	Y_3	Y_4
云南	1.0000	1.0000	1.0000	0.9250	1.0000	1.0000	1.0000	1.0000	1.0000	1.0000
西藏	0.9416	0.8638	0.8960	0.8350	0.9226	0.9100	0.7720	0.9280	0.9262	0.9416
陕西	1.0000	1.0000	1.0000	1.0000	1.0000	1.0000	1.0000	1.0000	1.0000	0.9326
甘肃	1.0000	0.8670	1.0000	1.0000	1.0000	0.9822	1.0000	1.0000	1.0000	1.0000
青海	0.9756	0.8824	0.9186	0.9334	0.9754	0.9256	0.8920	0.9734	0.9536	0.9756
宁夏	0.9876	0.8744	0.9488	0.8668	0.9866	0.9830	0.7766	0.9876	0.9876	0.9876
新疆	0.9894	0.9894	0.9894	0.9870	0.9894	0.9006	0.9894	0.8532	0.9894	0.9894
平均值	0.9772	0.9151	0.9601	0.9316	0.9737	0.9559	0.9055	0.9643	0.9740	0.9716
方差	0.0272	0.0698	0.0430	0.0682	0.0293	0.0375	0.1052	0.0433	0.0297	0.0287

从输入系统实证分析结果来看,输入系统的 5 项指标中,对各个地区医疗资源配置综合效率影响最大的是医疗机构总数(方差为 0.0698),对各个地区医疗资源配置综合效率影响最小的是医疗卫生人员总数(方差为 0.0293)。

从输出系统实证分析结果来看,输出系统的四项指标中,对各个地区医疗资源配置综合效率影响最大的是住院人数(方差为 0.1052),对各个地区医疗资源配置综合效率影响最小的是孕产妇死亡率(方差为 0.0287)。

三、医疗资源配置复合数据包络分析模型相对效率测算

引入复合数据包络分析模型中的投入—产出分析理论,对中国欠发达地区 12 个省份医疗资源投入—产出的相对效率进行测度,能够更加准确地理解和判定输入要素和输出要素对医疗资源配置效率的影响程度。

按照复合数据包络分析相对效率测算理论,运用数学分析软件 Matlab6.5 对中国欠发达地区 12 个省份医疗资源投入—产出的相对效率进行测算,得出测算结果如表 8-34 所示。

表 8-34　复合数据包络分析模型相对效率测算结果

地区	输入项					输出项			
	$S_j(1)$	$S_j(2)$	$S_j(3)$	$S_j(4)$	$S_j(5)$	$S_j(6)$	$S_j(7)$	$S_j(8)$	$S_j(9)$
内蒙古	0.0767	0.0159	0.1231	0.0037	0.0015	0.2140	0.0022	0.0004	0.0000
重庆	0.0000	0.0000	0.0000	0.0167	0.0271	0.0000	0.0000	0.0000	0.0000
广西	0.0000	0.0000	0.0000	0.0000	0.0000	0.0000	0.0000	0.0000	0.0000
四川	0.0935	0.0542	0.1192	0.0004	0.0323	0.2876	0.0017	0.0004	0.0000
贵州	0.2295	0.0016	0.0000	0.0016	0.0068	0.0270	0.0000	0.0000	0.0000
云南	0.0000	0.0000	0.0811	0.0000	0.0000	0.0000	0.0000	0.0000	0.0000
西藏	0.0901	0.0509	0.0277	0.0206	0.0347	0.2197	0.0147	0.0166	0.0000
陕西	0.0000	0.0000	0.0000	0.0000	0.0000	0.0000	0.0000	0.0000	0.0723
甘肃	0.1534	0.0000	0.0000	0.0000	0.0181	0.0000	0.0000	0.0000	0.0000
青海	0.1056	0.0621	0.0452	0.0002	0.0540	0.0937	0.0023	0.0231	0.0000
宁夏	0.1295	0.0409	0.1394	0.0010	0.0047	0.2717	0.0000	0.0000	0.0000
新疆	0.0000	0.0000	0.0024	0.0000	0.0986	0.0000	0.1596	0.0000	0.0000
累计值	0.8783	0.2256	0.5381	0.0443	0.2779	1.1137	0.1805	0.0406	0.0723
方差	0.0754	0.0253	0.0601	0.0071	0.0295	0.1194	0.0457	0.0078	0.0209

（一）投入指标测算结果

以投入指标结构为对象,投入项的累计值分别为:医疗机构总数 0.8783、医疗机构床位总数 0.2256、医疗卫生人员总数 0.5381、卫生总费用 0.0443、财政医疗卫生支出 0.2779。医疗机构的投入和医疗卫生人员投入的累计值所属同一区间范围,床位数投入和医疗经费投入的累计值所属同一区间范围。由此说明,2007—2016 年中国欠发达地区对医疗资源投入—产出相对效率影响较大的是医疗机构的投入和医疗卫生人员的投入,医疗机构的投入对中国欠发达地区医疗资源投入—产出效率的影响更为显著。根据实证分析结果,贵州、甘肃、青海、宁夏相对于其他地区在医疗机构总数上具有相对效率的优势,内蒙古、四川相对于其他地区在医疗卫生人员上具有相对效率的优势。

（二）产出指标测算对象

以产出指标结构为对象,输出项的累计值分别为:住院人数1.1137、诊疗人次0.1805、病床使用率0.0406、孕产妇死亡率0.0723,住院人数和诊疗人次的累计值要显著高于病床使用率和孕产妇死亡率的累计值。由此说明,住院人数和诊疗人次这两项指标对相对效率变化更为敏感,且诊疗人次医疗资源投入—产出的效率要低于住院人数。根据测算结果,内蒙古、四川、西藏、宁夏相对于其他地区在住院人数上具有相对效率的优势,西藏、新疆相对于其他地区在诊疗人次上具有相对效率的优势。

（三）输入输出项的差异

各个决策单元在输入项和输出项的相对效率上具有一定的差异性。基于投入指标体系测算结果,方差最大的为医疗机构总数(0.0754),说明医疗机构在中国欠发达地区投入差异较为明显;基于产出指标体系测算结果,方差最大的为住院人数(0.1194),说明中国欠发达地区医疗资源配置中产出失衡最严重的是诊疗人次这一指标。

第五节 效率聚类比较分析

一、配置效率的聚类比较

区域医疗资源配置综合效率指标,可以全面反映区域医疗资源配置投入—产出效率的状况。采用数据包络分析最优分割法对中国欠发达地区12个省份医疗资源配置效率进行聚类分析,能够更加清晰地反映现阶段中国欠发达地区医疗资源配置效率的差异性。

（一）数据包络分析最优分割法

数据包络分析最优分割法用来分类的依据是离差平方和。假设决策单元依次是 $x_1, x_2, \cdots, x_n$（每个决策单元是 n 维向量），某一类别决策单元集 G_{ij} 表示为：

$$G_{ij} = \{x_1, x_{i+1}, \cdots, x_j\}, j > i \tag{8-23}$$

G_{ij} 的均值可以表示为：

$$\overline{x_{ij}} = \frac{1}{j + i + 1} \sum_{i=1}^{j} x_i \tag{8-24}$$

G_{ij} 的直径 $D(i,j)$ 可以表示为：

$$D(i,j) = \sum_{i=1}^{j} (x_i - \overline{x_{ij}})^T (x_j - \overline{x_{ij}})^T \tag{8-25}$$

（二）目标函数

将 n 个决策单元分成 k 类，设某一种分法是：

$$P(n,k) = \{(x_{i1}, x_{i1} + 1, \cdots, x_{i2} - 1), (x_{i2}, x_{i2} + 1, \cdots, x_{i3} - 1), \cdots, (x_{ik},$$
$$x_{ik} + 1, \cdots, n)\} \tag{8-26}$$

或者是：

$$P(n,k) = \{(i_1, i_{i+1}, \cdots, i_{2-1}), (i_2, i_{2+1}, \cdots, i_{3-1}), \cdots, (i_k, i_{k+1}, \cdots, n)\} \tag{8-27}$$

其中，分点满足以下条件：

$$i_1 < i_2 <, \cdots, < i_k < i_{k+1} = n \tag{8-28}$$

定义这种分类的目标函数为：

$$e[P(n,k)] = \sum_{i}^{k} D(i_j, i_{j+1} - 1) \tag{8-29}$$

当 n 和 k 固定时，$e[P(n,k)]$ 越小表示各类的离差平方和越小，分类是合理的。

二、数据包络分析最优分割法聚类比较分析

按照数据包络分析模型基本理论,在综合效率分析、技术效率分析和规模效率分析结果的基础上,采用数据包络分析最优分割法对中国欠发达地区医疗资源配置效率进行聚类比较分析。

(一) 数据包络分析最优分割法聚类分析的三类区域

根据中国欠发达地区 12 个省份医疗资源配置实证分析得出的综合效率值,运用数据包络分析最优分割法对中国欠发达地区 12 个省份医疗资源配置效率进行分类。实际测算过程中,以五个时间点计算得出的综合效率的平均值作为分类依据,将决策单元划分为三个有效区间,如表 8-35 所示。

表 8-35 中国欠发达地区医疗资源配置综合效率聚类分析结果

类别	判定依据	地区
高效区	$\displaystyle\sum_{i}^{k} \theta_i = 1$	内蒙古、贵州、甘肃
中效区	$\displaystyle 0.95 \leqslant \sum_{i}^{k} \theta_i < 1$	重庆、四川、陕西、青海、宁夏、新疆
低效区	$\displaystyle\sum_{i}^{k} \theta_i < 0.95$	广西、云南、西藏

1. 高效区

高效区包含 3 个省份,分别为内蒙古、贵州、甘肃,这三个省份是中国欠发达地区 12 个省份中医疗资源配置综合效率最高的地区,医疗资源配置综合效率都等于 1。高效区的三个省份属于中国欠发达地区 12 个省份中发展潜力相对好的地区,其中贵州省表现出较大的发展潜力和强劲的发展势头。虽然甘肃省经济总量和人均量在中国欠发达地区中排名均靠后,但其医疗资源的

配置综合效率却为1,可见甘肃省医疗资源投入数得了相对合理的产出,医疗资源在城乡之间、区域之间、各类人群之间的配置较为合理。

2. 中效区

中效区包含6个省份,分别为重庆、四川、陕西、青海、宁夏、新疆,其医疗资源配置综合效率均在0.95—1,医疗资源配置综合效率相对较高。其中,四川和重庆在中国欠发达地区12个省份经济发展中处于"领头羊"地位,由此可以看出这两个省份在经济快速发展过程中区域之间的差距也在逐步扩大,从而导致医疗资源的配置也存在一定程度的失衡。

3. 低效区

低效区包含3个省份,分别为广西、云南、西藏,其医疗资源配置综合效率均低于0.95,医疗资源配置综合效率相对较低,医疗资源配置失衡现象也比较突出。具体来看,这3个低效率省份具有三个方面的共性特征:(1)医疗资源的需求和供给严重不匹配,医疗卫生事业发展在全国处于下游水平。(2)经济社会发育程度较低,市场化水平严重不足,区域内城镇化水平低于全国平均水平,贫困发生率高于全国平均水平。(3)历史积累相对不足,尤其是改革开放之后虽然有一定的发展,但远远赶不上其他省份发展的速度。

(二) 分析结果的整体性说明

从中国欠发达地区12个省份医疗资源配置综合效率总体情况来看,区域经济和社会发展对医疗资源配置的均衡性影响较为明显。经济相对发达、财政相对充裕、城乡居民人均可支配收入相对较高的地区,医疗资源配置均衡性程度也相对较高。另外,还有少数地区经济社会发展处于相对较低的水平(如甘肃省),但其医疗卫生事业发展由于相关部门的合理性规划而获得较好的发展,处于较高的均衡状态。2016年中国欠发达地区主要经济发展指标,如表8-36所示。

表 8-36 2016 年中国欠发达地区主要经济发展指标

地区	GDP（亿元）	人均 GDP（元）	人均可支配收入（元）		人均医疗保健支出（元）	
			城镇	农村	城镇	农村
内蒙古	18128.1	72064	32974.9	11609	1840.2	1187.7
重庆	17740.59	58502	29610	11548.8	1700	852.3
广西	18317.64	38027	28324.4	10359.5	1065.9	781.8
四川	32934.54	40003	28335.3	11203.1	1423.4	972.5
贵州	11776.73	33246	26742.6	8090.3	1050.1	527.8
云南	14788.42	31093	28610.6	9019.8	1526.7	620.1
西藏	1151.41	35184	27802.4	9093.8	585.3	152.6
陕西	19399.59	51015	28440.1	9396.4	2016.7	1044.1
甘肃	7200.37	27643	25693.5	7456.9	1583.4	821.3
青海	2572.49	43531	26757.4	8664.1	1750.4	1278.8
宁夏	3168.59	47194	27153	9851.6	1874	1040.6
新疆	9649.7	40564	28463.4	10183.2	1934.8	846.8
平均值	13069.01	43172.17	28242.30	1529.24	9706.40	843.87

从国际医疗卫生事业发展的历史阶段可以看出,医疗卫生事业发展具有继承性特征,医疗卫生事业发展也遵循一定的发展规律,即使是短期内对医疗卫生事业进行大规模的人力、物力、财力投入,由于历史积累不够,也很难达到跨越式的效果。同时,医疗卫生事业发展与经济发展、社会发展、受教育程度、文化发展等的关联性较强,这些因素也是制约医疗卫生事业发展的重要因素,这些因素共同作用导致医疗资源配置的失衡。

三、聚类比较分析结果验证

从数据包络分析最优分割法聚类分析结果可以看出,各个决策单元的医疗资源配置效率与经济发展有着一定的关联性。在此,采用皮尔逊相关系数

(Pearson Correlation Coefficient)对 2016 年各个地区经济发展数据与数据包络分析最优分割法聚类分析结果进行相关性验证。

（一）经济发展指标与综合效率的结果验证

运用统计软件 SPSS19.0 对地区生产总值、人均地区生产总值、综合效率值进行皮尔逊相关性验证,验证结果如表 8-37 所示。

表 8-37　2016 年经济发展指标与医疗资源配置综合效率的皮尔逊相关性检验

指标		地区生产总值	人均地区生产总值	综合效率值
地区生产总值	皮尔逊相关系数	1.000	0.855	0.874
	显著性(两侧检验)	——	0.024	0.019
	样本	12	12	12
人均地区生产总值	皮尔逊相关系数	0.855	1.000	0.652
	显著性(两侧检验)	0.024	——	0.012
	样本	12	12	12
综合效率值	皮尔逊相关系数	0.874	0.652	1.000
	显著性(两侧检验)	0.019	0.012	——
	样本	12	12	12

由此看出,地区生产总值、人均地区生产总值与医疗资源配置综合效率值呈严格的正相关关系,且两个相关变量之间相关系数检验 P 值都小于 0.05,说明在 5% 的显著性水平下原假设条件成立,地区生产总值、人均地区生产总值与医疗资源配置综合效率值的相关性是显著的。

（二）居民生活水平指标与综合效率的结果验证

运用统计软件 SPSS19.0 对 2016 年城镇居民人均可支配收入、农村居民人均可支配收入、规模综合效率值进行皮尔逊相关性验证,验证结果如表 8-38 所示。

表 8-38　2016 年居民生活水平指标与医疗资源
配置综合效率的皮尔逊相关性检验

指标		城镇居民人均可支配收入	农村居民人均可支配收入	综合效率值
城镇居民人均可支配收入	皮尔逊相关系数	1.000	0.793 **	0.823
	显著性(两侧检验)	—	0.002	0.004
	样本	12	12	12
农村居民人均可支配收入	皮尔逊相关系数	0.793 **	1.000	0.800
	显著性(两侧检验)	0.002	—	0.042
	样本	12	12	12
综合效率值	皮尔逊相关系数	0.823	0.800	1.000
	显著性(两侧检验)	0.004	0.042	—
	样本	12	12	12

注: ** 相关性在 0.01 水平上显著(双侧)。

由此看出,城镇居民人均可支配收入、农村居民人均可支配收入与医疗资源配置效率值呈严格的正相关关系,两个相关变量之间相关系数检验 P 值都小于 0.05,说明在 5% 的显著性水平下原假设条件成立,城镇居民人均可支配收入、农村居民人均可支配收入与医疗资源配置综合效率值的相关性是显著的。

（三） 医疗费用支出指标与综合效率的结果验证

运用统计软件 SPSS19.0 对城镇居民人均医疗保健支出、农村居民人均医疗保健支出、综合效率值进行皮尔逊相关性验证,验证结果如表 8-39 所示。

表 8-39 2016 年医疗费用支出指标与医疗资源
配置综合效率的皮尔逊相关性检验

指标		城镇居民人均医疗保健支出	农村居民人均医疗保健支出	综合效率值
城镇居民人均医疗保健支出	皮尔逊相关系数	1.000	0.818**	0.769
	显著性(两侧检验)	—	0.001	0.014
	样本	12	12	12
农村居民人均医疗保健支出	皮尔逊相关系数	0.81**	1.000	0.610
	显著性(两侧检验)	0.001	—	0.016
	样本	12	12	12
综合效率值	皮尔逊相关系数	0.769	0.610	1.000
	显著性(两侧检验)	0.014	0.016	—
	样本	12	12	12

注:**相关性在 0.01 水平上显著(双侧)。

由此看出,城镇居民人均医疗保健支出、农村居民人均医疗保健支出与医疗资源配置综合效率值呈严格的正相关关系,两个相关变量之间相关系数检验 P 值都小于 0.05,说明在 5% 的显著性水平下原假设条件成立,城镇居民人均医疗保健支出、农村居民人均医疗保健支出与医疗资源配置综合效率值的相关性是显著的。

第九章　机制创新与探索实践

习近平总书记指出:"人民健康是社会文明进步的基础,是民族昌盛和国家富强的重要标志,也是广大人民群众的共同追求。"①中华人民共和国成立七十多年来,中国共产党始终把保障人民健康放在优先发展的战略位置,将其视为国家经济社会发展的必备条件和基础性任务,全面部署、整体规划、改革创新,公共健康保障水平持续增长,人民群众的健康状况和幸福指数得到了显著提升。立足新时代,在城镇化、工业化、现代化、生活方式、生态环境、人口结构等因素的综合影响下,中国医疗卫生事业发展还需要进行更加深入的改革和更大力度的创新,进一步缩小城乡、区域、群体间资源配置和服务水平差距,满足人民群众日益增长的多元化、高质量医疗健康需求,人民群众的获得感、幸福感、安全感才会更加充实、更有保障、更可持续。

第一节　医疗资源配置中的政府与市场

医疗服务属具有公益属性的特殊服务,与普通的商品和服务相比存在根本差别,政府需要通过宏观调控方式,平衡各方利益,在此基础上适当引入市

---

① 习近平:《在教育文化卫生体育领域专家代表座谈会上的讲话》,人民出版社2020年版,第8页。

场机制,促使市场与政府发挥各自优势,推动资源更加均衡合理配置。

一、政府职能定位与转变

政府在医疗资源配置中的作用主要体现在宏观维度,具体包含制定与实施医疗卫生事业发展规划、维持医疗市场秩序、稳定医疗服务价格、监管医疗服务行为、促进医疗资源均衡配置等内容,旨在为医疗卫生事业发展提供良好的运行环境。

(一) 政府职能定位

习近平总书记指出,"在社会主义条件下发展市场经济,是我们党的一个伟大创举。我国经济发展获得巨大成功的一个关键因素,就是我们既发挥了市场经济的长处,又发挥了社会主义制度的优越性。我们是在中国共产党领导和社会主义制度的大前提下发展市场经济,什么时候都不能忘了'社会主义'这个定语。之所以说是社会主义市场经济,就是要坚持我们的制度优越性,有效防范资本主义市场经济的弊端。我们要坚持辩证法、两点论,继续在社会主义基本制度与市场经济的结合上下功夫,把两方面优势都发挥好,既要'有效的市场',也要'有为的政府',努力在实践中破解这道经济学上的世界性难题。"[①]政府与市场在医疗资源配置中需要扮演不同角色,并发挥不同作用。一方面,政府作用能够有效解决市场失灵的问题。完全竞争市场结构是资源配置的一种理想状态,现实经济活动中,由于垄断、公共物品、外部性、信息不对称等外在因素的存在,导致市场机制在某些领域资源配置出现低效,这就需要政府给予适时干预,以弥补市场机制的缺陷。另一方面,市场成为政府作用发挥的有效补充。医疗资源趋向于准公共物品,可适当引入竞争,通过市场机制激发全社会力量参与医疗卫生事业发展,形成医疗卫生资源供给主体

---

① 习近平:《论把握新发展阶段、贯彻新发展理念、构建新发展格局》,中央文献出版社2021年版,第64页。

多元发展格局,促进政府从"管理型"向"服务型"转变。

(二) 政府三重角色

医疗资源配置是政府公共服务职能在健康领域的具体体现。2009 年 3 月中共中央、国务院发布《关于深化医药卫生体制改革的意见》,2016 年 10 月中共中央、国务院印发《"健康中国 2030"规划纲要》,2022 年 5 月国务院办公厅印发《"十四五"国民健康规划》,均提出"把基本医疗制度作为公共产品向全民提供"和"加快建立符合国情的基本医疗制度"。医疗资源配置制度的改革创新,需要继续保持医疗服务这一准公共产品属性,政府也需要扮演好市场机制的培育者、市场失灵的纠正者、补偿机制的承担者三重角色。

1. 市场机制培育者

在医疗资源配置中,政府既是市场规则的制定者、维护者和监督者,也是市场规则的执行者。政府作为市场规则制定者、维护者和监督者,主要职责是为医疗卫生参与者提供健康的发展环境,并形成公平有序的市场秩序。具体而言,政府通过制定和完善法律法规对医疗市场进行行为约束,为医疗市场的规范和秩序提供法制保障。特别是在医疗市场主体培育起始阶段,政府在制度设计中需要鼓励社会力量参与医疗卫生行业,增加全社会医疗资源供给,形成医疗市场多元主体共同竞争的格局。政府作为市场规则的执行者,则需要将政府作为市场的主体,并遵循市场经济客观规律,规范自身行为准则。具体而言,政府需要自觉遵守市场交易原则和竞争规则,尊重市场各个主体的自主权,在自身权责范围内进行制度创新。

2. 市场失灵纠正者

医疗卫生服务是介于私人物品和纯公共物品之间的准公共物品,医疗卫生服务跟其他产品一样会出现市场失灵情况。诸如,医疗市场供给与需求信息不对称、市场化供给的外部不经济、产权结构不清晰引起医疗资源配置低效率。一旦出现市场失灵,政府就需要发挥主导性作用,对医疗资源配置进行新的制度安排。诸如,通过公开医疗服务信息来弥补信息不对称,清晰界定供给主体的产权来消除外部性问题,强化基本公共服务的主体作用来克服医疗资源市场配置的低效性。

3. 补偿机制承担者

完善医疗资源的补偿机制,旨在缓解医疗资源配置中效率与公平的矛盾。政府对医疗服务的补偿并非全面兜底,在一定程度上会受到财政资金分配与使用的影响。政府作为医疗资源补偿机制的承担者,不仅需要考虑财政资金投入总量的效率问题,还需要考虑在有限的财政资源条件下医疗资源的投入—产出效率问题。政府在对补偿机制进行制度设计时,不仅需要解决医疗资源供需不匹配问题,还需要为市场机制提供良好的运行环境,提高医疗卫生资源的配置效率。

二、市场在资源配置中的决定性作用

市场在医疗资源配置中所起的决定性作用更多地体现在微观层面,市场通过引入供需机制、价格机制、竞争机制规范配置主体的行为,提高医疗资源利用率。

(一) 供需机制

从供给与需求层面看,医疗机构的发展水平应由医疗机构自身实力和社会对医疗资源实际需求来确定,包括医疗机构的发展规模、医疗设施更新、医疗技术人员更替。医疗机构的发展规模,在很大程度上是由医疗机构的效益所决定,医疗机构的效益又取决于医疗技术与服务质量。医疗卫生服务需求者一般通过医疗机构的基本信息初步辨别服务质量,医疗服务需求量在一定程度上能够反映出医疗机构发展规模与服务质量。同样,医疗资源配置与医疗资源有效需求相适应,诸如,按照地区经济发展水平确定个性化服务的内容、按照就诊人数和住院人次确定医疗机构规模、按照人口结构确定差别化服务项目。因此,通过市场供给与需求,在一定程度上能够推动医疗机构规模的最优化布局与医疗资源的最优化配置。

（二）价格机制

价格是经济利益关系的调节者。医疗服务价格直接影响医疗资源的生产方式、产出数量、服务质量,进而影响医疗资源的供求关系。价格机制能够保证在基本医疗资源配置充足的情况下,通过价格杠杆来调节医疗资源配置的最优选择,使不同的医疗机构能够根据实际需求和支付能力来选择可承受的资源。在医疗资源供给过程中,国家正在尝试根据市场机制原则适当放开价格管制,在不同层次医疗机构之间形成差别化的服务价格,这一探索有效推动了医疗资源供求均衡。2009 年 11 月,国家发展改革委、卫生部、人力资源和社会保障部联合印发《关于印发改革药品和医疗服务价格形成机制的意见的通知》,开始尝试放开价格管制实行市场定价;2015 年 10 月,中共中央、国务院印发《关于推进价格机制改革的若干意见》,提出"理顺医疗服务价格";2017 年 11 月,国家发展改革委发布《关于全面深化价格机制改革的意见》,强调"优化调整医疗服务价格";2021 年 8 月,国家医保局、国家卫生健康委、国家发展改革委、财政部、人力资源和社会保障部、市场监管总局、国家中医药局、国家药监局联合发布《深化医疗服务价格改革试点方案》,明确要建立健全更可持续的总量调控机制、规范有序的价格分类形成机制、灵敏有度的价格动态调整机制、目标导向的价格项目管理机制、严密高效的价格监测考核机制。

（三）竞争机制

竞争机制的引入,能够为市场带来活力。医疗资源的配置也需要不同所有制的医疗机构参与竞争,形成多元竞争的总体格局。[1] 社会主义市场经济

---

① 左学金、胡苏云:《城镇医疗保险制度改革:政府与市场的作用》,《中国社会科学》2001年第 5 期。

制度下,医疗资源配置中引入竞争机制是必然选择。从宏观层面来看,需要积极鼓励社会资本参与医疗卫生事业发展,发挥社会资本的灵活性,为医疗市场创造有序的竞争环境。从微观层面来看,需要鼓励有实力的机构或个人(大健康企业、商业保险公司、知名医生等)依法创办医疗服务机构,形成营利性医疗机构与非营利性医疗机构、综合性医疗机构与专科医疗机构、公立医疗机构与非公立医疗机构等多元主体竞争格局。

第二节　医疗资源均衡配置的机制创新

随着人民生活水平不断提高和人口老龄化加速,人民群众健康需求和品质要求持续快速增长,医疗资源配置机制也需要同步创新,才能最大限度保护人民群众的生命安全和身体健康。

一、公平与效率的价值选择

公平与效率是社会资源配置的核心问题,公平与效率的选择并没有统一标准。选择绝对公平会导致经济衰退,单纯追求效率会加大发展差距。公平与效率何者优先,需要充分考虑经济社会发展所处的阶段,选择与经济社会发展阶段相适应的价值目标。

(一) 目标与方式的结合

医疗卫生机制本质上是政府运用公共权力、行使管理职能、促使医疗资源均衡化的过程,实现医疗资源配置公平与效率的合理性。具体而言,医疗卫生制度本身就是保障全体公众获得基本医疗服务的公平性、可及性和可负担性,在保持医疗卫生系统高效运行状态的同时,实现基本健康保障的起点公平、过程公平和结果公平。那么,如何在医疗资源配置效率相对较低的地区实现起点公平、过程公平、结果公平呢?需要以"健康效益最大化"为导向,统筹医疗、医药、医保的改革目标与方式,构筑功能完善、公平正义、高效运行的制度保障。对于需求主体,公众能够获得公平、可及、可负担的医疗服务,实现健康收益最大化;对于管理机构,政府需要搭建医疗、医药、医保"三位一体"运行平台,实现医疗资源的均衡配置;对于供给主体,医疗机构(医务人员)需要通过供给高质量医疗服务来获得正常收入,推动医疗卫生事业健康发展;对于第三方保险机构,需要运用相对有限的医保基金最大化地满足参保者的基本医疗保障需求,实现医疗保障基金收支平衡;对于中间产品供给,药品生产企业需要通过提高生产效率获取合理利润。

(二) 系统与要素的协同

协同理论认为,系统作为由两个以上的子要素相互联系、相互作用而具有一定结构和功能的有机整体,有着相同的基本运行规律。医疗资源均衡性配置涉及医疗、医药、医保三个层面,要形成以"健康效益最大化"为导向的医疗资源配置有机整体,就必须强调系统与要素的协同性。要理顺医疗卫生事业这个大系统内部各个要素与要素、要素与子系统、子系统与环境之间的关系,形成复杂开放大系统内的各个子系统相互协同运作状态,实现效率与公平在合理区间运行。

二、医疗资源均衡配置机制

现代社会是一个发展系统,政府、市场和社会是国家治理体系和治理能力的重要主体,实现医疗资源的均衡化配置需要统筹考虑协同机制、运行机制、联动机制。

(一) 协同机制

医疗资源配置过程中,协同机制主要表现在发挥市场的能动性、注重政府的服务性、加强社会的参与性。

1. 市场的能动性

发挥市场在医疗资源配置、医疗服务购买、医疗产品定价、医疗机构筹资、医疗机构改革等领域的调节作用，能够提高医疗资源配置的综合效率。蔡立辉等（2009）提出，要鼓励营利组织、非营利组织扮演传统政府承担的部分角色，使营利组织、非营利组织共同分担营运的风险，协助政府提供医疗服务，刺激政府提高医疗服务的效率与质量。[①] 发挥市场在医疗资源配置中的主观能动性，既有利于发挥市场机制的作用，也有利于强化政府对医疗机构的监督与规范，保障医疗市场公平竞争。

2. 政府的服务性

医疗服务的公共属性决定了医疗服务市场并不是完全竞争市场，医疗服务供给方的寡头垄断在一定程度上限制了市场机制发挥作用。基本医疗服务需要将政府干预与市场调节有机结合，政府的干预进一步纠正市场失灵。政府对医疗市场行政干预的目标是兼顾公平和效率，实现医疗服务在低收入群体与高收入群体之间的平衡。虽然，引入市场竞争机制是提高医疗卫生系统效率的重要选择，然而引入市场竞争机制不仅是对医疗卫生体系传统模式的创新，更是对各方利益结构的重新划分。那么，如何引入市场竞争机制、在多大程度上引入市场竞争机制、如何平衡各个利益相关群体之间的关系，就成为政府干预医疗市场的一个关键问题。基于中国社会主义市场经济改革发展的成功实践，政府通过培育多元化医疗主体对市场进行干预，在满足公众平等获得医疗服务的同时，提升了医疗资源配置的综合效率。

3. 社会的参与性

通过搭建各方利益相关群体的交流平台，以对话、交流、沟通、协商等方式表达公众意愿和建议。习近平总书记强调，"人民民主是社会主义的生命，是全面建设社会主义现代化国家的应有之义。全过程人民民主是社会主义民主

---

① 蔡立辉：《分层次、多元化、竞争式提供医疗卫生服务的公共管理改革及分析》，《政治学研究》2009 年第 6 期。

政治的本质属性,是最广泛、最真实、最管用的民主。"①立足新时代,构建维护各方利益主体权益和表达公众诉求的机制十分必要,应鼓励让社会各主体参与基本医疗制度改革方案设计、改革事项的执行、运行机制的监督、改革成效的跟踪评估等全过程。

(二) 运行机制

医疗卫生系统是一个全局性、总体性、综合性的复杂系统,这个庞大复杂系统运行过程中的任何一个环节、任何一个步骤、任何一个阶段都有特定的作用和功能,完善的运行机制是医疗卫生系统公平高效运行的基础条件。

1. 中央统筹

医疗资源配置方式的中央统筹,关键在于建立政府主导、社会参与、自主运行、公众监督的多元化公共服务供给制度,促进城乡区域间服务项目和标准有机衔接,推动基本公共服务的公平共享。医疗资源配置的中央统筹,并不是释放地方政府和基层政府的责任,而是形成由各级政府相互协同的运行机制,国家医疗卫生职能部门发挥其顶层设计和统筹协调的职能,基层政府需要充分发挥其高效执行和跟踪反馈的职能,明确与规范中央政府和地方政府在医疗资源配置中的责任与分工。

2. 属地管理

医疗资源配置的属地管理是政府职能优化的重要选择。中央政府对医疗卫生事业发展进行顶层设计,地方政府根据中央大政方针执行医疗资源配置方案。执行过程中地方政府还可以发挥主观能动性,利用中央赋予地方政府的自由裁定权限进行创新,使医疗资源配置更加科学合理。

3. 全社会参与

社会力量参与医疗卫生事业,能够使医疗资源配置更加灵活、形式更加多

---

① 习近平:《高举中国特色社会主义伟大旗帜 为全面建设社会主义现代化国家而团结奋斗——在中国共产党第二十次全国代表大会上的报告》,人民出版社 2022 年版,第 37 页。

样,促使医疗资源高效配置。鼓励全社会力量参与的方式包括:放宽社会办医、中外合资办医、中外合作办医的准入条件,增加医疗资源的总供给量,促使医疗资源下沉。

(三) 联动机制

医疗、医保与医药是医疗卫生事业发展的基础,只有正确处理好三者之间的逻辑关系,科学协调好各方利益关系,才能实现医疗资源在区域之间、城乡之间、人群之间的均衡配置,保障人人公平享有优质的基本医疗卫生服务。医疗、医保与医药以健康资源为联动结点,通过健康资源的最优配置形成合力,在资源交换中达成契约治理的联动约束与合作规范,最终在健康绩效上体现。这一过程,表现为"资源配置—契约治理—健康绩效"的联动机制。

长期以来,中国一直在积极探索医疗、医保与医药联动发展的路径(简称"三医联动")。① 2016 年 6 月,人力资源和社会保障部发布《关于积极推动医疗、医保、医药联动改革的指导意见》,明确提出"充分认识三医联动的重要意义,积极推动三医联动改革,着眼于全面深化医药卫生体制改革全局、健全全民医保体系和建立更加公平、更可持续的社会保障制度,整体设计,同步实施,协同推进",这是中国出台的首份"三医联动"改革政策。2021 年 7 月,国家医疗保障局发布《关于优化医保领域便民服务的意见》,明确优化医保领域服务便民的总体目标,加快推进医保服务标准化、规范化、便利化,进一步明确聚焦"三医联动"。2022 年,国家发展改革委、国家卫生健康委、国家中医药管理局、国家疾病预防控制局四部门联合印发《"十四五"优质高效医疗卫生服务体系建设实施方案》,将"三医联动"作为持续深化医药卫生体制改革的重要内容。可以看出,"三医联动"在医疗卫生改革顶层设计中已经从重点内容升

---

① 2000 年 2 月 21 日,国务院发布的《关于城镇医药卫生体制改革的指导意见》(国办发〔2000〕16 号)中提出"从药品生产流通改革、医疗保险制度改革和医疗机构改革三个方面推动医药卫生体制改革"的改革思路,这是中国"三医改革"思路的雏形。

级为基本原则,并成为中国特色基本医疗卫生制度、中国特色医疗保障制度和中国特色优质高效整合型医疗卫生服务体系的重要组成部分。

第三节 医疗资源均衡配置的探索实践

医疗资源的复杂性决定了医疗资源配置的系统性,医疗资源的配置方式需要统筹考虑经济发展规律、社会整体需求、财政承受能力、市场竞争环境等因素,发挥信息化在医疗资源配置中的积极作用,推动医疗资源配置向更加均衡化、合理化、公平化方向发展。随着现代信息技术的快速发展,新一代信息技术赋能医疗卫生事业,医疗联合体、智慧医疗、分级诊疗等新型医疗资源配置模式脱颖而出,一条符合中国国情的卫生与健康发展道路正走向成熟。

一、医疗联合体

(一) 医疗联合体的发展历程

医疗联合体本质上是通过医疗资源的有机整合,重构医疗服务体系,发挥基层医疗机构作用,推动分层诊疗和双向转诊。它的作用在于促进优质医疗资源下沉,建立分级诊疗制度。

2017年4月,国务院办公厅发布《关于推进医疗联合体建设和发展的指导意见》,将医疗联合体界定为由不同级别、不同类别医疗卫生机构之间,通过纵向或横向医疗资源整合所形成的医疗卫生机构联合组织,强调建立医疗联合体的是"实现发展方式由以治病为中心向以健康为中心转变",提出医疗联合体建设的四种模式,即城市医疗集团、县域医疗服务共同体、跨区域专科联盟、远程医疗协作网。2018年7—8月,为贯彻落实国务院文件精神,促进医疗联合体更好更快发展,国家卫健委和国家中医药管理局相继印发《医疗联合体综合绩效考核工作方案》和《关于进一步做好分级诊疗制度建设有关重点工作的通知》,进一步强调医疗联合体的精细化管理和规范化发展。2021年10月,国家卫生健康委办公厅印发《关于推广三明市分级诊疗和医疗联合体建设经验的通知》,总结了福建省三明市分级诊疗和医疗联合体建设试点经验,提出推进分级诊疗和医疗联合体建设的重点工作任务,对于全国构建紧密型医疗联合体建设具有重大推动作用。

2020年新冠疫情席卷全球,中国疫情防控得到全世界认可,医疗联合体功不可没。新冠疫情暴发后,各类医疗联合体针对区域疫情有组织地进行防控,组织开展大规模核酸检测,快速建设方舱医院,医务人员迅速驰援疫区,城市医疗集团和县域医疗服务共同体在疫情防控过程中发挥了重要的支撑作用。

(二) 医疗联合体的运行模式

医疗联合体在一定地域内实现医疗资源共享,区域内不同类型、不同级别的医疗机构联合,使居民能够就近享受优质医疗卫生服务。从中国医疗联合体的实践探索来看,按照医疗联合体内各成员单位间联结的紧密程度可划分为松散型医疗联合体、半紧密型医疗联合体、紧密型医疗联合体三种模式。

1. 松散型医疗联合体模式

松散型医疗联合体模式,主要是技术、资源方面的协作,核心医疗机构与医疗联合体内成员单位之间没有经营管理上的关系。从管理模式上看,松散型医疗联合体模式以地方政府卫生健康职能部门和核心医疗机构为管理委员会对医疗联合体进行管理,医疗联合体内成员单位都有独立法人,且保持独立的规章制度、资产所属关系、人事关系。从运行机制上看,松散型医疗联合体模式采取合作联营的方式运行,并在人员培训、技术设备、检查结果等方面相互认同,区域内医疗资源协同共享。松散型医疗联合体模式的典型代表有上海瑞金—卢湾医疗联合体、北京世纪坛医疗联合体。

2. 半紧密型医疗联合体模式

半紧密型医疗联合体模式,是指核心医疗机构与医疗联合体内成员单位签订经营管理协议,并对医疗联合体内成员单位的运营进行管理。从管理模式上看,半紧密型医疗联合体模式需成立对口协作工作领导小组,并设立专门联络办公室,核心医疗机构统一管理医疗联合体内成员单位的人员、财产和物资,医疗联合体内成员单位都有独立法人,且保持独立的资产所属关系。从运行机制上看,半紧密型医疗联合体模式通过派出专家团队到医疗联合体内成员单位进行技术指导,建立转诊制度和流程,畅通转诊就诊绿色通道,实现资源的纵向整合。半紧密型医疗联合体的典型代表有无锡市第二人民医院医疗联合体、沈阳医疗联合体。

3. 紧密型医疗联合体模式

紧密型医疗联合体模式,是指核心医疗机构通过直接建立、购买、兼并等方式对医疗联合体内成员单位进行直接经营管理。从管理模式上看,医疗联合体内成员单位并没有独立法人,核心医疗机构对医疗联合体内成员单位的人员、财产和物资具有绝对的管理权,核心医疗机构与医疗联合体内成员单位构成利益共同体。从运行机制上看,紧密型医疗联合体模式通过建立基层首诊、双向转诊制度,调派技术骨干到医疗联合体内成员单位兼任业务负责人,打通医疗联合体内成员单位的数据壁垒、信息孤岛,共享医疗联合体内的资源,形成跨区域、跨部门、跨主体医疗服务格局。紧密型医疗联合体的典型代表有福建省三明市尤溪县医疗服务共同体、安徽省芜湖市医疗联合体。

二、智慧医疗

随着云计算、物联网、5G、人工智能、大数据等新一代信息技术的蓬勃发展,数字化、网络化、智能化的设施和解决方案与医疗场景紧密结合,医疗信息化深刻影响着人们的生产生活。20世纪末,中国开始陆续引进医疗信息化技术,一些大型医疗机构通过购置计算机软硬件,建立信息系统和数据库,改进医疗机构管理工作流程,提升医疗服务效率。进入 21 世纪以后,随着信息技术和互联网技术的发展,医疗机构开始自建机房和网络,购买和使用医院信息系统,实现业务流程电子化,电子病历、自助服务机等开始普及,基于移动互联网的便利就医服务逐渐铺开。

智慧医疗是以医疗数据中心为核心,以电子病历、居民健康档案为基础,以自动化、智能化为表现,综合应用物联网、射频技术、嵌入式无线传感器、云计算等信息技术,所建立的信息支撑体系、信息标准体系、信息安全体系、政府监管体系、业务应用体系、医疗服务体系、健康管理体系,旨在解决医疗卫生系统所面临的信息不对称问题,实现医疗卫生系统的信息共享与业务协同。智慧医疗既让优质医疗资源深入基层,也为大医院改善医疗服务、提升就医体验提供新模式。智慧医疗运行结构如图 9-1 所示。

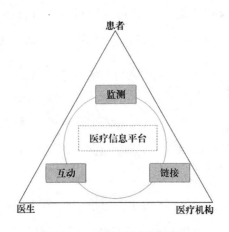

图 9-1　智慧医疗运行结构

与传统医疗模式相比较,智慧医疗具有数据密集型等特点,通过“用户友好”的交互方式、大数据分析和人工智能技术,辅助医生进行病变检测,提高诊断准确率与效率。第一,智慧医疗的出现,打破了医患之间信息不对称局面,解决了医院之间的“信息孤岛”难题,实现医疗数据的交互运用,提升了资源利用效率。第二,智慧医疗通过远程问诊与双向转诊,让不同病症患者根据自身需求选择不同的医疗机构,实现大病去医院、小病在社区、慢病在家里(远程诊疗与指导康复),推进医疗资源的配置更加优化。第三,智慧医疗通过医疗大数据建立病症模型,帮助医生迅速诊断病情,提供更加科学精准的决策方案。

展望未来,医疗卫生行业将会在信息技术的革新中持续推出智能化方案,智慧医疗也将使医疗卫生服务变得更加方便快捷。诸如,基因检测可发现健康人的基因缺陷,可口服的纳米级智能手术机器人在进入人体后进行精准无创手术,人工智能家庭医生能够完成慢性病的护理。

三、分级诊疗

分级诊疗是按照患者疾病的轻、重、缓、急以及治疗的难易程度进行分级,让不同级别的医疗机构承担不同程度的治疗,患者能够按需就诊。建立分级诊疗制度是合理配置医疗资源、促进基本医疗卫生服务均等化的重要举措,也是深化医药卫生体制改革、建立中国特色基本医疗卫生制度的重要内容,对于促进医药卫生事业长远健康发展、提高人民健康水平、保障和改善民生具有重要意义。

分级诊疗的核心在于通过利益机制优化医疗资源配置、落实医疗机构功能定位、引导患者合理流动,需要医疗卫生服务的协同整合。2009 年 3 月,中共中央、国务院出台《关于深化医药卫生体制改革的意见》,提出"引导一般诊疗下沉到基层,逐步实现社区首诊、分级医疗和双向转诊",国家首次提出建立"分级诊疗"思路。2013 年 11 月,党的十八届三中全会通过《中共中央关于全面深化改革若干重大问题的决定》,再次提出"完善合理分级诊疗模式,建立社区医生和居民契约服务关系。充分利用信息化手段,促进优质医疗资源纵向流动",并确定以"分级诊疗"为导向推动医疗卫生体制改革。2015 年 5 月,国务院办公厅出台《关于推进分级诊疗制度建设的指导意见》,提出建立符合中国国情的"基层首诊、双向转诊、急慢分治、上下联动"分级诊疗制度。

2018 年 8 月,国家卫生健康委员会、国家中医药管理局联合印发《关于进一步做好分级诊疗制度建设有关重点工作的通知》,提出"四个分开"的建设思路,即以区域医疗中心建设为重点推进分级诊疗区域分开、以县医院能力建设为重点推进分级诊疗城乡分开、以重大疾病单病种管理为重点推进分级诊疗上下分开、以三级医院日间服务为重点推进分级诊疗急慢分开。2021 年 10 月,国家卫生健康委办公厅印发《关于推广三明市分级诊疗和医疗联合体建设经验的通知》,通过总结福建省三明市分级诊疗建设试点经验,提出推进分级诊疗建设的重点工作任务。

分级诊疗是优化就医秩序、推进医疗卫生服务供给侧结构性改革的重要举措,分级诊疗制度的核心是建立"基层首诊、双向转诊、急慢分治、上下联动"模式,形成小病在基层、大病进医院、康复回基层的就医格局。(1)基层首诊,指参加职工基本医疗保险、城镇居民基本医疗保险和新型农村合作医疗保险的参保人员,选择居住地或发病时所在地附近的基层医疗机构(社区卫生服务中心站、乡镇卫生院)接受首次诊查,并由首诊全科医生根据病情确定是否需要转诊。基层首诊通过推进家庭医生签约服务,让家庭医生成为人民群众的健康守护人,促使病人留在基层就诊。(2)双向转诊,要求上下级医疗机构之间通力协作,在责任共担的同时开展相互支援,确需转诊患者按照基层医疗机构、二级医疗机构、三级医疗机构的顺序逐级转诊,急危重症患者可以越级向上转诊,常见病、多发病患者、诊断明确且病情稳定的慢性病患者和康复期患者及时向下转诊。(3)急慢分治,要求各级各类医疗机构根据自身技术能力开展医疗服务,不得推诿也不能逞强,形成"治疗—康复—长期护理"服务链,科学配置医疗资源。(4)上下联动,引导不同级别、不同类别的医疗机构建立目标明确、权责清晰的分工协作机制,以促进优质医疗资源下沉为重点,提高服务基层能力,落实双向转诊职责,推动医疗资源合理配置和纵向流动。

结　语

人民健康是民族昌盛和国家富强的重要标志。在中国共产党领导下，中国城镇化发展迅速，城乡医疗卫生事业取得长足发展，有力地保障和改善了民生，促进了经济发展和社会公平。立足于医疗卫生体制改革这一世界性难题，中国逐步探索出了具有中国特色的医疗卫生发展模式，取得了举世瞩目的重大成就。

理论的科学与否，与理论诞生的时间长短并无直接联系，而是在于理论是否能够正确解释客观现实，以及用理论指导具体实践的成效能否经得起历史的检验，归根到底科学的理论要能够科学地解释人类社会发展的基本规律并经得起历史的检验。中国城镇化高速推进过程中的医疗卫生事业发展，正是基于中国共产党持续对中国城镇化发展规律的客观把握，以及对中国医疗卫生事业发展特征的科学认识。

党的十八大以来，以习近平同志为核心的党中央，立足于实现中华民族伟大复兴中国梦的战略高度，提出以人民为中心的发展理念，并将人民健康放在优先发展的战略地位，实施"健康中国战略"。2016 年，习近平总书记在全国卫生与健康大会上强调，新形势下卫生与健康工作的目标是"努力为人民群众提供全生命周期的卫生与健康服务"①。

当然,在健康中国战略推进过程中,医疗卫生事业发展还面临多重因素影响,工业化、城镇化、人口老龄化不断加快,疾病谱、生态环境、生活方式不断变化。随着人民群众高质量、多层次、多样化的健康需求不断释放,必然对健康服务提出更高要求。这些新情况、新问题客观上给中国医疗卫生事业发展带来更加严峻的新挑战。立足新发展阶段,习近平总书记站在中国卫生事业发展全局的高度提出,"深化医药卫生体制改革,促进医保、医疗、医药协同发展和治理。促进优质医疗资源扩容和区域均衡布局"②,并进一步指出"深化以公益性为导向的公立医院改革,规范民营医院发展。发展壮大医疗卫生队伍,把工作重点放在农村和社区"③。这些重要论述为新阶段中国医疗卫生事业发展指明了方向、提供了基本遵循。

展望未来,在全面建设社会主义现代化国家、实现第二个百年奋斗目标新征程中,需要不断完善医疗卫生体制机制,为实现中华民族伟大复兴的中国梦筑牢健康根基。

————————

① 《习近平谈治国理政》第二卷,外文出版社 2017 年版,第 371 页。

② 习近平:《高举中国特色社会主义伟大旗帜 为全面建设社会主义现代化国家而团结奋斗——在中国共产党第二十次全国代表大会上的报告》,人民出版社 2022 年版,第 49 页。

③ 习近平:《高举中国特色社会主义伟大旗帜 为全面建设社会主义现代化国家而团结奋斗——在中国共产党第二十次全国代表大会上的报告》,人民出版社 2022 年版,第 49 页。

参 考 文 献

◎**中文文献**

○**中文著作**

[1]白思敏：《中国卫生资源配置效率及公平性问题研究》，西北工业大学出版社2019年版。

[2]杜仕林：《医疗资源配置法律制度研究——以健康公平为中心》，光明日报出版社2010年版。

[3]费太安：《中国医疗体制改革中政府与市场关系研究》，经济科学出版社2013年版。

[4]顾昕、高梦滔、姚洋：《诊断与处方：直面中国医疗体制改革》，社会科学文献出版社2006年版。

[5]国务院发展研究中心社会科学部课题组：《推进分级诊疗：经验·问题·建议》，中国发展出版社2017年版。

[6]胡重明：《资源依赖与医疗服务组织生存的制度逻辑》，人民出版社2020年版。

[7]景天魁、彭华民：《西方社会福利理论前沿：论国家、社会、体制与政策》，中国社会出版社2009年版。

[8]李金林、冉伦：《医疗资源配置优化与医疗风险预测》，科学出版社2022年版。

[9]李珊珊、黄滢：《基于资源配置视角的初级医疗体制改革研究》，四川大学出版社2019年版。

[10]厉以宁:《中国道路与新城镇化》,商务印书馆2012年版。

[11]罗利、张伟:《大数据驱动的智慧医疗健康全社会资源管理》,科学出版社2019年版。

[12]石光:《中国卫生资源配置的制度经济学研究》,中国社会出版社2007年版。

[13]万崇华、姜润生:《卫生资源配置与区域卫生规划的理论与实践》,科学出版社2013年版。

[14]崏怡:《卫生资源优先次序配置研究》,中国社会科学出版社2017年版。

[15]吴越、裘加林、程韧:《智慧医疗》,清华大学出版社2011年版。

[16]余勇晖:《基本医疗服务均等化:基于逆DEA方法的医疗资源配置研究》,浙江大学出版社2017年版。

[17]张鹭鹭:《卫生资源配置论:基于二类卫生资源配置的实证研究》,科学出版社2014年版。

[18]张伟、罗利:《大数据驱动的智慧医疗健康全社会资源管理》,科学出版社2019年版。

[19]张艳梅:《平等主义医疗资源分配理论研究》,社会科学文献出版社2018年版。

[20]赵林度:《公平与效率:医疗服务资源均等化》,科学出版社2018年版。

[21]赵林度:《数据—价值—驱动:医疗服务资源均等化》,科学出版社2019年版。

[22]周敏:《健康行为与医疗资源管理决策优化》,华中科技大学出版社2021年版。

○ 中文译作

[1]世界银行:《公平与发展:2008年世界发展报告》,清华大学出版社2008年版。

[2]〔法〕阿尔贝托·施韦泽:《敬畏生命——五十年来的基本论述》,陈泽环译,上海社会科学院出版社2003年版。

[3]〔法〕皮埃尔·布尔迪厄:《世界的苦难》,张祖建译,中国人民大学出版社2017年版。

[4]〔美〕安格斯·迪顿:《逃离不平等》,崔传刚译,中信出版社2014年版。

[5]〔美〕弗林:《医疗机构人力资源管理》,李林贵、杨金侠译,北京大学医学出版社2006年版。

[6]〔美〕迈克尔·P.托达罗:《经济发展与第三世界》,印金强,赵荣美译,中国经济出版社1992年版。

[7]〔美〕维克托·R.福克斯:《谁将生存? 健康、经济学和社会选择》,罗汉、焦艳、朱雪琴译,上海人民出版社 2000 年版。

[8]〔美〕约翰·罗尔斯:《正义论》,何怀宏、何包钢、廖申白译,中国社会科学出版社 2009 年版。

[9]〔匈牙利〕雅诺什·科尔奈、翁笙和:《转轨中的福利、选择和一致性:东欧国家卫生部门改革》,罗树锦译,中信出版社 2003 年版。

[10]〔英〕威廉姆·贝弗里奇:《贝弗里奇报告:社会保障和相关服务》,华迎放译,中国劳动社会保障出版社 1991 年版。

○中文期刊

[1]班晓娟:《"健康中国"行动下的智慧医疗》,《工程科学学报》2021 年第 9 期。

[2]蔡立辉:《分层次、多元化、竞争式提供医疗卫生服务的公共管理改革及分析》,《政治学研究》2009 年第 6 期。

[3]柴寿升、魏长晶、单军:《健康中国、国土空间游憩与旅游发展新动能培育——基于战略融合的视角》,《山东社会科学》2021 第 8 期。

[4]陈第华、黄剑磊:《缓和医疗中公共卫生资源公平配置:一个分析框架》,《宁夏社会科学》2018 年第 2 期。

[5]陈昊、陈建伟、马超:《助力健康中国:精准扶贫是否提高了医疗服务利用水平》,《世界经济》2020 年第 12 期。

[6]程明梅、杨朦子:《城镇化对中国居民健康状况的影响——基于省级面板数据的实证分析》,《中国人口·资源与环境》2015 年第 7 期。

[7]杜本峰、郝昕、刘林曦:《健康中国背景下构建高质量健康管理体系发展路径》,《河南社会科学》2021 年第 5 期。

[8]杜创、朱恒鹏:《中国城市医疗卫生体制的演变逻辑》,《中国社会科学》2016 年第 8 期。

[9]费太安:《健康中国百年求索——党领导下的我国医疗卫生事业发展历程及经验》,《管理世界》2021 年第 11 期。

[10]冯俊新、王鹤菲、何平、李稻葵:《金融危机后西方学术界对宏观经济学的反思》,《经济学动态》2011 年第 11 期。

[11]傅子恒、刘小兵:《我国医疗资源配置中的政府管制及其改进空间》,《经济管理》2010 年第 9 期。

[12]甘绍平:《稀缺医疗资源的分配伦理》,《道德与文明》2021 年第 2 期。

[13]龚胜生、陈云：《中国南方地区卫生资源与居民健康的时空关系》，《地理研究》2020年第1期。

[14]龚秀全、孙晨晗：《我国分级诊疗模式是否能节约医疗资源》，《南方经济》2021年第5期。

[15]顾昕：《"健康中国"战略中基本卫生保健的治理创新》，《中国社会科学》2019年第12期。

[16]郭赟、金兆怀：《统筹城乡卫生资源的路径探析》，《经济问题探索》2011年第9期。

[17]韩冬：《城镇化高质量发展水平测度——基于京津冀城市群的实证》，《统计与决策》2022年第4期。

[18]何平、倪苹：《中国城镇化质量研究》，《统计研究》2013年第6期。

[19]何珊、简伟研：《中国城镇化与健康相关行为关系分析：一项基于CHARLS数据的实证研究》，《北京大学学报(医学版)》2022年第2期。

[20]胡正东：《财政分权对公共卫生资源管理效率的统计检验》，《统计与决策》2021年第20期。

[21]雷鹏、冯志昕、丁荆妮等：《中国医疗资源配置与服务利用现状评价》，《卫生经济研究》2019年第5期。

[22]李芙蓉、袁清青、陈丹镝：《中国卫生资源配置结构、公平性及利用效率评价》，《医学与社会》2020年第10期。

[23]李华、俞卫：《政府卫生支出对中国农村居民健康的影响》，《中国社会科学》2013年第10期。

[24]李慧君、张建华：《我国医疗卫生资源效率分析：基于两阶段的Malmquist—Tobit方法实证》，《中国卫生经济》2013年第10期。

[25]李永友：《公共卫生支出增长的收入再分配效应》，《中国社会科学》2017年第5期。

[26]李勇、檀楠楠：《我国医疗卫生资源配置效率的实证》，《统计与决策》2021年第13期。

[27]李中凯、李金叶：《中国医疗资源配置效率测度及影响因素分析》，《统计与决策》2021年第19期。

[28]梁中堂：《宏观视野下的我国医疗卫生体制改革》，《经济问题》2006年第3期。

[29]刘延东：《深化卫生与健康事业改革发展　奋力开创健康中国建设新局面》，

《求是》2017 年第 16 期。

［30］吕丹、叶萌、杨琼：《新型城镇化质量评价指标体系综述与重构》，《财经问题研究》2014 年第 9 期。

［31］吕国营：《从两极分化到均衡配置——整合城乡医疗资源的一种基本思路》，《经济管理》2009 年第 12 期。

［32］马婷、唐贤兴：《"健康中国"战略下的健康权利平等：一个健康扶贫政策的分析框架》，《河南大学学报（社会科学版）》2020 年第 6 期。

［33］苗艳青、张森：《新型农村合作医疗制度实施效果：一个供需视角的分析》，《农业经济问题》2008 年第 11 期。

［34］宁吉喆：《中国经济逆势前行跃上新台阶》，《求是》2021 年第 3 期。

［35］齐红倩、刘力：《城市化：解决我国有效需求不足的关键》，《管理世界》2000 年第 2 期。

［36］盛洪、钱璞：《医疗行政部门资源配置的效率与公平性研究》，《学术界》2016 年第 3 期。

［37］孙菊：《中国卫生财政支出的健康绩效及其地区差异——基于省级面板数据的实证分析》，《武汉大学学报（哲学社会科学版）》2011 年第 6 期。

［38］万建武：《重温毛泽东关于卫生防疫的重要论述》，《求是》2020 年第 6 期。

［39］万志昂：《中国共产党民生价值观的逻辑演进——兼谈其"自否定"历史回路的形成》，《求索》2015 年第 10 期。

［40］王弟海、崔小勇、龚六堂：《健康在经济增长和经济发展中的作用——基于文献研究的视角》，《经济学动态》2015 年第 8 期。

［41］王俊豪、贾婉文：《中国医疗卫生资源配置与利用效率分析》，《财贸经济》2021 年第 2 期。

［42］王谦：《医疗卫生资源配置的经济学分析》，《经济体制改革》2006 年第 2 期。

［43］王素斋：《新型城镇化科学发展的内涵、目标与路径》，《理论月刊》2013 年第 4 期。

［44］王延中：《社会保障的改革与发展》，《经济学动态》2008 年第 10 期。

［45］王泽荣、张红历、董春等：《医疗资源储备与新冠疫情防控——基于健康生产函数的视角》，《财经科学》2021 年第 2 期。

［46］吴迪：《优先性、伦理原则与稀缺医疗资源分配》，《自然辩证法研究》2021 年第 11 期。

［47］吴志澄：《中国城镇化进程中的居民医疗保健需求研究》，《数量经济技术经

济研究》2003 年第 11 期。

[48] 谢琳、杨华磊、吴远洋：《医疗卫生资源、新型冠状病毒肺炎死亡率与资源优化配置》，《经济与管理研究》2020 年第 8 期。

[49] 徐水源：《全面推进健康中国建设》，《红旗文稿》2021 年第 2 期。

[50] 薛新东、潘常刚：《医疗资源整合的路径选择》，《湖北社会科学》2009 年第 7 期。

[51] 严妮、沈晓：《公共产品：我国卫生服务分类与服务生产和提供方式的理论分析》，《理论月刊》2014 年第 5 期。

[52] 杨红燕：《我国城乡居民健康公平性研究》，《财经科学》2007 年第 3 期。

[53] 杨林、李思赞：《城乡医疗资源非均衡配置的影响因素与改进》，《经济学动态》2016 年第 9 期。

[54] 姚宇：《控费机制与我国公立医院的运行逻辑》，《中国社会科学》2014 年第 12 期。

[55] 易忠君、王振中：《中国村域城镇化演绎机制与路径设计》，《中国农业大学学报》2021 年第 11 期。

[56] 张鸿雁：《中国新型城镇化理论与实践创新》，《社会学研究》2013 年第 3 期。

[57] 张述存：《新医改背景下医疗资源整合模式研究》，《东岳论丛》2018 年第 11 期。

[58] 赵庆寺、刘文祥：《习近平关于健康中国重要论述的生成逻辑、理论内涵与实践价值》，《思想政治教育研究》2020 年第 5 期。

[59] 赵雪雁、王晓琪、刘江华等：《基于不同尺度的中国优质医疗资源区域差异研究》，《经济地理》2020 年第 7 期。

[60] 郑继承：《城镇化进程与医疗资源配置动态关系研究》，《中国卫生经济》2020 年第 1 期。

[61] 郑继承：《我国医疗卫生资源配置的均衡性研究》，《中国卫生资源》2019 年第 5 期。

[62] 郑继承：《中国健康扶贫的逻辑演进与新时代战略转型研究》，《云南社会科学》2020 年第 5 期。

[63] 周明海：《习近平总书记关于健康中国的重要论述研究》，《山东社会科学》2020 年第 8 期。

[64] 周拥军：《新医改环境下医药企业财务管理相关问题探讨》，《财经界》2012 年第 6 期。

[65]朱恒鹏、岳阳、林振翮:《统筹层次提高如何影响社保基金收支——委托—代理视角下的经验证据》,《经济研究》2020 年第 11 期。

[66]朱孔来、李静静、乐菲菲:《中国城镇化进程与经济增长关系的实证研究》,《统计研究》2011 年第 9 期。

○报刊文献

[1]单三娅:《缩小城乡卫生资源配置》,《光明日报》2006 年 3 月 10 日。

[2]高强:《深化医药卫生体制改革》,《人民日报》2013 年 12 月 31 日。

[3]韩璐:《"互联网+"驱动医疗资源均衡布局》,《健康报》2017 年 11 月 30 日。

[4]胡海燕:《卫生资源结构和布局应向农村倾斜》,《人民政协报》2004 年 2 月 24 日。

[5]贾西平:《我国卫生资源配置面临巨变》,《人民日报》2002 年 5 月 21 日。

[6]李苑:《健康中国战略需要理论支撑》,《光明日报》2016 年 7 月 5 日。

[7]毛群安、金振娅:《开启健康中国的全新时代》,《光明日报》2016 年 12 月 27 日。

[8]申少铁:《健康中国建设持续推进》,《人民日报》2022 年 1 月 15 日。

[9]舒圣祥:《健康中国重在行动》,《健康时报》2019 年 7 月 23 日。

[10]滕刚:《以新发展理念引领新型城镇化》,《人民日报》2016 年 4 月 11 日。

[11]王水平:《推动卫生健康事业高质量发展》,《人民日报》2021 年 9 月 30 日。

[12]王伟林、王蕊:《放大优质医疗资源辐射效能》,《健康报》2017 年 8 月 7 日。

[13]习近平:《携手共建人类卫生健康共同体》,《人民日报》2021 年 5 月 22 日。

[14]邢兆远:《医疗卫生资源向农村流动要规范化制度化》,《光明日报》2010 年 3 月 11 日。

[15]喻文苏:《优质医疗资源扩容着眼县域整体》,《健康报》2021 年 7 月 5 日。

[16]中华人民共和国国务院新闻办公室:《中国健康事业的发展与人权进步》,《人民日报》2017 年 9 月 30 日。

◎外文文献

○外文著作

[1] Borsay P., *The Eighteenth - century Town: A Reader in English Urban History 1688-1820*, Routledge, 2014.

［2］Deeble J.,et al,*Expenditures on Health Services for Aboriginal and Torres Strait Islander People*,Public Affairs Commonwealth Department of Health and Family Serbices,1998.

［3］Michael Norman ,Barry Stocker,*Data Envelopment Analysis—the assessment of Performance*, John Wiley & Sons, Inc. ,1991.

［4］Mooney G.,*Economics, Medicine and Health* ,Prentice Hall,1992.

［5］Register R., *Ecocity Berkeley: Building Cities for a Healthy Future* , North Atlantic Books, 1987.

［6］Reinhart Carmen M.,*From Health Crisis to Financial Distress* , The World Bank, 2021.

［7］Shafer G., *A Mathematical Theory of Evidence*, Princeton University Press Princeton, 1976.

［8］Victor R. Fuchs, *Who Shall Live? Health, Economics and Social Choice*, World Scientific Publishing Company, 2011.

［9］Werna E., Harpham T., *Healthy City Projects in Developing Countries: An International Approach to Local Problems*, Routledge, 2014.

○外文期刊

［1］Anderson L. A., Goodman R. A. , Holtzman D., et al, "Aging in the United States: Opportunities and Challenges for Public Health",*Journal of American Public Health*, Vol. 102, No.3, 2012.

［2］Bohanon C.E.,Horowitz J. B.,McClure J. E., "Saying too little to Late Public Finance Textbooks and the Excess urdens of Taxation", *Economytics Journal Watch*, Vol. 261, No.3,2014.

［3］Cwatkindr, "Health Inequalities and Health of the Poor: What do we Know? What can we Do?",*Bulletin of the World Health Organization*, Vol. 78, No.1, 2000.

［4］Haines M. R., "The Short and the Dead: Nutrition, Mortality and the 'Antebellum Puzzle' in the United States",*Journal of Economic History*, Vol. 32, No.63, 2003.

［5］IhoriT.A., "Japan's Fiscal Policy and Fiscal Reconstruction", *Hi−Stat Discussion PaperSeries*, Vol. 177, No.3, 2005.

［6］Ikegami N., Anderson G.F. , "In Japan, All−payer Rate Setting under Tight Government Control has Proved to be an Effective Approach to Containing Costs",*Health Affairs*, Vol. 31, No.5, 2012.

[7]Kondo A., Shigeoka H., "Effects of Universal Health Insurance on Health care Utilization, and Supply-side Responses: Evidence from Japan", *Journal of Public Economics*, Vol.99, No.13, 2013.

[8]Mooney G. , "Staking a Claim for Claims: ACase Study of Resource Allocation in Australian Aboriginal Health Care", *Social Science & Medicine*, Vol. 54, No.3, 2000.

[9]Powell M., Duberley J., Exworthy M., et al, "Has the British National Health Service (NHS) got talent? A Process Evaluation of the NHS Talent Management Strategy?", *Policy Studies*, Vol. 34, No.3, 2013.

[10]Simeone C.A., Gulland F.M., Norris T., et al, "A Systematic Review of Changes in Marine Mammal Health in North America, 1972−2012: The Need for a Novel Integrated Approach", *PLoS One*, Vol. 10, No.11, 2015.

[11]Theodorakis P.N., Mantzavinis G.D., Rrumbullaku L., Lionis C. Trell E. , "Measuring Health Inequalities in Albania: AFocus on the Distribution of General Practitioners", *Human Resources for Health*, Vol. 76, No.4, 2006.

[12]Treme J.Craig L., "Urbanization Health and Human Stature", *Bulletin of Economic Research*, Vol.381, No.1, 2013.

[13]Vande Poel, "The Health Penalty of China's Rapid Urbanization", *Health Economics*, Vol.97, No.4, 2012.

[14]Weinstein I. , "Eighty Years of Public Health in New York City", *Urban Health*, Vol. 77, No.1, 2010.

责任编辑：李甜甜
封面设计：石笑梦
版式设计：胡欣欣

图书在版编目(CIP)数据

城镇化与医疗资源配置——中国欠发达地区实证研究/郑继承 著
    .—北京：人民出版社,2024.9
ISBN 978－7－01－025676－4

Ⅰ.①城… Ⅱ.①郑… Ⅲ.①不发达地区-医疗卫生服务-资源
    配置-研究-中国 Ⅳ.①R199.2

中国国家版本馆 CIP 数据核字(2023)第 082978 号

城镇化与医疗资源配置
CHENGZHENHUA YU YILIAO ZIYUAN PEIZHI
——中国欠发达地区实证研究

郑继承　著

人民出版社 出版发行
(100706　北京市东城区隆福寺街 99 号)

北京九州迅驰传媒文化有限公司印刷　新华书店经销

2024 年 9 月第 1 版　2024 年 9 月北京第 1 次印刷
开本:710 毫米×1000 毫米 1/16　印张:23.75
字数:298 千字

ISBN 978－7－01－025676－4　定价:72.00 元

邮购地址 100706　北京市东城区隆福寺街 99 号
人民东方图书销售中心　电话 (010)65250042　65289539